U0199489

逸仙妇瘤 诊疗规范丛书

总主编 林仲秋

妇科肿瘤围手术期处理

主　审　林仲秋

主　编　王丽娟　彭永排

副主编　刘畅浩　谢玲玲　梁金晓

编　者（以姓氏笔画为序）

王东雁	王丽娟	王钰涵	卢淮武	叶义标
邢一春	刘军	刘擘	刘丽翼	刘畅浩
刘昀昀	许妙纯	李惠	李晶	李勇辉
李敬彦	来伟	肖志伟	吴妙芳	何旺
张丙忠	陈志波	陈煜阳	范新祥	林少丹
林仲秋	林丽珠	林茂欢	林海雪	罗年桑
金少文	饶群仙	姚婷婷	徐国才	凌小婷
高海奇	黄妙玲	黄纯娴	黄晓欣	梁金晓
梁锦坚	彭永排	曾乐祥	谢双锋	谢庆生
谢明伟	谢玲玲	谢晓飞	管媚媚	颛孙永勋
黎洁瑶	霍楚莹			

人民卫生出版社
·北京·

图书在版编目（CIP）数据

妇科肿瘤围手术期处理 / 王丽娟，彭永排主编 . —
北京：人民卫生出版社，2021.3（2024.10 重印）
ISBN 978-7-117-31313-1

Ⅰ. ①妇… Ⅱ. ①王… ②彭… Ⅲ. ①肿瘤 – 妇科外
科手术 – 围手术期 Ⅳ. ①R737.3

中国版本图书馆 CIP 数据核字（2021）第 038363 号

人卫智网 www.ipmph.com	医学教育、学术、考试、健康，	
	购书智慧智能综合服务平台	
人卫官网 www.pmph.com	人卫官方资讯发布平台	

妇科肿瘤围手术期处理
Fuke Zhongliu Weishoushuqi Chuli

主　　编：	王丽娟　彭永排
出版发行：	人民卫生出版社（中继线 010-59780011）
地　　址：	北京市朝阳区潘家园南里 19 号
邮　　编：	100021
E - mail：	pmph @ pmph.com
购书热线：	010-59787592　010-59787584　010-65264830
印　　刷：	北京汇林印务有限公司
经　　销：	新华书店
开　　本：	889 × 1194　1/32　印张：11.5　插页：4
字　　数：	276 千字
版　　次：	2021 年 3 月第 1 版
印　　次：	2024 年 10 月第 3 次印刷
标准书号：	ISBN 978-7-117-31313-1
定　　价：	69.00 元

打击盗版举报电话：**010-59787491**　E-mail：**WQ @ pmph.com**
质量问题联系电话：**010-59787234**　E-mail：**zhiliang @ pmph.com**

总主编简介

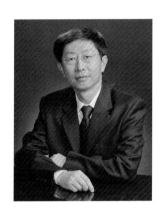

林仲秋

中山大学妇产科学二级教授、主任医师,博士研究生导师。

中山大学首届名医。现任中山大学孙逸仙纪念医院(附属第二医院)妇产科主任兼妇科肿瘤专科主任、澳门镜湖医院妇产科顾问医师。中国医师协会整合医学分会妇产科专业委员会副主任委员、中国优生科学协会生殖道疾病诊治分会副主任委员、中国抗癌协会妇科肿瘤专业委员会常务委员、中华医学会妇科肿瘤学分会委员、广东省抗癌协会妇科肿瘤专业委员会主任委员、广东省医学会妇产科学会副主任委员、广东省医学会妇产科学分会妇科肿瘤学组副组长、广东省中西医结合学会妇产科专业委员会副主任委员、国内多种学术杂志常务编委或编委。

担任人民卫生出版社全国高等学校规划教材《妇产科学》(第1、2版,第6、7~9版)的编委、副主编,高等教育出版社全国高等学校医学规划教材(成人教育)《妇产科学》主编。《妇科手术彩色图解》、《宫颈癌手术难点与技巧图解》、《外阴癌2016林仲秋观点》、《逸仙妇瘤病例精解》等30多部专著的主编。

主编简介

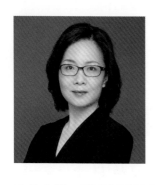

王丽娟

医学博士,副主任医师,硕士研究生导师。

现任中山大学孙逸仙纪念医院妇产科教研室秘书及妇科肿瘤专科教学区长。社会兼职:中国优生科学协会生殖道疾病诊治分会第一届青年委员会副主任委员,广东省女医师协会妇科专业委员会常务委员,广东省健康管理学会妇科学专业委员会常务委员,广东省中西医结合妇科肿瘤专业委员会委员,广东省精准医学应用学会妇科肿瘤分会委员,广东省临床医学学会肿瘤学专业委员会委员,广东省住院医师规范化培训考试中心命题专家。

师从著名的妇科肿瘤专家林仲秋教授,熟练掌握妇科恶性肿瘤的诊断和治疗,目前负责妇科肿瘤专科妊娠滋养细胞疾病的诊治工作。主持省厅级科研课题 2 项,省级及校级教改课题 9 项。发表医学论文 30 余篇,其中 SCI 论文 6 篇。多次获得"中山大学优秀临床带教老师""中山大学优秀教官"及"叶任高 - 李幼姬"夫妇临床优秀中青年教师奖;2019 年被评为"广东医院最强科室之实力中青年医师推荐(广州)";2020 年以全校总分第一名荣获"中山大学第十四届临床教师教学查房大赛"特等奖。

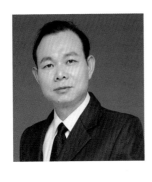

彭永排

副主任医师,硕士研究生导师。

　　现任中山大学孙逸仙纪念医院深汕中心医院妇产科主任。

　　临床工作20多年,擅长妇科肿瘤及普通妇科的各类手术及治疗。参与多项国家级、省级研究课题。2013-2015年,多次参加大学生、培训医师全国性的技能竞赛的教官工作,并获得"优秀教官"称号。

序

　　中国第一家西医院——中山大学孙逸仙纪念医院，前身为博济医院，成立于 1835 年，至今已有 186 年历史。1875 年，当时的医院院长 John Glasgow Kerr（美国传教医师）开创了全国第一例卵巢肿瘤切除术。1892 年，医院开展了第一例剖宫产术。

　　得益于孙逸仙纪念医院深厚的历史底蕴，医院妇产科在漫长的历史发展过程及先辈的努力下，全面发展重点突破，20 世纪 50 年代，妇科内分泌和计划生育在全国享有盛誉。20 世纪 70 年代末，在华南地区率先引进宫腔镜技术并快速发展，成为华南地区妇产科的一面旗帜。

　　一般来说，相对于肿瘤医院系统的妇科，综合医院里面的妇科肿瘤专业发展较慢。笔者医院妇产科虽然从 20 世纪 50 年代就开展了宫颈癌根治术，80 年代开始分出妇科肿瘤专业组，但妇科肿瘤仍和普通妇科一起运作，只是确定几位教授相对关注妇科肿瘤患者而已。直至近 20 年，特别是从 21 世纪初设立妇科肿瘤专科，成为一类专科直接隶属医院独立运作以来，才取得长足进步。

　　目前，孙逸仙纪念医院院本部妇科肿瘤专科拥有两个病区，共 90 张病床和 33 位妇科肿瘤医师。能开展各种妇科肿瘤的诊治,包括开腹手术、腹腔镜(三维、单孔、达·芬奇机器人)、宫腔镜、阴道镜、超声吸引、腹腔热灌注化疗、系统化疗、术后康复等。医院具备相关肿瘤诊疗支撑系统,如三维调强放疗、三维阴道近距离放疗、术中放疗、分子诊断基因检测、生物标本库、临床试验和基础实验研究中心、全国妇科肿瘤多学科诊治示范中心、全国妇科肿瘤临床研究示范中心和全国腹腔热灌注化疗培训基地等。

"逸仙妇瘤"经过30多年的耕耘,特别是从2000年开始大力推广国际权威指南,如FIGO/NCCN妇科肿瘤诊治指南在国内应用以来,紧跟国际最新进展,结合国内实际情况,逐步形成了一套具有"逸仙"特色的专科诊治规范。这些规范已成为广大妇科肿瘤医师包括"逸仙妇瘤"微信公众号80 000多用户喜爱的"宝典"。

有鉴于此,我们本着"严谨、认真、实用、易行"的态度,计划逐步将这些"宝典"编成《逸仙妇瘤诊疗规范》丛书。目前,本套丛书中的《妇科恶性肿瘤化疗手册》和《妇科肿瘤诊治流程》已经出版,颇受读者欢迎。

《妇科肿瘤围手术期处理》是丛书的第三本。作为一个妇科肿瘤医师,不仅需要掌握妇科肿瘤诊治原则、遵循诊治规范、熟练掌握手术技巧,还需要熟悉围手术期处理。规范、合理的围手术期处理是保证手术安全的重要环节。本书从临床实际出发,将妇科肿瘤围手术期处理临床上可能遇到的常见合并症和并发症加以详细介绍,使之有章可循,每一章节的编写团队均由妇科肿瘤专家和相关科室专家组成,既保证了实用性和针对性,又保证了专业性和科学性。

本书第一主编王丽娟副主任医师是我的博士研究生,现任妇产科教研室秘书。她临床基础扎实,熟练掌握了妇科肿瘤开腹和腔镜技术。近年来,她专注妊娠滋养细胞肿瘤的诊断和治疗,是"逸仙妇瘤"妊娠滋养细胞肿瘤亚专科负责人。她在教学方面也颇有建树,在中山大学教学竞赛中多次获奖,并多次担任中山大学医学生全国临床技能大赛教官,是孙逸仙纪念医院的教学标兵。

最后,感谢为本书作出贡献的各位编者,感谢孙逸仙纪念医院各相关科室的专家教授对编写本书的大力支持。需要指出的是,本书仅代表"逸仙妇瘤"一家之言,而非行业规范,仅供同行参考。

林仲秋

2021 年 5 月

前　言

　　与普通妇科手术相比,妇科肿瘤手术范围大,手术时间长,可能涉及多个脏器,术中及术后的并发症发生概率随之增加。另外,随着生活习惯及饮食习惯的改变,有各种合并症的妇科肿瘤患者所占的比例也越来越高。因此,在术前、术中及术后围手术期内积极开展多学科协作来拟定最佳诊疗方案就显得尤为必要。经过多年的临床实践,"逸仙妇瘤"逐渐形成了住院医师、主治医师、相关科室医师协作处理疑难或紧急病例的有效机制。同时,为了让大家对这些合并症及并发症有更深刻的认识,"逸仙妇瘤"每周三下午的业务学习会不定期邀请相应科室的老师根据具体的临床案例进行深入地讲解及分析。但是,"铁打的营盘流水的兵",教学医院的住院医师流动性非常大。因此,如何提高围手术期相关处理的标准化、流程化和规范化就成为我们编写此书的初衷,并把它作为《逸仙妇瘤诊疗规范》丛书的一本。

　　关于本书的编撰,林仲秋教授提出了选题、拟定了方向、列出了大纲,并把这个任务交给我来组织。接此任务,我诚惶诚恐,深恐力有不逮而辜负了信任。所幸科内诸位同事通力协作,认真负责,积极撰写;所涉专科老师不辞辛苦,倾囊相授,并于关键处点拨;受此感染,本人也埋首案前,逐篇、逐句、逐字研读修订;最终由林教授来审核与编排。本书主要由以下几个部分组成:第一部分(第一至五章)是按照各系统来对常见的合并症围手术期相关处理进行阐述,内容主要依据国内外各大权威指南和实际临床实践;第二部分内容(第六章)是一些少见情况及其他未能归入具体某个系统的围手术期处理,包括合并妊娠者、儿童及老年患者、妊娠滋养细胞肿瘤患者,以及其他一些临床常见问题的围手术期处理,如预防性抗生素的选择、围手术期化疗、热灌注治疗、常用检查的注意事项等;第三部分内容(第七、八章)是术中和术后常见并发症的处理,让大家做到术中和术后出现并发症时心中有数,能够一步步地"化干戈为玉帛";第四部分内容(第九章)是祖国医学在妇科肿瘤的应用,包括术后及化疗后的中医调理。希望呈现给大家的这本《妇科肿瘤围手术期处理》能够体现我们的初衷——"规范、实用、先进"。

感谢参与本书的各位老师、同事,没有他们的辛勤付出,本书不可能顺利完成!特别感谢北京协和医院的冯凤芝教授、广东中医药大学第一附属医院的林丽珠教授,以及中山大学孙逸仙纪念医院各相关科室的老师们!

感谢林教授十多年来对我的教诲!记得刚读研究生时林教授给我们讲过,做手术有四层境界:第一层境界是人会我不会;第二层境界是人会我会;第三层境界是人会我精;第四层境界是我会人不会。希望我们能时刻保持第一层境界时的虚心和向第四层境界努力的行动。老师的教导,永远铭刻在心,无论何时何地都要低调做人,专心做事!

本书出版之际,恳切希望广大读者在阅读过程中不吝赐教,如有疑问欢迎发送邮件至邮箱 renweifuer@pmph.

com,或扫描封底二维码,关注"人卫妇产科学",对我们的工作予以批评指正,以期再版修订时进一步完善,更好地为大家服务。

王丽娟

2021 年 5 月

目 录

第一章

呼吸及循环系统异常患者的围手术期处理

第一节 肺功能异常患者的围手术期处理

2015年，一项基于国家外科手术质量改进项目数据库（national surgical quality improvement program analysis，NSQIP）的研究发现，大型腹部手术患者中有6%会存在术后肺部并发症（postoperative pulmonary complications，PPCs）。PPCs的定义为术后患者出现呼吸道状况，对术后恢复产生了不良影响，包括几大类有临床意义的并发症：肺不张、感染（包括支气管炎和肺炎）、肺栓塞、潜在慢性肺疾病的恶化、支气管痉挛、长期机械通气和呼吸衰竭。术后早期并发症中约25%是肺部来源，而PPCs的发生率与围手术期死亡率、重症监护病房（intensive care unit，ICU）入住率和住院日长呈正相关，风险因素包括患者和手术相关因素（包括麻醉因素）。因此，术前对妇科肿瘤患者，尤其是有肺部病史的患者，进行仔细的肺功能评估和干预很有必要，结合呼吸科和麻醉科会诊意见，综合评估患者对手术/麻醉的耐受程度和判断手术风险及选择手术方式，以期减少PPCs的发生和改善患者术后生活质量。

一、患者相关的危险因素

肺部并发症的危险因素可分为患者相关的危险因素和手术相关的危险因素,目前研究提示的患者相关因素包括以下几个方面:

(一)慢性阻塞性肺疾病

慢性阻塞性肺疾病(chronic obstructive pulmonary disease,COPD)是 PPCs 的首要预测风险因素。

(二)年龄

年龄是第二大风险因素,即使是健康的老年患者,PPCs 的风险也显著增加。

(三)吸烟

即使没有基础肺部疾病病史,吸烟者的 PPCs 风险也增加,术前戒烟可减少并发症的风险,戒烟超过 8 周的患者与非吸烟者的风险相似。

(四)充血性心力衰竭

目前证据表明充血性心力衰竭是 PPCs 明显的高危因素,甚至有 Meta 分析指出心力衰竭患者与慢性阻塞性肺疾病(COPD)患者相比,肺部并发症风险可能更高。

(五)一般健康状态

总体健康状态是肺部风险的重要决定因素,功能依赖和意识受损均增加 PPCs 的风险,美国麻醉医师学会(American Society of Anesthesiologists,ASA)体格状态分级原目标是用来预测围手术期的死亡率,但是后来证明 ASA 分级预测术后心肺并发症也同样可靠(表 1-1)。

(六)肥胖

病态肥胖[体重指数(body mass index,BMI)>40kg/m^2]能增加 PPCs 的风险,但肥胖不是 PPCs 的重要危险因素,不影响高风险手术的患者选择。

表 1-1　ASA 分级和 PPCs 发生率

ASA 分类	定义	PPCs 发生率
ASA 1	健康	1.2%
ASA 2	轻度的全身性疾病（如控制良好的高血压、哮喘稳定状态和糖尿病）	5.4%
ASA 3	严重的全身性疾病（如心绞痛病史、COPD、控制不好的高血压和病态肥胖）	11.4%
ASA 4	持续危及生命的严重全身性疾病（如不稳定型心绞痛病史、未控制的糖尿病或高血压及肾、肺或肝功能不全晚期）	10.9%
ASA 5	预计不进行手术就无法生存的垂死患者（如主动脉瘤破裂）	不可用
ASA 6	器官用于捐赠的被宣布脑死亡的患者	不可用

（七）阻塞性睡眠呼吸暂停

阻塞性睡眠呼吸暂停（obstructive sleep apnea，OSA）在手术中主要增加气道管理难度，增加 PPCs 的风险。

（八）肺动脉高压

无论肺动脉高压的潜在病因是什么，目前研究中显示肺动脉高压（包括轻 - 中度肺高压）能增加 PPCs 的发生率。

（九）支气管哮喘（哮喘）

尽管早期报道表明，哮喘患者的 PPCs 发生率高于预期，但近期研究发现控制良好的患者与术后肺部并发症没有关联。

（十）上呼吸道感染

对于进行高危手术且目前或近期存在上呼吸道感染（upper respiratory infection，URI）的成人推迟择期手术是比较明智的。

（十一）代谢因素

血清白蛋白 <35g/L 是重要的 PPCs 相关预测因子，因此术前低白蛋白血症的患者需要纠正；血尿素氮 >7.5mmol/L 也是 PPCs 的风险因素，但是干预措施有限。

二、手术相关的危险因素

手术对肺功能的影响超过生理范围就会产生并发症，术后肺容量减小是影响肺功能最主要的因素。不同的手术操作方式、手术部位、手术持续时间及麻醉类型等，均可能引起患者呼吸生理紊乱、有效肺通气及换气功能下降等肺功能障碍，造成程度不一的术后并发症。急诊手术会增加 PPCs 的风险。

（一）手术部位

手术部位是预测 PPCs 最重要的因素，并发症发生率与手术切口至膈肌的距离呈反比。因此，胸部和上腹部手术与下腹部手术相比，肺部并发症发生率显著升高，与手术对呼吸肌和膈肌功能的影响有关。

（二）手术持续时间

手术持续时间超过 3 小时具有较高的 PPCs 风险，认为与手术时间延长导致感染发生的可能性更高有关。

（三）麻醉类型

腹部手术麻醉方式主要有硬膜外麻醉和全身麻醉两种，现在认为与硬膜外麻醉相比，全身麻醉造成的 PPCs 风险更高，应用硬膜外麻醉和止痛可以改善膈肌功能、降低术后低氧血症发生率，从而减少 PPCs 发生率。同时神经肌肉阻滞剂类型也与 PPCs 相关，长效的神经肌肉阻滞剂比短效的更容易引起并发症，因为残留的神经肌肉阻滞可引起膈肌功能障碍、黏液纤毛清除功能受损并最终促进 PPCs 的发生。

（四）手术方式

与开腹手术相比，腹腔镜手术具有创伤小、恢复快、全身炎症反应轻和术后疼痛轻等特点,这也是目前认为腹腔镜手术会降低术后 PPCs 发生的原因。但是一项 Meta 分析比较腹腔镜和开放结肠癌手术的研究,发现腹腔镜手术有减少肺部并发症发生的趋势,但是没有显著性差异。因此,手术方式不能作为评估 PPCs 的独立危险因素。

三、术前肺功能评估

详细的病史和体格检查是术前风险评估最重要的部分,不可忽略既往已经诊断的慢性肺疾病史和隐匿性潜在肺疾病或心力衰竭的病史,比如:运动不耐受、不明原因性呼吸困难或咳嗽等。体格检查可以直接提示 COPD,比如:桶状胸、肺部叩诊过清音、呼吸音减弱、干啰音、呼气相延长等。

实验室检查作为临床评估的辅助手段,在特定的患者中进行。

(一) 肺功能测定

肺功能测定主要是肺容积、肺通气、肺换气功能的测定,还包括支气管舒张试验、支气管激发试验及运动心肺功能测定等。肺通气功能在临床应用最广泛、最常用的指标有:用力肺活量(forced vital capacity,FVC)、第 1 秒用力呼气量(forced expiratory volume in one second,FEV_1)、最大通气量(maximal voluntary ventilation,MVV)。术前 FVC>80% 预计值,MVV>65% 预计值,可以行全肺切除手术;术前 FVC>50% 预计值,MVV>40% 预计值,可以行肺叶切除手术。手术耐受力的最低标准为:FEV_1>40% 预计值且 FEV_1/FVC>50%,或 MVV>50% 预计值,或肺一氧化碳弥散量(D_LCO)>50% 预计值,或残气量/肺总量(RV/TLC)<40%。理论上能耐受胸部手术也就能耐受腹部手术,但是不同部位的手术对肺功能要求不一样,通常认为下腹部手术只要患者能耐受麻醉就可以了。并不是所有患者和所有手术类

型均需要常规进行肺功能测定,临床上需根据患者和手术相关因素进行有选择性的筛查,比如:年龄 >60 岁、ASA 分级 ≥2、COPD、充血性心力衰竭、手术预计时间 >3 小时等。需要注意的是,肺功能测定不能作为手术禁忌的首要指标,需要结合病史和体格检查进行综合判断;有多个研究发现,与病史体格检查相比,术前肺功能预测 PPCs 并无优越性。

(二) 胸片

胸片是术前常规,可以提示肺炎、肺不张等病变,但是病史和体格检查更重要。

(三) 动脉血气分析

对于腹部手术,术前动脉血气分析不作为常规。如果为了了解阻塞性肺疾病的严重程度,可以通过血气分析了解通气情况、酸碱平衡、氧合状态和血红蛋白浓度。但是,不能单用术前动脉血气分析的测量值评估术后 PPCs 的风险,需要结合临床病史、体格检查和其他实验室结果。

四、术前对 PPCs 的评估

术前 PPCs 评估可采用西班牙加泰罗尼亚外科患者呼吸风险评估量表(Assess Respiratory Risk in Surgical Patients in Catalonia, ARISCAT)(表 1-2)。此量表包含 7 个独立危险预测因素:年龄、术前血氧饱和度、近 1 个月是否有急性呼吸道感染、术前贫血、是否为上腹部或胸部手术、手术预计时间和是否急诊手术。根据患者所得总分,可以分为 3 类:①低危患者:总分 <26 分,术后肺部并发症发生率为 1.6%,一般无需特殊处理。②中危患者:总分介于 26~44 分,术后肺部并发症发生率为 13.3%,建议术前请呼吸专科或者麻醉科会诊。③高危患者:总分 >44 分,术后肺部并发症发生率为 42.1%,建议考虑其他治疗方式或者对相关危险因素处理后手术。

表 1-2　ARISCAT 量表

风险因素	风险评分
年龄	
≤50 岁	0 分
>51~80 岁	3 分
>80 岁	16 分
术前氧饱和度	
≥96%	0 分
91%~95%	8 分
<90%	24 分
近一个月有呼吸道感染	17 分
术前贫血,Hb≤100g/L	11 分
手术部位	
上腹部	15 分
胸内	24 分
手术时间	
≤2h	0 分
>2~3h	16 分
>3h	23 分
急诊手术	8 分
PPCs 风险分类(PPCs 发生率)	
低	<26 分(1.6%)
中	26~44 分(13.3%)
高	>44 分(42.1%)

五、围手术期管理

对有慢性阻塞性肺疾病、吸烟、年老、肥胖和急性呼吸系统感染的患者进行术前肺功能评估,有助于手术医师选择手术时机、手术科室和麻醉科室对患者进行更好的围手术期管理。

慢性肺部疾病[如 COPD、哮喘、阻塞型睡眠呼吸暂停低通气综合征(obstructive sleep apnea hypopnea syndrome,OSAS)、肺动脉高压等]如果症状已经控制稳定,可以进行手术;如果症状未控制,建议推迟择期手术,优化治疗达到最佳控制再进行手术。具体每个疾病均有相应的围手术期管理指南,在这里不一一详述。由于 COPD 的管理几乎涵盖了肺功能异常患者的所有措施,因此以典型的 COPD 作为肺功能异常的围手术期管理的例子进行阐述。

(一)术前准备

1. 非药物治疗

(1)戒烟:吸烟本身导致围手术期并发症和死亡风险增加,还是诱发慢性阻塞性肺疾病的重要原因。我国女性患者吸烟率一直处于低水平状态,但如果患者平时吸烟,术前戒烟 4 周以上可降低 PPCs 发生率,戒烟 3~4 周可降低伤口并发症的发生,由于短时间戒烟的影响不明显,所以推荐吸烟患者术前尽早开始戒烟。

(2)加强营养支持:COPD 患者约 1/3 合并某种程度的营养不良,加强营养支持能明显提高患者的生活质量。首选口服营养支持,目标是维持 BMI 为 $20\sim25kg/m^2$;同时纠正可能存在的低白蛋白血症。

(3)康复训练:适用于中度以上的 COPD 患者,根据个人情况在专业医师指导下进行。内容包括:①教育患者使用正确的咳嗽、排痰和缩唇呼吸等。②心肺功能训练,包括伸屈训练、力量训练和有氧运动等。术前进行心肺功能训练可以有效提高 COPD 患者的活动耐量、降低术后 PPCs 的发生率。

2. 肺部药物治疗和肺功能优化

(1)支气管扩张药:首选吸入治疗,短效制剂(短效 β_2-受体激动剂,短效抗胆碱能药物)适合所有慢性阻塞性肺疾病患者,短效 β$_2$- 受体激动剂包括沙丁胺醇、特布他林,短效抗胆碱能药物包括异丙托溴铵;长效制剂(包括长效 β$_2$-受体激动剂,长效抗胆碱能药物)适用于中度以上患者,长效 β$_2$- 受体激动剂包括福莫特罗、沙美特罗等,长效抗胆碱能药物包括格隆溴铵、噻托溴铵等。具体药物治疗方案需呼吸科制订。术前给予支气管扩张剂可以减轻症状、改善肺功能,但是需要监测药物相关不良反应。术前持续使用吸入支气管扩张剂的 COPD 患者推荐维持吸入到手术当日。

(2) 祛痰药:包括乙酰半胱氨酸、盐酸氨溴索、厄多斯坦等。慢性支气管炎、COPD 患者,有明确咳嗽、咳痰症状,祛痰治疗可以减轻症状、减少 COPD 急性加重、部分改善肺功能。研究表明,术前使用氨溴索进行祛痰治疗配合心肺功能训练可以降低 PPCs 的发生率。

(3) 糖皮质激素:COPD 急性加重期患者如无禁忌,建议应用系统性糖皮质激素,首选口服治疗,建议给予泼尼松 30~40mg/d,疗程 5~7 天。也可以选择吸入糖皮质激素,术前 1 周使用布地奈德联合支气管扩张剂吸入可以改善肺功能并减轻症状,降低 PPCs 发生率。

(4) 氧疗:术前合并低氧血症的患者可给予氧疗,氧疗是住院 COPD 患者的基础治疗,病情平稳的术前患者一般给予低流量的鼻导管吸氧即可,氧流量为 1~2L/min,目的是维持静息状态下动脉血氧分压≥60mmHg 或血氧饱和度>90%。

3. **抗生素**　预防性使用抗生素预防术后肺炎没有效果。COPD 急性加重多数由感染引起,对于有肺部感染症状患者根据痰培养加药敏结果调整抗生素应用,在痰培养结果出来之前经验性用药,抗生素治疗的推荐时间是 5~7 天。具体用药需同呼吸科医师共同拟定。

(二) 术中管理

1. **麻醉**　麻醉方式尽可能选用风险低的(麻醉风险:

全身麻醉 > 硬膜外麻醉) 及尽可能不用长效神经肌肉阻滞剂,术中严密监测的同时进行肺保护性通气(低潮气量通气)。

2. **液体管理** 术中根据患者和手术情况监测血流动力学指标和尿量,指导循环和液体管理,目标是避免容量过负荷。限制性液体治疗可以降低围手术期并发症发生率。

3. **手术** 尽可能将手术时间控制在 3 小时之内。

(三) 术后管理

1. **镇痛** 为避免患者因剧烈疼痛而不敢咳嗽、活动,术后应给予持续有效的镇痛,尤其在开腹手术后。有效的咳嗽排痰及早期活动有助于减少术后肺部并发症。常用的镇痛方法包括:局部浸润、区域阻滞和静脉镇痛。区域阻滞镇痛效果确切,对呼吸功能影响小,是 COPD 患者术后镇痛的理想选择,其中硬膜外镇痛是胸、腹部和下肢手术术后镇痛的金标准。

2. **呼吸管理**

(1) 无创正压通气:无创正压通气适用于辅助早期撤机和呼吸衰竭的早期干预,适应证包括:中、重度呼吸困难;伴辅助呼吸肌参与或胸腹矛盾运动;中、重度酸中毒。禁忌证包括:循环不稳定(低血压、严重心律失常);昏迷、缺乏咳嗽吞咽反射、腹胀;近期面部和颈部手术史;脸部畸形。

(2) 氧疗:术后氧疗以控制性低浓度氧疗为主。一般采用鼻导管吸氧,氧流量为 1~2L/min,氧疗的目标是静息状态下 $SaO_2 > 90\%$。

(3) 药物治疗:COPD 治疗所用的吸入用支气管舒张剂、吸入用糖皮质激素和祛痰剂都建议围手术期持续使用。

(4) 抗生素:合并细菌感染的患者可使用抗生素,围手术期使用抗生素可减少痰量,根据病情严重程度结合常见的致病菌类型、耐药趋势和痰培养药敏情况尽早选择敏感的抗菌药物。

（5）胸部物理治疗：常见的胸部物理治疗包括振动、体位引流、用力呼气、咳嗽训练、正压通气、呼气正压、胸部扩张运动和步行锻炼等。间歇正压通气和呼气正压有助于改善咳嗽，下地行走有助于改善动脉血气、肺功能、呼吸困难症状和生活质量，所有 COPD 患者术后应预防性实施胸部物理治疗。

3. **早期活动**　术后早期活动有助于康复，研究表明对于腹部大手术患者，术后第一天开始进行有氧运动减少了呼吸道感染，缩短了住院时间，并改善了活动耐量。所以，建议患者术后尽早离床活动，并逐渐增加活动量。

4. **营养支持**　营养不良导致免疫功能低下、伤口愈合不良、术后并发症增加和住院时间延长。情况允许时首选肠内营养，肠内摄入不足时联合肠外营养。

5. **预防深静脉血栓**　肺栓塞少见但致命，超过 95% 的肺栓塞来自下肢深静脉血栓，手术导致深静脉血栓的因素与制动、炎症状态、基础疾病和肿瘤有关。可采用术后早期活动、弹力袜、低分子肝素等方法预防深静脉血栓。

六、小结

妇科肿瘤合并肺功能异常的患者术前需要根据患者和手术相关的风险因素进行分层，综合评估手术和麻醉风险，确定手术方式。呼吸科和麻醉科多学科协作进行围手术期管理，以降低围手术期并发症和改善患者生活质量。

（李　惠　颉孙永勋　王丽娟）

第二节　心功能不全患者的围手术期处理

全球每年非心脏手术相关并发症的发生率和死亡率分别为 7%~11% 和 0.8%~1.5%，其中 42% 是心脏并发症。心功能不全是外科围手术期最常见的并发症之一，也是导致外科患者病死率高、住院时间长、住院费用高的主要原因之一。

一、心功能不全的定义、分类及分级

心功能不全或心力衰竭理论上是一个广泛的概念，伴有临床症状的心功能不全称之为心力衰竭。

根据心力衰竭发生的时间和速度可分为慢性心力衰竭和急性心力衰竭。慢性心力衰竭有一个缓慢的发展过程，急性心力衰竭因急性的严重心肌损害、心律失常或突然加重的心脏负荷，使心功能正常或处于代偿期的心脏在短时间内发生衰竭或慢性心力衰竭急剧恶化。临床上以急性左心衰竭常见，表现为急性肺水肿或心源性休克。本节详细阐述慢性心力衰竭及急性左心衰竭的围手术期管理。

心力衰竭分级，通常采用美国纽约心脏学会（New York Heart Association，NYHA）的心功能分级方法。Ⅰ级：心脏病患者日常活动量不受限制，一般活动不引起乏力、呼吸困难等心力衰竭症状。Ⅱ级：心脏病患者体力活动轻度受限，休息时无自觉症状，一般活动下可出现心力衰竭症状。Ⅲ级：心脏病患者体力活动明显受限，低于平时一般活动即引起心力衰竭症状。Ⅳ级：心脏病患者不能从事任何体力活动，休息状态下也存在心力衰竭症状，活动后加重。

二、术前心功能不全的评估及处理

（一）心功能的评估方法

通常推荐采用 NYHA 分级、心脏彩超和氨基末端脑钠肽前体（N terminal pro B type natriuretic peptide，NT-proBNP）进行评估。《2014 年欧洲心脏病学会与欧洲麻醉学会非心脏手术指南：心血管病评估和管理》对于中低风险手术不推荐常规筛查心脏彩超，但对有可疑基础心脏病的患者，心脏彩超是一项评估心功能经济实用的方法。心脏超声是一项通过测量左室射血分数来准确评估心脏功能的无创检查方法,可以诊断绝大部分的心肌病、心脏瓣膜病及先天性心脏病。左室射血分数(left ventricular ejection fraction, LVEF)是评价心脏收缩功能最重要的指标。因此,对妇科手术患者,特别是≥60岁的患者或有基础心脏病的患者,建议常规行心脏超声检查。

急性心力衰竭疑似患者可行 BNP/NT-proBNP 检测鉴别,BNP<100ng/L、NT-proBNP<300ng/L 时通常可排除急性心力衰竭。诊断急性心力衰竭时 NT-proBNP 水平应根据年龄和肾功能进行分层:50岁以下的患者 NT-proBNP 水平>450ng/L,50岁以上 >900ng/L,75岁以上应 >1 800ng/L,肾功能不全(肾小球滤过率 <60ml/min)时应 >1 200ng/L。疑似慢性心力衰竭,若 BNP<35ng/L、NT-proBNP<125ng/L 时通常可排除,但其敏感度和特异度较急性心力衰竭低。脑钠肽是诊断心力衰竭及评估心力衰竭治疗效果的一项重要血清标志物,建议对可疑心力衰竭患者进行监测。

NYHA Ⅲ级以上,或 EF 下降(一般 <50%)、NT-proBNP升高患者,为围手术期心功能不全高危人群,应重点对病因进行筛查,如心电图、动态心电图、心肌酶学、肌钙蛋白、冠脉评估(参见第一章第五节"冠心病患者的围手术期处理"),甚至心脏磁共振成像(magnetic resonance imaging,MRI)检查或超声心动图负荷试验。若患者具有冠心病的多个危险因素(参考第一章第五节"冠心病患者的围手术期处理"),应充分评估有无心肌缺血,查心电图、心肌酶、肌钙蛋白,必要时进行冠脉电子计算机断层扫描血管成像(computed tomography angiography,CTA)或数字减影血管造影(digital subtraction angiography,DSA)。

(二)手术类型及手术时机选择

经阴道手术为低风险,妇科手术如进入腹腔则为中风险,若涉及多器官手术则归为高风险。

急性心力衰竭,推荐至少在心力衰竭治疗 3 个月后,方行中、高危手术。慢性心力衰竭若当前心功能在Ⅲ~Ⅳ级,建议推迟手术,待心功能稳定(心力衰竭症状、体征消失,体重维持稳定,BNP 明显下降,不再使用静脉利尿剂和血管活性药物情况下)可择期手术。

如急诊手术,合并有术前急性心力衰竭的证据,应尽可能推迟手术,直到心功能稳定。

(三) 术前心功能不全的预防和处理措施

1. 诱因预防　心力衰竭诱因包括感染、心律失常、血容量增加、过度体力消耗或情绪激动、治疗不当,以及原有心脏病变加重或并发其他疾病。

2. 一般治疗　包括生活方式管理、休息与活动、病因、诱因治疗。一般性治疗包括去除心力衰竭诱发因素,调整生活方式。常规限制钠摄入量。轻、中度症状患者常规限制液体并无益处,对于严重低钠血症(血钠 <130mmol/L)患者水摄入量应 <2L/d。针对慢性心力衰竭患者,围手术期应对所有可能导致心功能受损的常见疾病如高血压、冠心病、糖尿病、代谢综合征等进行有效治疗。

3. 药物维持及治疗措施　应继续使用治疗先前存在的心力衰竭药物。若患者存在左室功能不全及心力衰竭,但状况稳定,可考虑在密切观察病情的基础上,继续使用血管紧张素酶抑制剂(angiotensin converting enzyme inhibitor, ACEI)或血管紧张素受体阻滞剂(angiotensin receptor blocker, ARB)治疗。若患者存在左室功能不全及心力衰竭,但状况稳定,至少应在术前 1 周开始 ACEI 及 ARB 治疗。术前早晨应根据患者血压,决定是否停用 ACEI 或 ARB,以避免在麻醉诱导后出现严重的动脉低血压;若决定使用,应监测患者血流动力学情况并及时调整剂量。β- 受体阻滞剂可降低死亡率,对有症状(如心绞痛、高血压和症状性心律不齐）在手术前已经服用过β-受体阻滞剂的患者,应在整个围手术期继续使用。除非有充足的剂量滴定时间,否则不推荐心力衰竭患者术前服用大剂量β-受体阻滞剂。

药物治疗:利尿剂,包括以呋塞米为代表的袢利尿剂,以氢氧噻嗪为代表的噻嗪类利尿剂,而保钾利尿剂利尿作用弱,多与上述两类联用,常用药物有螺内酯。血管升压素受体拮抗剂(vasopressin receptor antagonist,VRA)(托伐普坦)可用于治疗伴有低钠血症的心力衰竭。肾素-血管紧张素-醛固酮系统(renin-angiotensin-aldosterone system inhibitor,RAAS)抑制剂,常用的有 ACEI、ARB。此外还有血管紧张素受体脑啡肽酶抑制剂、醛固酮受体拮抗剂、肾素抑制剂等。β-受体拮抗剂与 ACEI 联合治疗具有叠加效应。目前临床验证的包括美托洛尔、比索洛尔与卡维地洛。注意在心力衰竭治疗中,不应以正性肌力药取代其他治疗用药。洋地黄类药物中最常用地高辛,应警惕洋地黄中毒的发生。非洋地黄类正性肌力药,包括β-受体激动剂、磷酸二酯酶抑制剂。β-受体激动剂,如多巴胺与多巴酚丁胺是常用的静脉制剂。磷酸二酯酶抑制剂,包括米力农、氨力农等。伊伐布雷定,为近年应用逐渐广泛的新药,可单纯降低窦性心律而不影响心功能。

4. 非药物治疗措施　包括心脏再同步化治疗(cardiac resynchronization therapy,CRT)、植入型心律转复除颤器(implantable cardioverter defibrillator,ICD)、左室辅助装置(left ventricular assist device,LVAD)及心脏移植。可邀请相关学科会诊,根据心力衰竭严重程度确定是否在妇科术前先对心脏进行非药物干预。

三、术中心功能不全的评估及处理

高风险手术或慢性心力衰竭的患者需常规术前请麻醉科会诊,制订术中管理方案,选择合适的麻醉药物、方式和深度。麻醉选择原则是保持心肌供氧与需氧平衡和血流动力学平稳,既要减轻心肌抑制,又要能够抑制手术操作的应激反应,避免心脏事件的发生。对于进行非心脏手术的患者,使用挥发性麻醉剂或静脉麻醉都是合理的,虽然有研究证实吸入麻醉剂对心肌缺血有保护作用,但两种麻醉方式对心肌缺血的影响没有差异。可以考虑使用硬膜外镇痛或腹横肌平面阻滞优化术后疼痛管理,减少术后应激及心血管事件的发生。对围手术期血流动力学不稳定的患者可以考虑增加血流动力学监测、术中经食管心脏超声及肺动脉导管等监测手段指导术中血流动力学的管理,但这些手段不推荐常规使用。需要注意的是,预防性静脉注射硝酸甘油对减少非心脏手术患者的心肌缺血是无效的。

四、术后心功能不全的评估及处理

(一)避免心力衰竭诱因

术后心力衰竭的诱因,常见为补液过多、失血过多、感染、药物使用不当导致前后负荷加重、发作快速心律失常等;还包括高血压、疼痛、手术应激和心肌缺血。需消除诱因,针对感染,应积极选用适当的抗感染治疗;面对快速性心律失常,应尽快控制心室率;避免过度补液,注意出入量、控制入液量及入液速度[常为 $1ml/(kg \cdot h)$];根据手术风险及患者疾病情况,选用恰当的麻醉及镇痛方法。

(二)及时识别心力衰竭、评估及明确病因

术后出现急性心力衰竭的患者,临床表现为突发严重呼吸困难,呼吸频率常达 30~50 次/min,强迫坐位、面色灰白、发绀、大汗、烦躁,同时频繁咳嗽,咳粉红色泡沫痰。极重可因脑缺氧而致神志模糊。发病伊始可有一过性血压升高,病情如未缓解,血压可持续下降直至休克。根据典型症状与体征,一般不难作出判断。疑似患者可行 BNP/NT-proBNP 检测鉴别。

急性心肌梗死患者并发急性心力衰竭时推荐应用Killip 分级,因其与患者的近期病死率相关。Ⅰ级,无心力衰竭的临床症状与体征。Ⅱ级,有心力衰竭的临床症状与体征,肺部 50% 以下肺野湿性啰音,心脏第三心音奔马律。Ⅲ级,严重的心力衰竭临床症状与体征,严重肺水肿,肺部50% 以上肺野湿性啰音。

检查措施包括心电图、心脏彩超、心肌酶、肌钙蛋白、NT-proBNP、凝血常规等,必要时进行冠脉 CTA、DSA,或 CT肺动脉造影(CT pulmonary angiography,CTPA)。临床评估时应尽快明确容量状态、循环灌注状态、急性心力衰竭诱因及合并症情况。需及时识别病因,如心肌缺血缺氧、肺栓塞等,并针对病因行及时有效的治疗措施。

(三) 急性发作的处理原则

急性左心衰竭时的缺氧和严重的呼吸困难是致命的威胁,必须尽快缓解。急性心力衰竭治疗目标:稳定血流动力学状态,纠正低氧,维护脏器灌注和功能;去除急性心力衰竭的病因和诱因,预防血栓栓塞;改善急性心力衰竭症状;避免急性心力衰竭复发;改善生活质量,改善远期预后。治疗原则为减轻心脏前后负荷、改善心脏收缩和舒张功能、积极治疗诱因和病因。

急性心力衰竭患者需严密监测,包括无创监测和血流动力学监测。无创监测包括严密监测血压、心率、心律、呼吸频率、SpO_2,监测出入量及每天体重,每天评估心力衰竭症状和体征变化。根据病情的严重程度及用药情况决定肝肾功能和电解质监测频率。

1. 一般处理

(1) 调整体位:静息时呼吸困难明显者,应取半卧位或端坐位,双腿下垂以减少回心血量,降低心脏前负荷。

(2) 吸氧:无低氧血症的患者不应常规吸氧。当$SpO_2<90\%$ 或动脉血氧分压(PaO_2)$<60mmHg$ 时应给予氧疗,

使患者 $SpO_2 \geq 95\%$（伴 COPD 者 $SpO_2 > 90\%$）。方式：鼻导管吸氧：低氧流量（1~2L/min）开始，若无 CO_2 潴留，可采用高流量给氧（6~8L/min）；面罩吸氧：适用于伴呼吸性碱中毒的患者；严重者采用无创呼吸机持续加压或双水平气道正压给氧。

（3）镇静：阿片类药物（如吗啡）可缓解焦虑和呼吸困难，急性肺水肿患者可谨慎使用。应密切观察疗效和呼吸抑制的不良反应。伴明显和持续低血压、休克、意识障碍、COPD 等患者禁忌使用。苯二氮䓬类药物是较为安全的抗焦虑和镇静剂。

2. **容量管理**　需作好救治准备，静脉通道开放，留置导尿管。肺淤血、体循环淤血及水肿明显者应严格限制饮水量和静脉输液速度。无明显低血容量因素（如大出血、严重脱水、大汗淋漓等）者，每天摄入液体量一般宜在 1 500ml 以内，不要超过 2 000ml。保持每天出入量负平衡约 500ml，严重肺水肿者水负平衡为 1 000~2 000ml/d，甚至可达 3 000~5 000ml/d，以减少水钠潴留，缓解症状。3~5 天后，如肺淤血、水肿明显消退，应减少水负平衡量，逐渐过渡到出入量大体平衡。在负平衡下应注意防止发生低血容量、低钾血症和低钠血症等。同时限制钠摄入 <2g/d。

3. **药物治疗**　镇静，如吗啡或苯二氮䓬类药物。快速利尿，如静脉注射呋塞米、托拉塞米。洋地黄类药物尤其适用于伴有房颤患者。心力衰竭伴有血压升高，可选用血管扩张剂，如硝普钠、硝酸酯类（常用药物包括硝酸甘油、双硝酸异山梨醇酯）、α- 受体拮抗剂（常用药物乌拉地尔）。近年来人重组脑钠肽（奈西立肽，国内为新活素）用于急性失代偿心力衰竭效果颇佳。正性肌力药物，如 β- 受体激动剂、磷酸二酯酶抑制剂因为增加死亡率，不常规作为急性心力衰竭的优先治疗方案。钙增敏剂左西孟旦对于失代偿心力衰竭也有一定帮助。抗凝治疗，建议用于深静脉血栓和肺栓塞发生风险较高且无抗凝治疗禁忌证的患者。

4. 非药物治疗　机械通气,连续性肾脏替代治疗。机械辅助循环支持装置,急性心力衰竭经常规药物治疗无明显改善时可应用。主动脉内球囊反搏、体外膜肺氧合、可植入式电动左心室辅助泵。

5. 病因治疗　应迅速识别威胁生命的临床情况(急性冠状动脉综合征、高血压急症、心律失常、急性机械并发症、急性肺栓塞),并给予相关指南推荐的针对性治疗。

五、小结

妇科肿瘤患者围手术期心力衰竭患者的管理应遵循心力衰竭指南及相关疾病指南,需要多学科合作,以患者为中心,涉及术前、术中、术后的多个环节,包括慢性心力衰竭治疗的启动和优化、急性期的救治、合并症的诊治等,对于改善患者的生活质量、延缓疾病的恶化具有重要意义。

(凌小婷　陈煜阳　王丽娟)

第三节　心律失常患者的
围手术期处理

心血管事件是非心脏手术围手术期的常见并发症,可高达42%的比例。心律失常是围手术期心血管事件发病和死亡的重要原因。

一、术前评估

由于手术条件和手术方式存在很大差异,评估每个手术过程中主要不良心血管事件的风险非常困难。无论是开腹还是腔镜手术,都应该对患者进行术前风险评估。当考虑以微创手术替代传统的开腹手术时,需权衡围手术期并发症减少的获益与中长期手术疗效之间的利弊。

术前有心律失常病史的患者应由心脏病专家进行复查。对于严重心律失常的患者，手术前应明确诊断并给予适当治疗。由于干预措施可能涉及到麻醉和手术过程，应由多学科专家（包括参与围手术期治疗的全部医师）共同讨论治疗方案。2014 年，欧洲心脏病学会（European Society of Cardiology，ESC）和欧洲麻醉学学会（European Society of Anaesthesiology，ESA）非心脏手术的心血管评估和管理指南中依据校正的心脏风险指数制定的临床危险因素包括：缺血性心脏病（心绞痛和 / 或陈旧性心肌梗死）、心力衰竭、卒中和一过性脑缺血发作（transient ischemic attack，TIA）、肾功能不全［肌酐 >170μmol/L 或 2mg/dl 或肌酐清除率 <60ml/（min·1.73m^2）］、需胰岛素治疗的糖尿病。有临床危险因素的患者术前应行心电图检查，作为围手术期评估心电图变化的基线参考。

二、辅助检查

(一) 心电图

心电图是诊断心律失常最重要的一项无创性检查技术。应记录 12 或 18 导联心电图，并记录清楚显示 P 波导联的心电图以备分析，通常选择 V$_1$ 或Ⅱ导联。

(二) 动态心电图

主要用于了解心悸与晕厥等症状的发生是否与心律失常有关，明确心律失常与日常活动的关系及昼夜分布特征，协助评估抗心律失常药物的疗效、起搏器或植入性心律转复除颤器的疗效，以及是否出现功能障碍等。

(三) 心脏彩超

伴有器质性心脏病的心律失常，需行心脏彩超检查，明确器质性病变的程度。

(四) 运动试验

患者在运动时出现心悸症状，可做运动试验协助诊断。

(五) 食管心电生理检查

简单易行,安全性高。常用于鉴别室上性心动过速的类型,如是否存在房室结双径路;也可鉴别室性心动过速与室上性心动过速伴室内差异性传导;明确不典型预激综合征患者;协助评价抗心律失常药物疗效、评估窦房结功能、终止药物无效的某些折返性室上性心动过速等。

(六) 心腔内心电生理检查

用于窦房结、房室结功能测定、房室传导及室内传导阻滞、心动过速、不明原因的晕厥。

三、围手术期处理

(一) 室性心律失常

室性心律失常包括室性期前收缩和室性心动过速。2014 年,ESC 和 ESA 非心脏手术的心血管评估和管理指南中对围手术期窦性心律失常处理的建议如表 1-3 所示。

表 1-3　围手术期窦性心律失常的处理

处理	推荐等级	证据等级
建议术前继续口服抗心律失常药物	I	C
单纯性室性期前收缩、非持续性室性心动过速的患者不建议使用抗心律失常药物	III	C
建议持续性室性心动过速的患者使用抗心律失常药物,但需根据患者的具体情况决定	I	C

1. 室性期前收缩

(1) 病因:室性期前收缩是最常见的心律失常,正常人和各种心脏病患者均可发生室性期前收缩。缺血、缺氧、电解质紊乱、麻醉、手术、精神不安,以及过量烟、酒、咖啡均可诱发室性期前收缩;洋地黄、奎尼丁、三环类抗抑郁药中毒发生严重心律失常之前常先有室性期前收缩出现。室性期前收缩常见于高血压、冠心病、心肌病、风湿性心脏病及二尖瓣脱垂的患者。

（2）临床表现：室性期前收缩常无特异性症状，患者一般表现为心悸或"心脏停跳"感，可伴头晕、乏力、胸闷、咳嗽等症状。严重器质性心脏疾病者，可产生心绞痛、低血压、心力衰竭等。

心脏听诊：室性期前收缩后出现较长的停歇，且室性期前收缩的第二心音强度减弱，仅能听到第一心音。同时可伴桡动脉搏动减弱或消失。

（3）处理

1）单纯性室性期前收缩的治疗步骤主要包括识别和纠正可逆性病因（如：缺氧、低钾血症和低镁血症等）。没有证据表明单纯性室性期前收缩与预后不良相关，也没有证据表明抑制治疗是有益的。

2）器质性心脏病者，原则上只处理心脏本身疾病，不必应用治疗室性期前收缩的药物。若症状明显，可选用β-受体阻滞剂、非二氢吡啶类钙通道阻滞剂和胺碘酮等。

2. 室性心动过速

（1）病因：室性心动过速常发生于各种器质性心脏病患者。最常见为冠心病，其次是心肌病、心力衰竭、二尖瓣脱垂、心瓣膜病等，其他病因包括代谢异常、电解质紊乱、长QT间期综合征等。按室性心动过速发作时QRS波群的形态，可将室性心动过速区分为单形性室性心动过速和多形性室性心动过速。单形性室性心动过速可能是心肌瘢痕形成的结果，多形性室性心动过速是急性心肌缺血的常见结果。尖端扭转型室性心动过速是多形性室性心动过速的一种特殊类型，发作时QRS波群的振幅与波峰呈周期性改变，宛如围绕等电位线连续扭转，同时伴有QT间期延长。

（2）临床表现：发作时间短于30秒，能自行终止的非持续性室性心动过速通常无症状。发作时间超过30秒，需药物或电复律方能终止的持续性室速表现为心悸、胸闷、胸痛、呼吸困难、气促,甚至晕厥等。部分多形性室速、尖端扭转型室速发作后很快发展为室颤,导致心源性晕厥,甚至心搏骤停或猝死。

心脏听诊:心律轻度不规则,第一、二心音分裂,收缩期血压随心搏变化。

(3) 处理

1) 非持续性室性心动过速:无器质性心脏病时主要包括识别和纠正可逆性病因,如代谢异常、电解质紊乱等。有器质性心脏病时需针对器质性心脏病进行治疗。

2) 持续性单形性室性心动过速:无论什么原因,持续性单形性室性心动过速伴血流动力学紊乱必须及时进行电复律治疗。静脉注射胺碘酮可用于稳定持续性单形性室性心动过速患者的初步治疗,以防止复发。

3) 持续多形性室性心动过速和室颤:立即电除颤是终止持续多形性室速和室颤的首选方法;β- 受体阻滞剂适用于反复发作的持续性多形性室性心动过速患者,特别是在怀疑或不能排除心肌缺血的患者;胺碘酮适用于无长 QT 间期综合征、反复发作的持续性多形性室性心动过速患者。

发生尖端扭转型室性心动过速时建议停用任何影响 QT 间期的药物并纠正低钾、低镁等电解质异常,可采用异丙肾上腺素或临时起搏提高心率,同时使用硫酸镁,抗心律失常药物可使用利多卡因。多数尖端扭转型室性心动过速可自行终止,必要时可电除颤终止心动过速。

如果诊断不明确,在找到其他证据前,宽 QRS 型心动过速应按照室性心动过速处理原则进行治疗。钙通道阻滞剂,如维拉帕米和地尔硫䓬,不用于终止病因不明的宽 QRS 波群心动过速,特别是有心肌功能障碍病史的患者。

(二)室上性心律失常

室上性心律失常在围手术期更常见,包括房性心律失常、交界性心律失常及窦性心律失常。预激综合征是指心房部分激动由正常房室传导系统以外的先天性附加通道下传,使心室某一部分心肌预先激动,导致以异常心电生理和/或伴发多种快速性心律失常为特征的一种综合征。房室折返性心动过速是预激综合征最常伴发的快速型室上性心律失常。2014 年,ESC 和 ESA 非心脏手术的心血管评估和管理指南中对围手术期室上性心律失常处理的建议如表1-4 所示。

表 1-4 围手术期室上性心律失常的处理

处理	推荐等级	证据等级
建议术前继续口服抗心律失常药物	I	C
血流动力学不稳定时建议电复律	I	C
血流动力学稳定患者建议刺激迷走神经和使用抗心律失常药物终止室上性心律失常	I	C

1. 室上性期前收缩和心动过速

(1)病因:冠心病、慢性肺部疾病、洋地黄中毒、大量饮酒、各种代谢障碍等。心外科手术或导管消融术后所导致的手术瘢痕也可以引起房性心动过速。

(2)临床表现:心悸、胸闷、乏力等,自觉有心跳停跳感,部分患者可能无任何症状。合并器质性心脏病的患者可表现为晕厥、心肌缺血或肺水肿等。

(3)处理:在开始具体的药物治疗时,应先纠正可能加重的因素,如呼吸衰竭或电解质失衡。不推荐使用任何药物来抑制室上性期前收缩。刺激迷走神经可终止部分患者的室上性心动过速;它们通常对腺苷治疗反应良好。如果在围手术期室上性心动过速持续或经常复发,需采用 β- 受体阻滞剂、钙通道阻滞剂或胺碘酮进行预防性治疗。在少数情况下(考虑到手术的迫切性和性质),可术前导管消融治疗预激综合征。

2. 心房颤动 简称房颤,是指规则有序的心房电活动丧失,代之以快速无序的颤动波,是严重的心房电活动紊乱。

(1) 病因:房颤多发生在器质性心脏病患者中,多见于高血压性心脏病、冠心病、风湿性心脏病二尖瓣狭窄、心肌病及甲状腺功能亢进,其次是缩窄性心包炎、慢性肺源性心脏病、预激综合征。部分房颤原因不明,可见于正常人,在情绪激动、外科手术、运动或大量饮酒时发生。

(2) 症状、体征:房颤常并发血栓栓塞。心脏听诊表现为第一心音强弱不等,心律极不规则,当心室率快时可发生脉搏短绌。

(3) 处理:房颤症状的轻重受心室率快慢的影响。围手术期控制房颤的目的通常是控制心室率、预防栓塞。β- 受体阻滞剂和钙通道阻滞剂(维拉帕米、地尔硫䓬)是控制心率的首选药物。β- 受体阻滞剂可加速非心脏手术后房颤向窦性心律的转变。因地高辛在高肾上腺素水平的情况下(如手术)往往无效,胺碘酮可用于心力衰竭患者的一线治疗。抗凝治疗可根据卒中风险评分(CHA$_2$DS$_2$-VASc 评分,表 1-5)决定是否抗凝。CHA$_2$DS$_2$-VASc 评分≥2 分者,需抗凝治疗;评分 1 分者,根据获益与风险权衡,优选抗凝治疗;评分为 0 分者,无需抗凝治疗。若同时合并肥厚型心肌病或风湿性心脏病二尖瓣中重度狭窄或心脏机械瓣置换,则无需评分直接抗凝。术前应根据患者情况决定停用时间,术后结合出血情况决定何时恢复抗凝。

(三) 心脏传导阻滞

心脏传导阻滞包括窦房传导阻滞、房室传导阻滞、房内阻滞和室内阻滞、束支传导阻滞。窦房传导阻滞和房室传导阻滞按照传导阻滞的严重程度分为三度:一度阻滞的传导时间延长,但全部冲动仍能传导。二度阻滞分为Ⅰ型和Ⅱ

表 1-5　CHA_2DS_2-VASc 评分

危险因素	CHA_2DS_2-VASc
充血性心力衰竭 / 左心室功能障碍（C）	1 分
高血压（H）	1 分
年龄≥75 岁（A）	2 分
糖尿病（D）	1 分
脑卒中 /TIA*/ 血栓栓塞病史（S）	2 分
血管疾病△（V）	1 分
年龄 65~74 岁（A）	1 分
性别（女性，Sc）	1 分

注：* 短暂性脑缺血发作（transient ischemic attack，TIA）；△血管疾病：包括既往心肌梗死、外周动脉疾病、主动脉斑块

型。Ⅰ型阻滞表现为传导时间进行性延长，直至一次冲动不能传导。Ⅱ型阻滞表现为间歇出现的传导阻滞。三度阻滞为完全性阻滞，全部冲动不能被传导。2014 年，ESC 和 ESA 非心脏手术的心血管评估和管理指南中对围手术期心动过缓处理的建议如表 1-6 所示。

表 1-6　围手术期心动过缓和起搏器患者的处理

处理	推荐等级	证据等级
围手术期临时性起搏器的适应证一般和永久性起搏器的适应证相同	Ⅰ	C
建议医院指派专人负责在术前、术后程控植入式的抗心律失常设备	Ⅰ	C
如果术前关闭了植入式心律转复除颤器的除颤功能，在此期间应当对患者实施持续性心电监护，同时准备好体外除颤设备	Ⅰ	C
不建议无症状的双分支或三分支阻滞患者在围手术期常规置入临时起搏电极	Ⅲ	C

1. **病因** 常见的病因有：冠心病、急性心肌梗死、心肌炎、心内膜炎、多发性肌炎、急性风湿热、主动脉瓣狭窄伴钙化、心脏肿瘤（特别是心包间皮瘤）、先天性心血管病、原发性高血压、心脏手术损伤、肺源性心脏病、梅毒性心脏病等；也可见于高血钾等电解质紊乱，洋地黄、奎尼丁、普鲁卡因胺等药物中毒，黏液性水肿等。部分正常人也可发生传导阻滞。

2. **临床表现** 一度阻滞可表现为无症状，二、三度阻滞可表现为心搏脱漏、心悸、疲倦、乏力、头晕、晕厥、心绞痛、心力衰竭，甚至猝死等。

3. **处理** 围手术期缓慢性心律失常对短期药物治疗（阿托品、异丙肾上腺素）效果良好，很少需要临时心脏起搏。妇科肿瘤手术前不常规推荐预防性起搏。术前建立临时或永久的心脏起搏可能适用于完全性传导阻滞或有症状的心脏停搏发作的患者。无症状双束支传导阻滞，伴或不伴Ⅰ度房室传导阻滞，不是临时起搏器的适应证。

（四）起搏器／植入式心律转复除颤器患者的围手术期处理

2014年，ESC和ESA非心脏手术的心血管评估和管理指南中对围手术期起搏器患者处理的建议见表1-6。

1. **起搏器** 单极电烧灼是起搏器患者的一个重大风险，因为电烧灼产生的电刺激可能抑制起搏器，或可能使起搏器误感知。这些问题可以通过使用双极电灼、正确使用电路接地板来避免或降低风险。保持电灼烧装置远离起搏器、使用短暂的脉冲和尽可能低的振幅可以减少对起搏器的干扰。对于依赖起搏器的患者，应将起搏器设置为非同步或非感应模式。在手术室中最简便的做法是将一块磁铁放置在起搏器对应的皮肤上。对于潜在心律不稳定的患者，应在术后对起搏器进行程控，以确保选择正常的感知和起搏阈值。

2. 植入式心律转复除颤器 植入式心律转复除颤器的功能在妇科肿瘤手术中也可能受到干扰,主要是由电灼产生的电流造成的。植入式心律转复除颤器在手术期间应该关闭,并在出院前的恢复期重新打开。植入式心律转复除颤器的除颤功能可以通过在除颤器对应的皮肤上放置一块磁铁来暂时停止。当除颤器失效时,应立即使用外部除颤仪。

(黄纯娴 罗年桑 王丽娟)

第四节 高血压患者的围手术期处理

中国高血压调查最新数据显示,2012—2015 年我国 18 岁及以上居民高血压粗发病率为 27.9%(标化率为 23.2%)。与既往的 5 次全国范围内的高血压抽样调查相比,患病率总体呈增高的趋势。随着高血压患病率的逐年增加,妇科手术中高血压患者也逐渐增多。妇科肿瘤的患者多为中老年女性,且在一些特定的妇科肿瘤类型的患者中,常常合并血糖、血压异常,如子宫内膜癌、卵巢内分泌肿瘤等。若术前患者血压较高或者是存在较大波动,不仅会增加术中、术后出血风险,心力衰竭、脑栓塞或脑血管破裂、呼吸衰竭等心、脑、肺并发症的风险也会加大。可见围手术期血压管理已经成为临床上经常面对的问题。

高血压患者的围手术期管理非常具有挑战性,其原因包括:①疼痛、手术操作等刺激致机体产生的应激反应使交感神经反射性兴奋。②麻醉药物中的血管活性药物、肌松药物等会导致血压波动较大。实际上,与高血压相关的靶器官损伤,而非高血压本身,决定了整个围手术期的风险,也增加了心血管疾病和未来不良事件发生的风险。另外,高血压合并靶器官损害也会明显增加麻醉危险性。

因此,临床医师应了解高血压患者围手术期处理的复杂性,术前应进行细致的评估,包括详细的病史,强调并发症、风险分层和对以往治疗方案的适当修改。

一、高血压定义、分级与分层

(一) 高血压定义

在未使用降压药物的情况下,收缩压(SBP)≥140mmHg和/或舒张压(DBP)≥90mmHg。

(二) 高血压分级

根据血压升高水平,将高血压分为 1 级、2 级和 3 级(表 1-7)。

表 1-7　血压水平分类及定义

分类	SBP/mmHg	DBP/mmHg
正常血压	<120 和	<80
正常高值	<120~139 和 / 或	80~89
高血压	≥140 和 / 或	≥90
1 级高血压(轻度)	140~159 和 / 或	90~99
2 级高血压(中度)	160~179 和 / 或	100~109
3 级高血压(重度)	≥180 和 / 或	≥110
单纯收缩期高血压	≥140 和	<90

注:当 SBP 和 DBP 分属于不同级别时,以较高的分级为准

(三) 高血压心血管风险分层

根据血压水平、心血管危险因素、靶器官损害、临床并发症和糖尿病进行心血管风险分层,分为低危、中危、高危和很高危 4 个层次(表 1-8,表 1-9)。

表 1-8 血压升高患者心血管风险水平分层

其他心血管危险因素和疾病史	血压 /mmHg			
	SBP130~139 和 / 或 DBP85~89	1 级:SBP140~159 和 / 或 DBP 90~99	2 级:SBP160~179 和 / 或 DBP 100~109	3 级:SBP≥180 和 / 或 DBP≥110
无		低危	中危	高危
1~2 个其他危险因素	低危	中危	中 / 高危	很高危
≥3 个其他危险因素、靶器官损害,或慢性肾脏疾病 (chronic kidney disease, CKD) 3 期,无并发症的糖尿病	中 / 高危	高危	高危	很高危
临床并发症,或 CKD≥4 期,有并发症的糖尿病	高 / 很高危	很高危	很高危	很高危

表 1-9　影响高血压患者心血管预后的重要因素

心血管危险因素	靶器官损害	伴发临床疾病
1. 高血压（1~3级）	1. 左心室肥厚	1. 脑血管病
2. 女性>65岁	(1) 心电图：Sokolow-Lyon电压>3.8mV或Cornell乘积>244mV·ms	• 脑出血
3. 吸烟或被动吸烟	(2) 心脏彩超：LVMI：女≥95g/m²	• 缺血性脑卒中
4. 糖耐量受损：	2. 颈动脉超声IMT≥0.9mm 或动脉粥样硬化斑块颈-股动脉脉搏波速度≥12m/s（*选择使用）	• 短暂性脑缺血发作
• 餐后2h血糖：7.8~11.0mmol/L	3. 踝/臂血压指数<0.9（*选择使用）	2. 心脏疾病
• 空腹血糖异常：6.1~6.9mmol/L	4. 估算的肾小球滤过率下降：eGFR30~59ml/（min·1.73m²）	• 心肌梗死
5. 血脂异常	5. 血清肌酐轻度升高：女性107~124μmol/L（1.2~1.4mg/dl）	• 心绞痛
• TC≥5.2mmol/L（200mg/dl）或	6. 微量白蛋白尿：30~300mg/24h	• 冠状动脉血运重建
• LDL-C≥3.4mmol/L（130mg/dl）		• 慢性心力衰竭
• 或HDL-C<1.0mmol/L（40mg/dl）		• 心房颤动
6. 早发心血管病家族史（一级亲属发病年龄<50岁）		3. 肾脏疾病
7. 腹型肥胖（腰围：女性≥85cm）或肥胖（BMI≥28kg/m²）		• 糖尿病肾病
		• 肾功能受损包括：
		(1) eGFR<30ml/（min·1.73m²）

续表

心血管危险因素	靶器官损害	伴发临床疾病
8. 高同型半胱氨酸血症（≥15μmol/L）	7. 白蛋白/肌酐比：≥30mg/g(3.5mg/mmol)	(2) 血肌酐升高：女性≥124μmol/L(1.4mg/dl) (3) 蛋白尿（≥300mg/24h） 4. 外周血管疾病 5. 视网膜病变 ● 出血或渗出 ● 视神经乳头水肿 6. 糖尿病 (1) 空腹血糖：≥7.0mmol/L (126mg/dl) (2) 餐后血糖：≥11.1mmol/L (200mg/dl) (3) 糖化血红蛋白 (HbA1c)：≥6.5%

二、围手术期高血压及高血压危象定义

(一)围手术期高血压

是指从确定手术治疗到与本手术有关的治疗基本结束期内,患者的血压升高幅度大于基础血压的30%,或SBP≥140mmHg和/或DBP≥90mmHg。

(二)围手术期高血压危象

是指围手术期中出现短时间血压增高并超过180/110mmHg,并合并有急性靶器官损害。

三、围手术期高血压发生及波动较大的高危因素

(一)个人因素

原发性或继发性高血压病史、高血压家族史、高龄、高钠、低钾膳食,超重和肥胖、过量饮酒、缺乏体力活动、糖尿病、血脂异常等。

(二)心理因素

术前或疾病状态所致的紧张、焦虑、恐惧、失眠等。

(三)麻醉因素

麻醉药物使用、气管插管、导尿管、麻醉深度不当或镇痛不全。

(四)手术操作

涉及心脏及大血管或因纱垫填塞、拉钩等压迫心脏和大血管,牵拉内脏、腹膜直接刺激迷走神经。

(五)术中失血过多以及输血反应等常可致血压急剧下降

四、围手术期血压的控制目标

(一)控制原则

保证重要脏器灌注,降低心脏后负荷,维护心功能。

(二) 控制目标

1. 年龄 <60 岁, 血压应控制在 <140/90mmHg。

2. 年龄 ≥60 岁, 如不伴糖尿病、CKD, 收缩压应控制在 <150mmHg。

3. 高龄患者(>80 岁)收缩压应维持在 140~150mmHg, 如伴糖尿病、CKD, 血压应控制在 <140/90mmHg。

4. 无高血压病史的患者, 原则上 1~2 级高血压(<180/110mmHg)可进行手术。通过严密观察, 稳定患者情绪和消除紧张状态后血压多可恢复正常, 因此不急于进行处理。

5. 术前 3 级以上高血压(>180/110mmHg), 不建议在数小时内紧急降压治疗, 建议缓慢降压治疗, 因为短时间内血压下降幅度过大可能会引起重要靶器官缺血, 以及增加降压药物副作用发生的风险。

6. 若进入手术室后血压仍高于 180/110mmHg 的择期手术患者, 建议改期手术, 如确有手术需要, 家属同意后可手术, 术中需严密监测患者生命体征。

7. 对严重高血压合并威胁生命的靶器官损害及状态的患者(即高血压急症), 应在短时间内采取措施改善威胁生命的脏器功能。

8. 对危及生命的紧急状况, 为抢救生命, 不论血压多高, 都应急诊手术。

五、降压药物的选择

围手术期高血压与临床高血压在降压药物的选择上有所不同。临床高血压以控制血压平稳为目的, 主张选用中、长效的降压药; 而围手术期高血压则以短时间内调整好血压为宗旨, 主要选用起效迅速、作用时间短的药物。

(一) 降压药与麻醉

降血压药物在患者使用过程中, 或多或少会增加患者麻醉的风险性,因此需要加强对患者综合情况的评估,在充分考虑患者病情的基础上选择合适的麻醉方式,合理补充液体,适当使用扩容和血管活性药物,选择适量的麻醉剂量,可在很大程度上避免麻醉意外的产生,保证手术的顺利进行。所使用的降压药对麻醉过程可能产生的不良影响见表 1-10。

表 1-10　降压药物可能对麻醉过程产生的不良影响

降压药物	对麻醉过程产生的不良影响
β 受体阻滞剂	长期服用不仅会引起中枢神经抑制,可加重全麻药对心肌抑制和血管扩张作用,而且在麻醉、失血或体位改变时,容易发生低血压和心动过缓,有时需静脉滴注去甲肾上腺素,因此在麻醉前使用该类药物时需要酌减药量
钙通道阻滞剂	与全麻药对心肌抑制和血管扩张作用有协同作用,可以增强局麻药对房室传导的阻滞作用,同时可增强芬太尼的心动过缓作用
利尿药 (强效利尿剂呋塞米、噻嗪类的氢氯噻嗪、保钾利尿剂螺内酯等)	长期服用均容易使患者出现低钾血症、低钠血症和血容量减少等问题,在手术中低钾血症可使非去极化肌松药的作用增强,导致呼吸抑制延长;易引起心律失常;增强洋地黄的毒性,而低钠血症和低血容量可降低患者对失血的代偿能力,麻醉期间易出现低血压

(二)围手术期高血压静脉降压药及原则

围手术期的血压管理通常需要静脉用药及起效迅速的药物,30~60 分钟内使舒张压降至 110mmHg,或降低 10%~15%,但不超过 25%。如可以耐受,在随后 2~6 小时将血压降低至 160/100mmHg。静脉或肌内注射用降压药种类、药物特性及不良反应见表 1-11。

表 1-11 静脉或肌内注射用降压药种类、药物特性及不良反应

药名	剂量	起效时间	持续时间	不良反应
硝普钠	• 6.25~12.5μg/min 起泵入，根据血压调整剂量（围手术期高血压）； • 0.25~10μg/(kg·min)静脉注射（高血压急症），根据血压反应可逐渐增加剂量；最大剂量10μg/(kg·min)（妊娠高血压；其安全级别C级）	立即	2~10min	低血压、心动过速、头痛、肌肉痉挛。连续使用超过 48~72h 或剂量>2g/(kg·min)时可能导致氰化物中毒
硝酸甘油	5~100μg/min 静脉注射（高血压急症合并心肌缺血）	2~5min	5~10min	头痛、呕吐
酚妥拉明	2.5~5mg 静脉注射（诊断嗜铬细胞瘤及治疗其所致的高血压发作，包括手术切除时出现的高血压，也可根据血压对本品的反应用于协助诊断嗜铬细胞瘤）	1~2min	10~30min	心动过速、头痛、潮红
尼卡地平	• 0.5~10μg/(kg·min)静脉注射（围手术期高血压、高血压急症）； • 起始剂量 5mg/h，据血压反应逐渐增加至 15mg/h（妊娠高血压，安全级别C级）	5~10min	1~4h	心动过速、头痛、周围水肿、心绞痛、恶心、头晕，与硫酸镁合用可能抑制子宫收缩

续表

药名	剂量	起效时间	持续时间	不良反应
艾司洛尔	0.15~0.3mg/(kg·min)泵入(围手术期高血压)250~500μg/kg IV继以50~300μg/(kg·min)静脉滴注(高血压急症)	1~2min	10~20min	低血压、恶心
美托洛尔	3~5mg静脉注射,间隔5min重复,最大可用到15mg(围手术期高血压)	5~10min	5~10h	低血压、心力衰竭、心脏传导阻滞、头晕、疲劳、抑郁、支气管痉挛
拉贝洛尔	• 25~50mg静脉注射15min可重复,总量可达200mg;也可静脉泵入(围手术期高血压); • 20~80mg静脉注射,0.5~2.0mg/min静脉滴注(高血压急症)	5~10min	3~6h	恶心、呕吐、头麻、支气管痉挛、传导阻滞、体位性低血压
乌拉地尔	• 10~50mg静脉注射; • 6~24mg/h	5min	2~8h	低血压、头晕、恶心、疲倦
依那普利拉	1.25~5mg/6h静脉注射	15~30min	6~12h	高肾素状态血压随降变异度较大

续表

药名	剂量	起效时间	持续时间	不良反应
地尔硫䓬	5~10mg 静脉注射，或 5~15μg/(kg·min) 泵入（围手术期高血压，高血压急症）	5min	30min	心动过缓，房室传导阻滞，低血压，心力衰竭，外周水肿，头痛、便秘，肝毒性
肼屈嗪	• 10~20mg 静脉注射 • 10~40mg 肌内注射	10~20min 20~30min	1~4h 4~6h	心动过速，潮红，头痛，呕吐，心绞痛加重
非诺多泮	0.03~1.6μg/(kg·min) 静脉注射	<5min	30min	心动过速，头痛，恶心，潮红
硫酸镁 [a]	5g 稀释至 20ml，静脉慢推 5min，继以 1~2g/h 维持；或 5g 稀释至 20ml，每 4h 一次深部肌内注射。总量 25~30g/d（妊娠高血压，严重先兆子痫）			当尿量 <600ml/d，呼吸 <16 次/min，腱反射消失时应及时停药

注：[a]：非高血压药物；急症降压药使用详见各种药物的说明书

（三）高血压患者围手术期的用药建议

尽管表 1-11 中提到降压药物可能与麻醉药物有协同或拮抗作用,使麻醉过程中患者的血压波动较大,但是并不代表以上药物在围手术期就不能使用。我们需要权衡药物对麻醉及手术的利弊,必要时请麻醉科及心血管内科会诊,协助指导围手术期用药。2019 年 4 月,广东省药学会发布的《围手术期血压管理医 - 药专家共识》中,对高血压患者术前常用降压药应用提出了推荐意见及阐明了推荐理由(表 1-12)。

表 1-12 高血压患者常用降压药应用推荐意见

降压药物	围手术期 用药建议	理由
β- 受体阻 滞剂	继续用药	可降低术后房颤发生率、非心脏手术心血管并发症的发生率及病死率,适用于术前血压控制。术前要避免突然停用 β-受体阻滞剂,防止术中心率的反跳。围手术期要维持此类药物的使用剂量,无法口服药物的高血压患者可经肠道外给药
RASS 抑 制剂	术前停用	包括 ACEI 和 ARB,增加围手术期低血压和血管性休克的风险,ACEI 术前停用或减量;ARB 则建议手术当天停用,待体液容量恢复后再服用
钙离子通 道阻滞剂	继续用药	可改善心肌氧供需平衡,治疗剂量对血流动力学无明显影响。同时,能增加静脉麻醉药、吸入麻醉药、肌松药和镇痛药的作用
利尿剂	术前停用	降低血管平滑肌对缩血管物质的反应性,增加术中血压控制的难度,同时利尿剂可能会加重手术相关的体液缺失

综合中国高血压防治指南修订委员会、中国高血压联盟、欧洲心脏病学会、欧洲麻醉学会、美国心脏病协会等多国各机构发布的高血压防治指南可以得出常用口服降压药物围手术期的使用推荐意见:

1. **β- 受体阻滞剂**　长期服用 β- 受体阻滞剂患者应继续服用(class Ⅰ,level B),且对于已经开始口服 β 受体阻滞剂治疗的非心脏手术患者,应首选阿替洛尔或比索洛尔。除拟行高危择期手术伴有 2 个以上临床危险因素或 ASA 麻醉分级≥3 级的患者考虑术前启用 β- 受体阻滞剂外,其余低危手术患者均不建议术前启用 β 受体阻滞剂控制血压(class Ⅱb,level B)。

2. **RASS 抑制剂**　稳定的心力衰竭、左室收缩功能不全的非心脏手术患者应在术前 1 周考虑启用 ACEI/ARB,此类患者围手术期应在严密监测下继续使用 ACEI/ARB。而高血压患者非心脏手术前应考虑暂时停用 ACEI/ARB(class Ⅱa,level C)。

3. **钙离子通道阻滞剂**　暂未有足够的证据证明围手术期停用或继续使用对高血压患者预后产生影响。但有研究表明,使用二氢吡啶类药物与围手术期死亡率的增加是独立相关的。因此围手术期应避免使用短效的二氢吡啶类药物,尤其是硝苯地平胶囊。

4. **利尿剂**　在我国,常用的噻嗪类利尿剂主要是氢氯噻嗪和吲达帕胺,其药理机制主要通过利钠排尿、降低容量负荷而发挥降压作用,由于麻醉药物如血管活性药物、肌松药物等会导致血压波动较大,联合使用利尿剂可能会导致有效血容量进一步下降,从而出现严重低血压等并发症,严重时可导致重要脏器缺血衰竭。因此,建议高血压患者术前停用利尿剂。

六、术后患者血压管理

某些降压药物,如 β- 受体阻滞剂、可乐定等,如果突然停用可能会导致术后反弹性高血压,且患者术后伤口疼痛刺激或术后禁食期补液过多,常导致术后血压升高或波动较大,对患者重要器官供血及术后恢复产生较大影响。因此,术后应严密监测生命体征,包括体温、脉率、血压、呼吸频率、血氧饱和度、每小时(或数小时)尿量、出入量等。有心、肺疾患的患者应给予无创或有创监测中心静脉压、肺动脉楔压等。及时针对患者情况调整降压药的用量,预防术后急性高血压或术后血压过低的发生。

七、小结

总而言之,围手术期良好的血压控制对于预防术中并发症及改善患者的预后具有非常重要的意义。围手术期的血压管理应根据患者的具体情况、疾病程度、手术类型及手术时间等制订个体化的血压控制目标及治疗方案。在围手术期血压管理过程中麻醉医师、术者均应参与其中,必要时需请心血管内科医师会诊,一同制订血压控制方案,维持术前患者血压平稳,术中及术后严密监测血流动力学,尽量避免血压大幅波动和低血压的发生,以保证患者手术的安全及良好的预后。

(霍楚莹　卢淮武　林茂欢　王丽娟)

第五节　冠心病患者的
围手术期处理

冠状动脉粥样硬化性心脏病(coronary atherosclerotic heart disease,CHD),简称冠心病,也称缺血性心脏病(ischaemic heart disease,IHD),是由于冠状动脉形成粥样硬

化斑块,继而引起管腔狭窄或闭塞,导致心肌缺血缺氧或坏死的心脏病。随着生活水平的提高,女性的冠心病发病率上升,妇科肿瘤合并冠心病的患者也越发常见。既往调查显示,非心脏手术人群中,3.9%患有冠心病,其中16.4%在围手术期会出现心脏并发症,因此,加强对冠心病患者的围手术期评估及管理,从而降低围手术期心血管不良事件的发生率,显得尤为重要。

一、冠心病的类型

冠心病根据其发病特点和治疗原则可分为两大类:①慢性冠状动脉病(chronic coronary artery disease,CAD),也称慢性心肌缺血综合征(chronic ischemic syndrome,CIS)。包括稳定型心绞痛、缺血性心肌病和隐匿性冠心病等。②急性冠状动脉综合征(acute coronary syndrome,ACS),包括不稳定型心绞痛、非ST段抬高型心肌梗死、ST段抬高型心肌梗死。

二、术前评估与检查

根据2014年美国心脏病学会(American College of Cardiology,ACC)/美国心脏协会(American Heart Association,AHA)指南,非心脏手术围手术期心血管评估主要根据以下因素进行综合评估:临床相关风险、手术相关风险、患者体能状态、辅助检查等。冠心病患者围手术期心脏评估及处理流程详见图1-1。

(一)临床相关风险因素评估(表1-13)

表1-13中提到,对于近1个月内心肌梗死、不稳定型心绞痛、严重心绞痛(日常活动明显受限,步行0.5~1km或上2楼可诱发心绞痛,甚至休息时也发作)的患者属于临床高危因素;轻、中度心绞痛、既往心肌梗死病史或Q波异常属于临床中危因素。

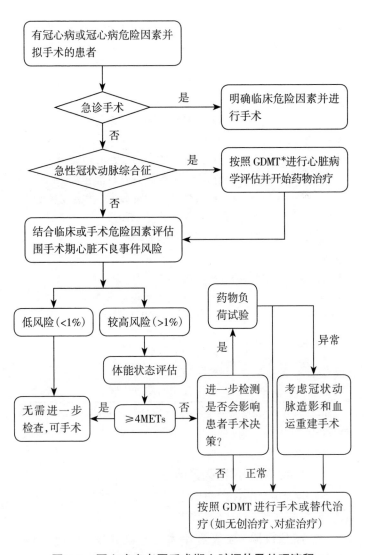

图 1-1　冠心病患者围手术期心脏评估及处理流程
注：* 指南导向的药物治疗（guideline-directed medical therapy，GDMT）

表 1-13 临床相关风险因素评估

高危

（围手术期心脏事件发生率 10%~15%，心源性死亡 >5%）

- 不稳定型冠状动脉综合征：近 1 个月内心肌梗死、不稳定型心绞痛、严重心绞痛（CCS 3~4 级）*
- 失代偿性心力衰竭
- 严重心律失常
- 严重瓣膜病

中危

（围手术期心脏事件发生率 3%~10%，心源性死亡 <5%）

- 轻中度心绞痛（CCS 1~2 级）*
- 心肌梗死病史或 Q 波异常
- 代偿性心力衰竭或心力衰竭病史
- 1 型糖尿病
- 慢性肾功能不全

低危

（围手术期心脏事件发生率 <3%，心源性死亡 >1%）

- 高龄
- 心电图提示左心室肥大、左束支传导阻滞、ST-T 异常
- 非窦性心律
- 心功能降低
- 脑血管意外病史
- 未控制的高血压病

注：* 加拿大心血管病学会心绞痛分级（Canadian Cardiovascular Society，CCS）

（二）手术相关风险因素评估

根据 2014 年 ACC/AHA 指南摘要，可将非心脏手术的心脏并发症风险分为以下三级：

1. **高危风险 / 血管型手术** 心脏并发症风险 >5%。包括紧急的重大手术、重要血管手术（如主动脉瘤修复术）、术中明显失血和液体转移的长时间手术（如腹腔内的恶性肿瘤手术，预计失血较多的手术）。妇科肿瘤中如存在预计

术中失血较多的手术,例如病灶血供丰富、晚期卵巢癌伴腹腔多发转移灶、重要大血管受累等,均为心脏并发症高风险手术。

2. **中危风险手术** 心脏并发症风险为 1%~5%。包括腹腔内手术、胸腔内手术、大型的整形外科手术等。大部分妇科肿瘤手术为腹腔内手术,尤其是腹腔镜手术可因长时间体位及腹压改变从而影响胸腔内压力,限制氧合过程,易造成心脏氧需增加和心肌缺血,术后出现心脏并发症。

3. **低危风险手术** 心脏并发症风险 <1%。在皮肤等表浅部位进行小手术或内镜手术,如宫颈活检、宫腔镜检查等。

值得注意的是,因为术前评估及准备时间仓促,紧急的非心脏手术较择期手术风险高。

(三) 根据患者日常活动能力评估体能状态(表 1-14)

表 1-14 患者体能状态(functional capacity,FC)评估

1MET*	能在室内活动,生活自理,以 3~5km/h 速度平地行走
4METs	能做常规家务,平地行走 3~5km
>4METs	能上 1 层楼或上小山坡,以 6.4km/h 速度平地行走
	能短跑或干重活(拖地或搬重物)
	能参加中等强度体育活动(跳舞、高尔夫)
10METs	能参加较强体育活动(游泳、篮球、足球)

注:* 代谢当量(metabolic equivalent,MET),用于评估患者进行不同程度活动的体能状态。小于 4METs 意味着患者体能状态较差

对于心脏风险高危但患者体能状态极好(>10METs)的患者,无需进一步的运动试验和心脏影像学检查;对于心脏风险高危但患者体能状态未知的患者,如果评估结果会改变治疗方案,应进行运动试验评估心功能情况;对于患者体能状态未知、需进行高心脏风险手术的患者,可以考

虑行运动试验;对于心脏风险高危但体能状态中等或以上(4≤METs<10)的患者,可无需进一步的运动试验和心脏影像学检查,而进行手术。对于心脏风险高危且体能状态差(METs≤4 或未知)的患者,如果评估结果会改变治疗方案,可进行运动试验和心脏影像学检查来评估心肌缺血的情况;对于心脏风险低危的患者,常规使用无创负荷试验筛查是无效的。

(四) 术前辅助检查

1. **心电图**　用于检测是否存在心肌缺血、心率异常。

(1) 常规心电图简单易行,可进行初步检查。

(2) 24 小时动态心电图(holter)具有较高的敏感性,若该项检查未发现心肌缺血和心律失常,提示围手术期心脏并发症发生率较低。

(3) 运动试验则是在运动情况下诱发患者出现应激反应,评估患者在心肌耗氧需求增加时的耐受情况,但对围手术期心脏并发症阳性预测值较低,且禁忌证较多,慎用于术前评估。

2. **超声心动图**　用于检测有无心脏形态、结构功能。若有节段性室壁运动异常、节段性室壁变薄伴收缩减弱等,提示冠心病可能;若左心室射血分数低于 35%,提示围手术期急性心力衰竭的发生率增高。

3. **心肌灌注扫描**　用于检测心肌缺血及其累及范围。注射放射性物质后放射物质分布情况与心肌血流分布情况呈正比,心肌缺血区域成像后表现为充盈缺损,再注射冠状动脉扩张药物后,可逆性缺损区域可重新充盈,不可逆缺损则提示为陈旧性心肌梗死区域。

4. **冠状动脉造影和左室造影**　用于评价冠状动脉的解剖结构及病变部位,观察左心室功能和测量左心室射血分数,根据冠状动脉狭窄严重程度决定患者是否需行冠状动脉重建及手术时机。

三、既往冠状动脉重建术的影响

(一) 既往经皮冠状动脉介入术

经皮冠状动脉介入术(percutaneous coronary intervention, PCI)包括球囊血管成形术、金属支架放置术和药物洗脱支架术。若患者行择期手术,最好是球囊血管成形术2周后,或裸金属支架放置术4~6周后,或是药物洗脱支架术12个月后,以完成阿司匹林和抗血小板聚集药物(氯吡格雷等)的疗程,使围手术期心脏不良事件发生率低于5%。

若未达到以上时间间隔需行择期非心脏手术时,围手术期心脏不良事件发生率较高。对于此类患者,尤其是考虑血栓高风险形成的患者,建议围手术期不中断双重抗血小板治疗(如阿司匹林 + 氯吡格雷)。对于高出血风险的手术,应慎重权衡停用抗血小板药物所致心脏并发症和停药后对减少围手术期出血的获益,并请心内科会诊慎重评估后,可于术前5~7天停用抗血小板药物。近期服用抗血小板药物的患者,如果在手术中或手术后发生大量出血,则可能需要输注血小板。但是,不建议基于预防目的而提前预定或输注血小板。

(二) 既往冠状动脉搭桥术

一般冠状动脉搭桥术(coronary artery bypass grafting, CABG)术后5年内无症状的冠心病患者围手术期心脏不良事件发生率较低。若仍有症状的患者,术前仍需进行其他辅助检查协助评估手术风险。

四、围手术期处理

(一) 去除诱发冠心病发作或恶化的诱因

如劳累、疼痛、情绪激动、饱食、受寒等可增加心肌氧耗的情况;应注重围手术期保温、疼痛管理,对于心肌缺血的患者,要避免使用非甾体抗炎药及环氧合酶-2抑制剂。

（二）改善心肌氧供

吸氧使血氧饱和度 >95%、维持适当的循环血量及水电解质平衡；必要时可输注红细胞，保证血红蛋白含量 >80g/L。

（三）监测及控制心率

β-受体阻滞剂被认为是最有效的预防冠心病围手术期心肌缺血的药物。AHA 指南建议以下患者围手术期使用 β-受体阻滞剂：①正在使用 β-受体阻滞剂的患者。②近期心绞痛发作。③高危风险手术，术前检查提示心肌缺血。结合 AHA 及欧洲心脏病学会（European Society of Cardiology，ESC）指南，对于已确诊的冠心病患者，若拟行低危风险外科手术且没有临床风险因子的患者不推荐使用 β-受体阻滞剂；若无药物禁忌证，其他冠心病患者均可在围手术期使用 β-受体阻滞剂。调整 β-受体阻滞剂的用量，使围手术期的绝对平均心率 <70 次 /min，预后最佳。

（四）监测及控制血压

血压过低会降低心肌氧供，而血压过高会增加心肌氧耗（详见第一章第四节"高血压患者的围手术期处理"）。

（五）降脂

冠心病患者围手术期应用他汀类药物可稳定已形成的动脉粥样斑块、降低应激造成的心血管事件发生率。对于已在使用他汀类药物，或准备接受中危手术且合并临床危险因素的患者，围手术期应使用他汀类药物降脂。

（六）术后心电监测

尤其行高危风险手术的患者，术后应持续心电监测。若出现特征性 ST-T 段升高或下降，提示心肌缺血。

（七）心脏标志物监测

肌钙蛋白 T（troponin T，TnT）及肌钙蛋白 I（troponin I，TnI）较肌酸激酶（creatine kinase，CK）和肌酸激酶同工酶（creatine kinase-MB，CK-MB）更敏感，在症状出现后 24 小时内峰值超过正常对照值 99 个百分位即可诊断急性心肌梗死。

五、术后心肌梗死的诊断与处理

(一) 症状

部分患者表现为胸闷、胸痛,持续时间 >20 分钟,可伴有发热、胃肠道症状、心律失常、低血压,严重者可表现为休克。

(二) 体征

心率多表现为增快,听诊可出现奔马律,血压早期表现为升高,后逐渐降低,严重者伴有心力衰竭的体征。

(三) 诊断

十八导联心电图出现特征性 ST-T 段升高或下降,病理性 Q 波,T 波倒置。血清心肌坏死标志物升高,肌红蛋白起病 2 小时内开始升高,12 小时内达高峰,24~48 小时恢复正常。TnI 起病 3~4 小时后升高,在 11~24 小时内达高峰,7~10 天降至正常。TnT 在 24~48 小时内达高峰,10~14 天降至正常。CK-MB 起病 4 小时内升高,16~24 小时内达高峰,3~4 天降至正常。肌红蛋白最早出现异常,但特异性不强。肌钙蛋白 I 特异性很高,症状出现后 6 小时内测定若为阴性,6 小时后应再次复查。CK-MB 敏感性一般,但对早期心肌梗死诊断意义重要。

(四) 处理

尽快请心内科等专科会诊,去除诱因、监测、吸氧、解除疼痛、即刻缓解心肌缺血(可给予硝酸甘油等起效较快的药物)、抗血栓治疗(抗血小板、抗凝治疗),控制心率、血压、血脂(原则同上),必要时及时转至有条件行冠状动脉重建术的专科或医院(起病 3~6 小时内,最多 12 小时内)。另外,应常备除颤仪器,以防出现严重心律失常。

(黄晓欣　罗年桑　王丽娟)

第六节 心脏瓣膜病患者的围手术期处理

心脏瓣膜病是由于炎症、黏液样变性、退行性改变、先天性畸形、缺血性坏死、创伤等原因引起的单个或多个瓣膜结构(包括瓣叶、瓣环、瓣索或乳头肌)异常,导致瓣口狭窄和/或关闭不全。二尖瓣最常受累,其次为主动脉瓣。心瓣膜病患者进行妇科肿瘤手术会增加围手术期心血管并发症的风险,风险的大小与心瓣膜病的类型、严重程度以及手术类型相关。2014 年,欧洲心脏病学会和欧洲麻醉学学会非心脏手术的心血管评估和管理指南对心脏瓣膜病患者围手术期评估及干预推荐如下(表 1-15)。

表 1-15 心脏瓣膜病患者围手术期评估及干预推荐

推荐	推荐等级	证据水平
已确诊或疑似心脏瓣膜病、拟行中危妇科肿瘤手术的患者推荐在术前进行临床评估和超声心动图评估	I	C
不存在瓣膜手术严重并发症高危因素、拟行择期妇科肿瘤手术、有症状的重度主动脉瓣狭窄患者推荐在术前进行主动脉瓣置换术	I	B
无主动脉瓣干预史的无症状的重度主动脉瓣狭窄的患者,可接受妇科肿瘤手术	IIa	C
有症状的重度主动脉瓣狭窄患者,如拟行妇科肿瘤手术,且瓣膜外科手术严重并发症风险较高时,应由专家团队进行经导管主动脉瓣植入术或球囊主动脉瓣成形术	IIa	C
不伴有严重心力衰竭或左心室功能减退的重度瓣膜反流患者可接受择期的妇科肿瘤手术	IIa	C

续表

推荐	推荐等级	证据水平
有肺动脉高压症状、拟行择期中危妇科肿瘤手术的重度二尖瓣狭窄患者,应考虑术前行经皮二尖瓣成形术	Ⅱa	C

一、患者评估

所有确诊或可疑的心脏瓣膜病患者(具有心脏杂音)在进行妇科肿瘤手术前均应行超声心动图检查,以评估其严重程度和预后。对于严重的心瓣膜病患者,建议进行临床评估和超声心动图评估,必要时在术前进行治疗。心瓣膜病患者的一般评估,关键是评估心瓣膜病的严重程度、症状及两者之间的关系,并根据手术类型评估是否需行瓣膜手术干预,以及围手术期心脏并发症的风险。非心脏手术的心血管事件风险常规分成低(<1%)、中(1%~5%)、高(>5%)风险三组,其中小型妇科手术术后30天内不良心脏事件的手术风险为低风险,大型妇科手术为中风险(手术风险评估是指仅考虑特定的手术操作,不考虑患者合并症前提下不良心脏事件的30天风险的大概评估)。如果合并有心脏瓣膜病,围手术期心血管并发症的风险明显增高。

二、各种心瓣膜病及围手术期处理

(一)二尖瓣狭窄

正常人二尖瓣瓣口面积为4~6cm^2,二尖瓣瓣口面积缩小至1.5~2.0cm^{2}时为轻度二尖瓣狭窄,1.0~1.5cm^{2}时为中度二尖瓣狭窄,瓣口面积<1.0cm^{2}时为重度二尖瓣狭窄。房颤、急性肺水肿、血栓栓塞、右心衰竭、感染性心内膜炎、肺部感染等是二尖瓣狭窄的常见并发症。

围手术期处理：

1. 可直接进行妇科肿瘤手术。①轻度二尖瓣狭窄。②无症状且收缩期肺动脉压力 <50mmHg 的中、重度二尖瓣狭窄。

2. 妇科肿瘤手术相关风险明显更高，术前可先行经皮二尖瓣成形术（或开放手术修复）：①无症状且收缩期肺动脉压力 >50mmHg 的中、重度二尖瓣狭窄。②有明显症状的二尖瓣狭窄。

3. 二尖瓣合并房颤的患者需要控制心室率。

4. 控制液体入量避免液体过量。

（二）主动脉瓣狭窄

成人主动脉瓣瓣口面积为 3.0~4.0cm²。瓣口面积减少至正常 1/3 前，血流动力学改变不明显。瓣口面积≤1.0cm² 时，左心室收缩压明显升高，跨瓣压差显著。重度主动脉瓣狭窄是指瓣口面积 <1.0cm² 或 0.6cm²/m²（肥胖患者除外）及血流相关指数最大射流速度 >4m/s 和平均主动脉压力梯度 ≥40mmHg。重度主动脉瓣狭窄是围手术期死亡和心肌梗死的一个公认危险因素。主动脉狭窄的并发症包括：心律失常、心脏性猝死、充血性心力衰竭、感染性心内膜炎、体循环栓塞、胃肠道出血等。

围手术期处理：

1. 在择期手术中，应通过运动试验来确认是否无症状。在无症状的患者中，中、低危的妇科肿瘤手术是可以安全进行的。对于有症状的患者，在择期手术前应考虑行主动脉瓣置换术。

2. 对于不适合进行瓣膜置换术的患者（严重并发症高风险或拒绝接受手术），只有在必要时才应进行妇科肿瘤手术。

3. 对于主动脉瓣置换术存在严重并发症高风险或禁忌证的患者，球囊主动脉瓣成形术或经导管主动脉瓣植入术可成为术前的替代治疗选择。

4. 选择主动脉球囊成形术还是经导管主动脉瓣植入术应综合考虑妇科肿瘤手术对预期寿命的影响和手术的紧迫性。

5. 重度主动脉瓣狭窄患者的急诊妇科肿瘤手术,应在有创的血流动力学监测下进行,尽可能地避免容积状态和心率的快速变化。

(三) 主动脉瓣反流和二尖瓣反流

急性轻度主动脉瓣反流者可无症状,重度者出现急性左心衰竭和低血压。慢性主动脉瓣反流者可多年无症状,甚至可耐受运动。最先的主诉为心悸、心前区不适、头部强烈搏动感等症状。晚期出现左心室衰竭表现,常有体位性头晕。

急性轻度二尖瓣反流者仅有轻微劳力性呼吸困难,急性重度反流(如乳头肌断裂)者很快发生左心衰竭,甚至发生急性肺水肿、心源性休克。慢性轻度二尖瓣反流者可终身无症状,重度反流者首先出现的突出症状是疲乏无力,肺淤血的症状如呼吸困难出现较晚。

主动脉瓣反流的并发症包括感染性心内膜炎、充血性心力衰竭、室性心律失常等。二尖瓣反流的并发症包括心力衰竭、心房颤动、感染性心内膜炎、栓塞等。

围手术期处理:

1. 轻度的主动脉瓣反流和二尖瓣反流可以进行妇科肿瘤手术,并不单独增加妇科肿瘤手术的心血管并发症的风险。

2. 无症状并保留左室功能的重度主动脉瓣或二尖瓣反流患者可以进行妇科肿瘤手术而不会带来额外风险。

3. 有症状的患者以及无症状并左心室收缩功能严重受损者($<30\%$)患心血管并发症的风险很高,只有在必要时才进行妇科肿瘤手术。

(四) 人工瓣膜患者

接受过心脏瓣膜手术并有人工机械瓣膜的患者,没有瓣膜或心室功能障碍者,可以进行妇科肿瘤手术,并不会带来额外的风险。在临床实践中,主要的问题是在围手术期需改变患者的抗凝治疗方案,以治疗剂量的普通肝素或低分子肝素暂时代替口服抗凝药物。通常建议在术前 3~5 天停用口服抗凝药物,普通肝素或低分子肝素应在停药后 1 天或者延迟至国际标准化比值(international normalized ratio, INR)达到 2.0 时使用,每天检测 INR,直到 INR≤1.5。普通肝素或低分子肝素应在术后 1~2 天恢复使用(术前剂量),具体根据患者出血情况决定,但至少需在术后 12 小时。口服抗凝药物需在术后 1~2 天恢复使用(具体根据是否充分止血决定),按术前维持剂量再增加 50%,持续 2 天后改为维持剂量。普通肝素或低分子肝素应维持到 INR≤1.5。

人工生物瓣膜不存在抗凝问题。

(五) 感染性心内膜炎的预防

感染性心内膜炎为心脏内膜表面的微生物感染,伴赘生物形成,瓣膜为最常受累的部位。未治疗的急性患者几乎均在 4 周内死亡,亚急性者的自然病史一般 ≥6 个月。

随着与医疗相关的感染性心内膜炎越来越多,推荐具有高危因素(人工瓣膜置换术后、感染性心内膜炎病史、体 - 肺循环分流术后)和中危(瓣膜病和除外房间隔缺损的先天性心脏病)者预防感染性心内膜炎的发生。

对于高危因素患者,预防用药可采用氨苄西林 + 庆大霉素:氨苄西林 2.0g+ 庆大霉素 1.5mg/kg 术前 30 分钟内静脉注射或肌内注射,术后 6 小时,氨苄西林 1.0g 静脉注射或肌内注射;青霉素过敏者可采用万古霉素 + 庆大霉素:万古霉素 1.0g 术前 30 分钟静脉滴注 1~2 小时 + 庆大霉素 1.5mg/kg 术前 30 分钟静脉注射或肌内注射,术后不必重复用药。

中危因素患者,可采用阿莫西林或氨苄西林:阿莫西林

2.0g 术前 1 小时口服，或氨苄西林 2.0g 术前 30 分钟肌内注射或静脉注射；青霉素过敏者可采用万古霉素 1.0g 术前 30 分钟静脉滴注 1~2 小时，术后不必重复。

（黄纯娴　罗年桑　王丽娟）

参 考 文 献

1. SMETANA GW. Strategies to reduce postoperative pulmonary complications in adults.UpToDate，2020-6-12.

2. SMETANA GW. Evaluation of preoperative pulmonary risk - UpToDate，2020-4-24.

3. NIJBROEK SG，SCHULTZ MJ，HEMMES SNT. Prediction of postoperative pulmonary complications. Current opinion in anaesthesiology，2019，32（3）：443-451.

4. FERNANDEZ-BUSTAMANTE A，FRENDL G，SPRUNG J，et al. Postoperative pulmonary complications，early mortality，and hospital stay following noncardiothoracic surgery：a multicenter study by the perioperative research network investigators. JAMA surgery，2017：157-166.

5. MISKOVIC A，LUMB AB. Postoperative pulmonary complications. British journal of anaesthesia，2017，118（3）：317-334.

6. 王东信，欧阳文，严敏，等 . 慢性阻塞性肺疾病患者非肺部手术麻醉及围手术期管理专家共识 . 中华医学杂志，2017，97（40）：3128-3139.

7. DIAZ-FUENTES G，HASHMI HRT，VENKATRAM S. Perioperative Evaluation of Patients with Pulmonary Conditions Undergoing Non-Cardiothoracic Surgery. Health Services Insights，2016，9：9-23.

8. YANG CK，TENG A，LEE DY，et al. Pulmonary complications after major abdominal surgery：national surgical quality improvement program analysis. The Journal of Surgical Research，2015：441-449.

9. 中华医学会麻醉学分会老年人麻醉学组 . 慢性阻塞性肺疾病患者非肺部手术麻醉及围手术期管理专家共识 . 中华医学杂志，2017，97（40）：3128-3139.

10. KRISTENSEN SD, KNUUTI J, SARASTE A, et al. 2014 ESC/ESA Guidelines on non-cardiac surgery:cardiovascular assessment and management-The Joint Task Force on non-cardiac surgery: cardiovascular assessment and management of the European Society of Cardiology(ESC) and the European Society of Anaesthesiology(ESA).Eur J Anaesthesiol,2014,31(10):517-573.

11. 于波,牛春峰.《2014 年 ESC/ESA 非心脏手术指南:心血管病评估和管理》解读 . 中国循环杂志,2014(z2):62-66.

12. GUEVARA-MATHEUS L. Perioperative Management of Heart Failure. J Anaesthesiol Crit Care,2018,1(3):14.

13. SHUNEI KYO, KAZUHITO IMANAKA, MUNETAKA MASUDA, et al. Guidelines for Perioperative Cardiovascular Evaluation and Management for Noncardiac Surgery(JCS 2014)-Digest Version. Circ J,2017,81(2):245-267.

14. 严静,李莉 . 围手术期心功能障碍常见原因和处理 . 中国实用外科杂志,2014,34(2):126-129.

15. 中华医学会心血管病学分会心力衰竭学组,中国医师协会心力衰竭专业委员会中华心血管病杂志编辑委员会 . 中国心力衰竭诊断和治疗指南 2018 . 中华心血管病杂志,2018,46(10):760-789.

16. DUCEPPE E, PARLOW J, MACDONALD P,et al. Canadian Cardiovascular Society Guidelines on Perioperative Cardiac Risk Assessment and Management for Patients Who Undergo Noncardiac Surgery. Can J Cardiol,2017,33(1):17-32.

17. FLEISHER LA, FLEISCHMANN KE, AUERBACH AD,et al. 2014 ACC/AHA guideline on perioperative cardiovascular evaluation and management of patients undergoing noncardiac surgery:a report of the American College of Cardiology/American Heart Association Task Force on Practice Guidelines. Circulation,2014,130(24):e278-333.

18. 葛均波,徐永健,王辰 . 内科学 .9 版 . 北京:人民卫生出版社,2018.

19. 中国高血压防治指南修订委员会,高血压联盟(中国),中华医学会心血管病学分会,等.中国高血压防治指南(2018年修订版).中国心血管杂志,2019,24(1):24-56.

20. WILLIAMS B,MANCIA G,SPIERING W,et al. 2018 ESC/ESH Guidelines for the management of arterial hypertension:the task force for the management of arterial hypertension of the european society of cardiology and the european society of hypertension. J Hypertens,2018,36(10):1953-2041.

21. WHELTON PK,CAREY RM,ARONOW WS,et al.2017 ACC/AHA/AAPA/ABC/ACPM/AGS/APhA/ASH/ASPC/NMA/PCNA guideline for the prevention,detection,evaluation,and Management of high blood pressure in adults. Circulation,2018,138(17):e426-e483.

22. FLEISHER LA,FLEISCHMANN KE,AUERBACH AD,et al. 2014 ACC/AHA guideline on perioperative cardiovascular evaluation and management of patients undergoing noncardiac surgery. Circulation,2014,130(24):2215-2245.

23. 李军.围手术期高血压管理专家共识.临床麻醉学杂志,2016,32(03):88-90.

24. 张丽.妇科疾病合并高血压的围手术期治疗研究.心血管病防治知识(学术版),2015,09:43-45.

25. KOUTSAKI M,Patoulias D,Tsinivizov P,et al. Evaluation,risk stratification and management of hypertensive patients in the perioperative period. Eur J Intern Med,2019,69:1-7.

26. SOUSA-UVA M,HEAD SJ,MILOJEVIC M,et al. 2017 EACTS Guidelines on perioperative medication in adult cardiac surgery. European J Cardiothorac Surg,2018,53(1):5-33.

27. HARTLE A,MCCORMACK T,CARLISLE J,et al. The measurement of adult blood pressure and management of hypertension before elective surgery. Anaesthesia,2016,71(3):326-337.

28. 马骏,王伟鹏.2017版中国麻醉学指南与专家共识.北京:人民卫生出版社,2017.

29. LEE A FLEISHERECT. 2014 ACC/AHA Guideline on perioperative cardiovascular evaluation and management of

patients undergoing noncardiac surgery：executive summary. Journal of the American College of Cardiology，2014，64（22）：2373-2405.

30. STEVEN L COHN. 围手术期医学 . 石学银，译 . 上海：第二军医大学出版社，2016.

31. 双卫兵，薛朝霞 . 围手术期管理策略 . 北京：中国协和医科大学出版社，2013.

32. 张抒扬，刘大为 . 围手术期心血管疾病处理 . 北京：人民卫生出版社，2014.

33. DUCPPE E，PARLOW J，MACDONALD P，et al. Canadian cardiovascular society guidelines on perioperative cardiac risk assessment and management for patients who undergo noncardiac surgery. Can J Cardiol，2017，33（1）：17-32.

第二章

消化系统异常患者的围手术期处理

第一节　应激性溃疡患者的围手术期处理

应激性溃疡(stress ulcer,SU)是指机体在各类严重创伤、大型手术、危重疾病等严重应激状态下,发生的急性消化道糜烂、溃疡、出血等病变,最后可导致消化道出血、穿孔,并使原有病变恶化。应激性溃疡也称应激性黏膜病变、急性胃黏膜病变、急性糜烂性胃炎和急性出血性胃炎等。一般来说,原发病越重,SU 的发生率越高,病情越凶险,病死率越高。

目前,国内尚缺少 SU 的流行病学研究数据。据国外研究报道,约 6% 的危重患者发生不同程度的 SU。在这些患者中,15%~50% 表现为隐性出血,5%~25% 为显性出血,0.6%~5.0% 为大出血。近年来,SU 的发生率逐渐降低,但是出血患者的病死率仍接近 50%。

妇科手术围手术期 SU 的发生率占围手术并发症的11.8%。妇科恶性肿瘤手术难度大,范围广,手术时间较长,且患者多为老年或者合并多种内科疾病,其并发 SU 的发生率相对升高。预防和治疗 SU 将有助于提高妇科肿瘤患者围手术期安全性、缩短住院时间和降低医疗费用。SU 的处理一般由消化科或者胃肠外科协助完成，但妇科肿瘤医师对其机制、预防、治疗等应有充分的理解和掌握。

一、SU 的发病机制

内脏血流灌注不足（或胃肠道黏膜缺血）是导致危重患者发生 SU 的主要原因。包括：交感神经系统兴奋；儿茶酚胺释放和胃肠道血管收缩；血容量不足；心输出量减少；促炎细胞因子释放；一氧化氮生成机制受损。此外，内脏血流灌注不足将降低胃肠道排空能力，延长胃肠黏膜在酸性环境中的暴露时间，进而增加溃疡发生的风险。

二、SU 的危险因素

（一）独立危险因素

1. 呼吸衰竭（需要机械通气至少 48 小时）。

2. 凝血功能障碍。血小板计数 $<50 \times 10^9/L$，INR>1.5，或部分凝血活酶时间（PTT）> 正常值 2 倍。

（二）其他危险因素

1. 严重创伤，如头部损伤伴随 Glasgow 昏迷指数≤10 或无法服从简单的指示、全身烧伤面积 >35%、多处创伤伴随创伤严重度评分≥16、脊髓损伤、创伤性休克。

2. 器官功能不全，如多器官功能不全综合征、肝功能不全、急性肾功能不全等。

3. 复杂手术，如复杂肝脏手术、器官移植、手术时间较长（>3 小时）等。

4. 长期禁食及肠外营养。

5. 男性，高龄，入院前 1 年内曾有胃溃疡病史。

6. 同时存在以下两种以上情况，脓毒血症、入 ICU>1 周、隐性或显性出血≥6 天、皮质类固醇治疗（>250mg/d 氢化可的松或其他相当剂量药物）。

三、SU 的临床表现

(一) 临床特征

1. 原发病的程度越重,合并症越多,SU 的发生率也越高,病情越加凶险,病死率越高。

2. 患者常无明显的前驱症状(如上腹痛、反酸等),主要临床表现为上消化道出血(呕血或黑粪)与失血性休克的表现;对无显性出血的患者,若出现胃液或粪便潜血试验阳性、不明原因血红蛋白浓度降低≥20g/L,应考虑有 SU 伴出血的可能。

3. SU 发生穿孔时,可出现急腹症的症状与体征。

4. 围手术期 SU 的发生大多集中在手术后的 3~5 天内,少数可发生在手术后 2 周左右。

(二) 内镜特征

1. 病变以胃底、胃体部最多,也可见于胃窦、食管、十二指肠及空肠。

2. 病变形态以多发性糜烂、溃疡为主,前者表现为多发性出血点、出血斑或斑片状血痂,溃疡深度可至黏膜下层、固有肌层,甚至达浆膜层。

四、SU 的诊断

有应激源相关病史及相关危险因素,在原发病、手术或创伤后 2 周内出现上消化道出血症状、体征及实验室检查异常,即可拟诊 SU;如内镜检查发现糜烂、溃疡等病变存在,即可确诊 SU。

五、SU 的预防

SU 诊疗关键在于预防 SU 相关出血等并发症,应对合并有危险因素的危重症患者进行重点预防。

(一) 积极处理基础疾病和危险因素,消除应激源

抗感染、抗休克,减少手术中出血、纠正低蛋白血症、电

解质和酸碱平衡紊乱,防治颅内高压,保护心、脑、肾等重要器官功能。对原有溃疡病史者,在重大手术前可进行胃镜检查,以明确是否合并活动性溃疡。

(二)加强胃肠道监护

可插入胃管,定期定时监测胃液 pH,必要时进行 24 小时胃内 pH 监测,并定期监测血红蛋白水平及粪便隐血试验。

(三)肠内营养

早期肠内营养对于危重症患者不仅具有营养支持作用,持续的食物摄入有助于维持胃肠黏膜的完整性、增强黏膜屏障功能;可能对预防 SU 有重要作用,因此,当患者病情许可时,应尽快恢复肠内营养。

(四)药物预防

药物预防的目标是控制胃内 pH≥4。质子泵抑制剂(proton pump inhibitors,PPI)能够迅速改变胃内酸性环境(pH>6)。具体措施包括:①对于高危人群,应在危险因素出现后静脉注射或滴注,如奥美拉唑(40mg,每天 2 次),使胃内 pH 迅速上升至 4 以上。②对择期复杂手术患者,如果合并 SU 危险因素,可在围手术期应用抑酸药,预防 SU 的发生。

六、SU 的治疗

(一)SU 常用的药物治疗

临床常用的 SU 治疗的药物包括:质子泵抑制剂、H_2 受体拮抗剂(antagoni H_2 receptor,H_2RA)、胃黏膜保护剂、抗酸药等。

1. **抑酸药** 抑酸药主要包括 PPI 和 H_2RA,PPI 比 H_2RA 更能持续稳定地升高胃内 pH,降低 SU 相关出血风险的效果明显优于 H_2RA。因此,PPI 是首选药物,推荐在原发病发生后以标准剂量 PPI 静脉滴注,12 小时 1 次,至少连续 3 天。

2. **胃黏膜保护剂** 常用的胃黏膜保护剂如枸橼酸铋钾、硫糖铝、蒙脱石散等,可增加胃黏膜的防御功能,但是不能中和胃酸和提高胃内 pH。其降低 SU 相关出血风险的效果可能不及 PPI。但与 H_2RA 相比,硫糖铝能够明显降低 ICU 患者发生获得性肺炎的风险,并且对出血和死亡风险的影响无明显差异。

3. **抗酸药**　氢氧化铝、铝碳酸镁、5% 碳酸氢钠溶液等,可从胃管内注入,使胃内 pH 升高,但其降低 SU 相关出血风险的效果不及 PPI 和 H_2RA。

(二) SU 出血的治疗

一旦发生 SU 出血,应积极治疗原发病,同时立即采取各种措施控制出血。

1. 输血、补液,维持患者血流动力学稳定。

2. 迅速提高胃内 pH(pH≥6),以促进血小板聚集和防止血栓溶解。

3. 推荐使用 PPI 针剂(奥美拉唑或埃索美拉唑),首剂 80mg 静脉推注,以后 8mg/h 维持。

4. 视情况可联合应用生长抑素类药物、止血药物。

5. 如病情许可,应立即行内镜检查并可施行内镜下止血治疗。

6. 非手术治疗不能有效控制出血者,可考虑行介入或手术治疗。

7. 在出血停止后,建议继续应用抑酸药物和黏膜保护剂。急性期采用静脉用药,待病情稳定后转为口服用药,直至病变愈合,推荐使用 PPI 类药物,疗程为 3~4 周。

(三) 药物的不良反应

SU 治疗药物是否会增加机会性感染的发生率目前并无明确结论:有研究证据表明 PPI 等应激性溃疡预防用药(stress ulcer prophylaxis,SUP)药物可能增加危重患者出现医院获得性肺炎和艰难梭菌感染等不良事件的风险,但发生机会性感染者多为同时接受长期抗生素治疗或合并免疫力低下的患者。近期也有研究认为 SU 治疗药物并不会增加危重患者发生医院获得性感染的风险。

因此,SUP 药物使用应严格把握用药和停药适应证:用药应限于有高危因素的危重患者,对无适应证患者应避免使用 SUP 药物;一旦危重症患者病情好转或进食,应及时停用 SUP 药物。

七、小结

SU 是妇科手术特别是妇科肿瘤手术中并不常见的围手术期并发症,但发生后对患者的危害却不容忽视。为此,妇科肿瘤医师应对 SU 的发病机制、危险因素、临床表现、诊断标准、治疗原则,以及急诊出血的处理、药物不良反应等有充分的认识。尽可能地减低妇科手术患者 SU 的发生率,以及减轻 SU 给手术患者带来的危害。

(谢庆生　黎洁瑶　王丽娟)

第二节　肝功能异常患者的
围手术期处理

妇科肿瘤患者术前常规应评估肝功能,详细询问肝病病史。对有肝功能障碍患者,应详细评估其肝功能及手术耐受情况,术前进行合理处理,使其安全渡过围手术期。如处理不当,术后可加重肝功能的损害,可发生严重的急性肝功能不全、肝功能衰竭,甚至死亡。即使术前肝功能正常,术后也可因溶血、输血、缺血性肝炎、药物性肝炎、感染等因素导致肝功能异常。因此,无论术前肝功能是否正常,围手术期对病情进行严密监测并及时发现肝功能异常,对避免术后肝损害有着至关重要的作用。

肝功能异常的处理,轻症可由妇科医师处理;但重症者,术前应请消化内科、肝胆外科、麻醉科、ICU 等协助评估。制订合理的围手术期处理方案,确保患者安全渡过围手术期。

一、原有肝脏疾病的评估和处理

(一) 术前评估

1. 术前尽可能确定肝脏疾病的病因和严重程度。

2. 除肝功能检查外,血清白蛋白和依赖肝脏的凝血因子检查可以评价肝脏的合成功能。

3. 因为出血和感染是这些患者的重要并发症,血小板计数、血红蛋白、白细胞计数和分数、血型和交叉配血等检查也很重要。

4. 同时必须完善肾功能、心电图、胸片等常规检查。

(二) 急性肝炎及慢性肝病的术前处理

1. 急性肝炎及慢性肝病肝功能差者行手术可能会促进肝衰竭的发生,应尽可能避免手术。

2. 慢性肝病患者如肝功能正常,无感染和肾功能损害,术前不需要给予特殊治疗。

3. 乙肝丙肝病毒标志物阳性的患者,即使常规肝功能检查正常,仍应在术前完善凝血功能、病毒载量、血常规及肝脏影像学检查等,了解患者肝脏疾病进展的程度。对于肝功能异常的择期手术,尽量在术前通过抗病毒和保肝治疗改善肝功能。

(三) 肝硬化的术前处理

肝硬化患者手术风险增加,肝功能 Child 分级是术前评估肝硬化程度的有效指标。Child 分级是以血清胆红素、血浆白蛋白、腹水、肝性脑病和营养状态为指标,估计肝功能状况,具有经典、简单、实用的优点,是目前国内外肝功能分级最常用的方法。

对肝硬化患者,术前需改善肝脏病患者的状态,主要包括:

1. 改善凝血功能

(1) 补充维生素 K 改善凝血功能。

（2）输注冷沉淀、新鲜冰冻血浆、凝血酶原复合物、血小板等血制品改善凝血功能。

2. 改善营养状态　择期手术及部分限期手术术前应准确评估患者的营养状况,给予足够的营养支持。血浆白蛋白在 30~35g/L 者,补充高蛋白饮食即可纠正;血浆白蛋白 <30g/L 时则需输注血浆及人血白蛋白制剂来纠正。

3. 治疗肾功能损伤　肝硬化的患者围手术期也易于出现肾衰竭。可以是肝肾综合征,也可以是其他原因导致的如肾前性或急性肾小管坏死。术前需每天观察患者的出入液量、腹水以及体重、水肿等变化情况。补充白蛋白、适量补充液体,注意避免有效循环血容量不足。酌情利尿,避免肾损害的药物。

4. 感染的治疗　存在急性感染时不宜进行择期手术治疗,若为急诊手术,一旦诊断明确,行术前准备的同时即开始抗感染治疗。

5. 控制腹水　术前应尽可能消除腹水,以降低术后切口疝和切口裂开等并发症发生率。

（1）限制水、钠的摄入:每天进水量应控制在 1 000ml 左右,钠盐 1.2~2.0g。

（2）使用利尿剂:一般以螺内酯（100~400mg/d）:呋塞米（40~160mg/d）为 100：40 的比例给予,如单独应用呋塞米,应联合口服氯化钾。利尿治疗以每天体重减轻不超过 0.5kg 为宜,利尿速度不宜过快,以免诱发肝肾综合征及肝性脑病。

（3）放腹水并静脉输注白蛋白治疗难治性腹水。

（4）定期输注血浆或白蛋白提高血浆胶体渗透压。

(四) 梗阻性黄疸的术前处理

梗阻性黄疸患者术前胆红素升高以直接胆红素升高为主,谷丙转氨酶（glutamic-pyruvic transaminase,GPT）、谷草转氨酶（glutamic-oxaloacetic transaminase,GOT）多数为正常或轻度升高,凝血功能基本正常。对此类患者进行手术后可能出现肝功能恶化、出血及肾功能异常等并发症，应尽快解除梗阻，病情允许可于术前行经内镜逆行性胰胆管造影（endoscopic retrograde cholangiopancreatography，ERCP）留置鼻胆管引流解除梗阻或行经皮肝穿刺胆道引流（percutaneous transhepatic cholangial drainage，PTCD）等措施，待患者状态好转后行手术治疗原发病。

（五）原有肝脏疾病患者的术中处理

原有肝脏疾病患者，手术及麻醉对肝功能的影响不容忽视，术前及术中应同麻醉医师进行良好的沟通。包括：

1. **麻醉药物的选择**　选择对肝功能影响小的药物，合理的麻醉剂量。

2. **术中通气的控制**　低氧血症、酸中毒和过度通气无论是在术中和术后都可以影响肝脏和肾脏的功能。

3. **液体控制**　肝功能异常的患者更易出现肾衰竭，有肝硬化和肾功能异常的患者，需要慎重使用含钠液体。

4. **凝血功能的管理**　患者可能有凝血功能异常，术中可能需要快速和大量的输血，必须提前准备好新鲜血和冰冻血浆。长程手术时（手术时间≥3小时），需要监测电解质、血糖和凝血功能。

5. **感染**　麻醉和术中避免感染非常重要。

（六）原有肝脏疾病患者的术后处理

术后应用保护肝细胞功能药物，注意观察症状、体征并规律监测肝功能指标。建议监测的频率为轻度每周1次，中、重度每2~3天1次。出现以下情况时，处理的原则如下：

1. **腹水**　术后应控制腹水产生，避免继发腹腔感染，降低术后切口疝和切口裂开等并发症发生率。因术后患者不能进食、消耗增加、出血等原因会导致白蛋白进一步降低，更应注意复查及补充白蛋白，同时应补充足够的热量防止蛋白质被消耗供热。如可疑有腹水感染，应采集腹水行常规生化检查及细菌培养。

2. **黄疸**　黄疸的患者术后可能会出现胃黏膜的应激性溃疡、术后肾功能不全、免疫力低下等,可加速肝功能恶化,导致切口感染。术后应积极进行相应的处理:①预防性使用抗生素控制感染。②应用质子泵抑制剂防治急性胃黏膜病变。③保证有效循环血容量。④应用保护肝细胞及促进胆红素代谢的药物辅助降低胆红素水平。

3. **凝血功能障碍**　由于晚期肝病本身以及肝脏手术的影响,患者术后极易发生凝血功能的紊乱,围手术期大出血或血栓形成均严重威胁肝功能。术后除继续补充维生素K及血制品改善凝血功能外,需注意出现弥散性血管内凝血(disseminated intravascular coagulation,DIC)可能,并注意避免局部血栓形成。

4. **营养不良**　术后禁食可加重患者营养不良,应选用全肠外营养(total parenteral nutrition,TPN)给予足够的营养支持,患者能进食后,尽早过渡到肠内营养,可减少术后并发症、缩短住院时间。

5. **肝性脑病**　术后患者在各种诱因下容易发生肝性脑病,需积极防治。首先,应消除肝性脑病的诱因,如避免进粗糙坚硬的食物、清除肠道积血、避免便秘、严格控制蛋白质的摄入。其次,需要应用肠道不吸收的抗生素抑制肠道菌群的繁殖。患者一旦出现肝性脑病,则需要禁食蛋白质类物质、纠正碱中毒和低钾血症;口服乳果糖制剂减少肠道产氨并促进其排出。

二、术前肝功能正常、术后异常患者的处理

即使术前肝功能正常的患者,术后也可因多种因素出现肝功能异常。尽管择期腹部手术后肝功能异常发生率仅为1%,但妇科肿瘤手术创伤大、时间长,这些患者其发生概率明显升高。多数病例的肝损害为一过性,程度较轻且可自发缓解。但偶尔肝脏损害可能较重并且可能导致暴发性

肝功能衰竭。该类肝功能异常多为围手术期各种因素诱发，故针对各种因素的预防尤为重要。

术前肝功能正常的患者术后肝功能异常的原因可分为以下三类：胆红素的过度产生；肝细胞功能异常；肝外胆道梗阻。具体病因见表2-1。

表 2-1　术后肝功能异常的原因

分类	原因
胆红素过度产生	溶血性贫血，输血，血液再吸收，败血症，Gilbert综合征
肝细胞功能异常	
● 肝细胞型	缺血、输血后肝炎、病毒性肝炎、药物、全胃肠外营养、禁食、肥胖、糖尿病
● 淤胆型	缺血、败血症、药物、全胃肠外营养
肝外胆道梗阻	胆管损伤、胆总管结石、术后胰腺炎、结石性胆囊炎

（一）胆红素的过度产生的处理

1. **预防**　胆红素的过度产生多由输注红细胞、血肿吸收及溶血引起，少部分为败血症患者因DIC和继发微血管病性溶血导致胆红素产生，极少部分为Gilbert综合征（3%~7%）。围手术期应积极止血避免大量出血及输注库存血，避免输血不相容导致的溶血；严格无菌操作、积极有效抗感染避免败血症发生；怀疑Gilbert综合征的患者都应该进行详细的检查评估，根据患者是否出现禁食后胆红素升高，进食后缓解，可基本确诊。

2. **治疗**　对间接胆红素和总胆红素升高者，在排除肝内外梗阻后可选用茵栀黄、熊去氧胆酸胶囊等，确认为肝内胆汁淤积者，可口服腺苷蛋氨酸、熊去氧胆酸胶囊和地塞米松（2.5~5mg/d）联合治疗。无肝外梗阻和凝血酶原时间（PT）延长者，可加用小剂量肝素静脉滴注（50mg/d）。γ-谷氨酰胺转肽酶(Gamma glutamine transpeptidase,γ-GT)和碱性磷酸酶(alkaline phosphatase,ALP)升高者,首选熊去氧胆酸胶囊。

(二)肝细胞功能异常处理

1. 预防 肝细胞功能异常包括肝细胞型和淤胆型,该类损伤多由原有的肝炎、糖尿病、缺血、缺氧、感染、药物及术后肠外营养等诱发。围手术期对原发疾病的控制,手术及麻醉过程中注意避免大出血,减少诱发肝脏缺血、缺氧的诱因如低通气、重度贫血等;围手术期用药注意减少对肝功能影响;尽早进食;积极控制感染,避免败血症的发生等。

2. 治疗

(1)降酶:GPT是反映急性肝功能损害的最敏感的指标。GPT和/或GOT仅轻中度升高,一般 <100U/L,可予以观察。对于GPT和/或GOT中重度升高者(>100U/L),可选用促进肝细胞再生修复,有明显降酶作用的药物,如联苯双酯、甘草酸二铵等,重症患者可给予肝细胞促生素(hepatocyte growth-promoting factor,HGPF)。

(2)改善营养:给予高蛋白、高碳水化合物、低脂肪饮食,口服多种维生素,适当补充葡萄糖,加强营养。对于白蛋白(albumin,ALB)低的患者,应多次输入血浆或白蛋白,有贫血者,可少量多次输血,使血红蛋白升至100g/L;ALB>30g/L以上。

(3)注意凝血功能:口服维生素 K_3 或静脉注射维生素 K_1,促进凝血因子合成;必要时输注适量新鲜血浆或冷沉淀,凝血因子,改善凝血功能。

(三)肝外胆道梗阻的处理

1. 预防 肝外胆道梗阻引起的肝功能异常在妇科肿瘤围手术期少见,但肿瘤侵犯肝脏、胰腺等,为满意减瘤可能导致胆管损伤、术后胰腺炎等。此外,术前有胆总管结石、结石性胆囊炎的患者也可能诱发梗阻。术前全面的评估,术中减少相关脏器的损伤是预防的关键。

2. **治疗**　如果术中未发现,术后早期出现黄疸、胆汁漏或胆汁性腹膜炎,解决的唯一办法是迅速进行外科修补。如怀疑胆总管结石,可行 ERCP 进行诊断并且可以通过切开 Oddi 括约肌来治疗。若有胰腺炎,应积极处理胰腺炎以改善肝功能。

(谢庆生　黎洁瑶　王丽娟)

参 考 文 献

1. 王世军,王建六.合并肝功能异常的围术期处理.中国实用妇产与产科学杂志,2007,23(2):100-102.

2. 赵连荣,殷红专,窦晓光.伴发肝功能异常的普外科患者围手术期管理.中国实用外科杂志,2012,32(1):70-72.

3. 栾正刚,马晓春.围手术期肝功能障碍类型及处理.中国实用外科杂志,2014,34(2):123-126.

4. 柏愚,李延青,任旭,等.应激性溃疡防治专家建议(2018 版).中华医学杂志,2018,98(42):3392-3395.

5.《应激性黏膜病变的预防与治疗——中国普通外科专家共识 2015》编审委员会.普通外科应激性黏膜病变的预防与治疗——中国普通外科专家建议.中国实用外科杂志,2015,37(7):728-730.

6. 李鹰飞,聂玉强.应激性黏膜病变与 PPI 的应用.医学新知杂志,2017,27(6):615-618.

7. JOHN K CHAN,AUSTIN B GARDNER,AMANDEEP K MANN,et al. Hospital—acquired conditions after surgery for gynecologic cancer-An analysis of 82,304 patients. Gynecologic Oncology,2018,150:515-520.

第三章

泌尿系统异常患者的围手术期处理

第一节　肾病综合征患者的围手术期处理

肾病综合征(nephrotic syndrome, NS)的诊断标准是：①大量蛋白尿(尿蛋白 >3.5g/d)。②低白蛋白血症(血清白蛋白低于 30g/L)。③水肿。④高脂血症。其中前两项为诊断的必备条件。肾病综合征患者合并妇科肿瘤需要手术治疗时，风险增加，围手术期易出现水、电解质紊乱，脂肪代谢异常、感染、出血、血栓、急性肾损伤、伤口愈合不良等，因此要积极治疗原发病，同时判断有无并发症，再择期手术。

一、术前处理

(一) 术前病史询问及体检

详细询问肾病综合征患者的病史、治疗过程、治疗效果并进行全身体检。体检注意水肿的部位、严重程度，全身有无瘀点、瘀斑等。

(二) 术前检查

注意血、尿常规，血浆白蛋白、血脂、血糖、电解质、尿蛋白等，再行全套生化检查，肝、肾及四肢血管彩超了解有无血栓,心肺功能评估等。

(三) 多学科会诊

需要手术医师与麻醉医师、肾内科医师协同会诊,根据患者的年龄、健康状况、病情、治疗情况、实验室检查结果、手术类别(基本上妇科肿瘤患者进行的都是中、大型手术)、麻醉方式等制订合理治疗方案(术前、术中和术后)。对术前的常规治疗进行合理调整。

(四) 术前常规治疗的调整

1. 一般治疗 请营养科会诊,调整饮食方案,给予优质蛋白、低盐、低脂饮食。给予正常量 $0.8\sim1.0g/(kg\cdot d)$ 的优质蛋白(富含必需氨基酸的动物蛋白为主)饮食。要保证热量充分,每天每千克体重不应少于 $30\sim35kcal$。水肿时应低盐($<3g/d$)饮食。为减轻高脂血症,应少进富含饱和脂肪酸(动物油脂)的饮食,而多吃富含多聚不饱和脂肪酸(如植物油、鱼油)及富含可溶性纤维(如豆类)的饮食。

围手术期需准确记录 24 小时出入量,及时纠正水、电解质平衡紊乱,预防低钾、低钙的发生,及时补钾、补钙、补充胶体,必要时输注人血白蛋白,监测电解质变化。手术当日起使用抗血栓弹力袜。

2. 对症治疗

(1) 利尿消肿:利尿药一般应在手术当日的早晨停用,但慢性心力衰竭患者除外,需在术晨服用一次。利尿药易引起电解质紊乱,可导致术中尿量增多,膀胱充盈过度,术中尿量过多加之麻醉作用还会引起术中的有效循环不稳定,尤其是老年患者更甚。因此,除了慢性心力衰竭患者,手术当天应该停用,术中、术后视具体情况使用。

1) 噻嗪类利尿剂:氢氯噻嗪 25mg,每天 3 次口服。通过抑制钠和氯的重吸收,增加钾的排泄而利尿。长期服用应防止低钾、低钠血症。

2) 袢利尿剂:常用呋塞米,20~120mg/d,分次口服或静脉注射。布美他尼(同等剂量时作用较呋塞米强 40 倍),分次口服或静脉注射。在渗透性利尿药物应用后随即给药,效果更好。应用袢利尿剂时需谨防低钠血症及低钾、低氯血症性碱中毒发生。

3) 潴钾利尿剂:单独使用时利尿作用不显著,可与噻嗪类利尿剂合用,常用氨苯蝶啶或醛固酮拮抗剂螺内酯。螺内酯 20mg,每天 3 次。长期服用需防止高钾血症,肾功能不全患者应慎用。

4) 渗透性利尿剂:常用低分子右旋糖酐静脉滴注。随后加用袢利尿剂可增强利尿效果。但对少尿(尿量 <400ml/d) 患者应慎用此类药物,因其易与肾小管分泌的 Tamm-Horsfall 蛋白和肾小球滤过的白蛋白一起形成管型,阻塞肾小管,并由于其高渗作用导致肾小管上皮细胞变性、坏死,诱发“渗透性肾病”,导致急性损伤。

5) 提高血浆胶体渗透压:血浆或血浆白蛋白等静脉输注均可提高血浆胶体渗透压,促进组织中水分回吸收并利尿,如再用呋塞米 60~120mg 加于葡萄糖溶液中缓慢静脉滴注,通常能获得良好的利尿效果。但由于输入的蛋白均于 24~48 小时内由尿中排出,可引起肾小球高滤过及肾小管高代谢,造成肾小球脏层及肾小管上皮细胞损伤、促进肾间质纤维化,轻者影响糖皮质激素疗效,延迟疾病缓解,重者可损害肾功能。故应严格掌握适应证,对严重低蛋白血症、高度水肿而又少尿(尿量 <400ml/d) 的 NS 患者,在必须利尿的情况下方可考虑使用,但也要避免过频过多。心力衰竭患者应慎用。

对 NS 患者利尿治疗的原则是不宜过快过猛,以免造成血容量不足、加重血液高凝倾向,诱发血栓、栓塞并发症。

(2) 减少尿蛋白:ACEI 或 ARB 除可有效控制高血压外,均可通过降低肾小球内压和直接影响肾小球基底膜对大分子的通透性,不依赖于降低全身血压达到减少尿蛋白作用。用

ACEI 或 ARB 降尿蛋白时,所用剂量一般应比常规降压剂量大,才能获得良好疗效。ACEI 类药物常用的有卡托普利、依那普利、贝那普利;ARB 类药物有氯沙坦、缬沙坦、厄贝沙坦等,全麻手术应在手术当日早晨停用,术后视恢复情况用药。

(3) 纠正脂肪代谢紊乱:NS 常合并代谢紊乱,应调整饮食中脂肪的量和结构,力争将代谢紊乱的影响减少到最低程度。降脂药物可选择降胆固醇为主的羟甲戊二酸单酰辅酶 A(3-hydroxy-3-methylglutaryl-CoA,HMG-CoA)还原酶抑制剂,如洛伐他汀等他汀类药物;或降甘油三酯为主的氯贝丁酯类,如非诺贝特等。NS 缓解后高脂血症可自然缓解,无需继续药物治疗。若有使用降甘油三酯类药,因贝特类药物可将其他药物从血浆蛋白结合位点替换下来,导致麻醉药物作用加强的风险。故应于手术当日晨停用。

3. 免疫抑制治疗　糖皮质激素、细胞毒性药物和细胞免疫抑制剂可用于引起肾病综合征的原发疾病的治疗。糖皮质激素可以减少尿蛋白漏出及抑制炎症因子的释放。细胞毒性药物用于激素治疗无效或激素依赖型、反复发作型肾病综合征的治疗。但这些药物的起效时间长,在需急诊和限期手术患者术前应用的意义不大,而在择期手术前应用上述药物可以改善肾病综合征引起的低白蛋白血症和大量尿蛋白,从而可减少与肾病综合征相关的并发症。

(1) 糖皮质激素治疗:糖皮质激素用于肾脏疾病,主要是其抗炎作用。使用原则和方案:①起始足量。常用药物为泼尼松 1mg/(kg·d),口服 8 周,必要时可延长至 12 周。②缓慢减药。足量治疗后每 2~3 周减少原用量的 10%,当减至 20mg/d 左右时症状易反复,应更加缓慢减量。③长期维持。最后以最小有效剂量(10mg/d)再维持 6 个月左右。激素可采取全日量顿服或在维持用药期间两日量隔日一次顿服,以减轻激素的副作用。水肿严重、有肝功能损害或泼尼松疗效不佳时,可更改为泼尼松龙(等剂量)口服或静脉滴注。

妇科手术,尤其是妇科肿瘤手术,属于中大型手术,临床上一般建议围手术期使用甲泼尼龙 20~40mg 静脉滴注,每日 1 次,应用 3 天(术前、手术当天、术后 1 天),然后改回原剂量。临床上常用剂量为 20mg,口服,每日 1 次。但如果考虑手术复杂,手术时间长,应激的程度大,也会用到 40mg,每日 1 次。建议用药方案需要在术前请肾内科及麻醉科共同协商后制订。

长期应用糖皮质激素的患者可出现感染、药物性糖尿病、骨质疏松等副作用,少数病例还可能发生股骨头无菌性缺血性坏死,需加强监测,及时处理。

(2) 细胞毒性药物:环磷酰胺临床应用较多,剂量为 $2mg/(kg\cdot d)$,分 1~2 次口服;或 200mg,隔日静脉注射。累积量达 6~8g 后停药。主要副作用为骨髓抑制及肝损害,并可出现性腺抑制、脱发、胃肠道反应及出血性膀胱炎。术前需注意血尿常规、肝功能指标。

(3) 免疫抑制剂:目前临床上常用的免疫抑制剂有环孢霉素 A、他克莫司、吗替麦考酚酯和来氟米特等。

二、常见并发症围手术期处理

肾病综合征围手术期易出现反复感染、血栓栓塞等并发症,严重影响预后,应积极防治。

(一) 感染

围手术期预防性应用抗生素,不选用对肾脏有损害的药物,如氨基糖苷类药物(庆大霉素、卡那霉素、依替米星),应选用青霉素和第 3 代头孢菌素类药物。一旦发现感染,应及时选用对致病菌敏感、强效且无肾毒性的抗生素积极治疗,有明确感染灶者应尽快去除。严重感染难控制时应考虑减少或停用激素,但需根据患者具体情况决定。

(二) 血栓及栓塞并发症

肾病综合征患者具有较高的血栓形成性疾病发病率,

围手术期需予以重视。引起肾病综合征高凝状态的主要因素有低白蛋白血症和高脂血症所导致的血液流变学异常、高纤维蛋白原血症、血小板数量增加和功能亢进、抗凝血酶含量降低等。肾病综合征血栓并发症中以肾静脉血栓最为常见,发生率为10%~50%,其中3/4病例因慢性形成,临床并无症状。此外,肺血管、下肢静脉、下腔静脉、冠状动脉血管和脑血管血栓或栓塞并不少见。低蛋白血症、高脂血症可以通过相应的治疗得以纠正,如补充白蛋白可以直接纠正低蛋白血症;应用血管紧张素转换酶抑制剂或受体拮抗剂可以通过减少尿蛋白间接纠正低蛋白血症;降脂治疗纠正高脂血症;抗血小板治疗可以抑制血小板聚集和活化。对于并发动脉或静脉血栓形成而需限期和择期手术治疗的患者,围手术期行上述治疗可以缓解肾病综合征患者的高凝状态,为有效的抗凝治疗提供可能。

肾病综合征患者抗凝治疗的适应证为:血清白蛋白<20g/L。常用低分子肝素4 000~5 000U皮下注射,每天1~2次,维持凝血时间(clotting time,CT)为正常的1倍。

肾病综合征患者由于病情需要可能使用影响凝血功能的药物,为了预防围手术期出血,需注意各类药物的术前用药时长。①非甾体抗炎药(non-steroidal anti-inflammatory drugs,NSAIDs)大部分需在术前2~5天停用。②阿司匹林有不可逆地损伤环氧化酶-1及抑制血小板功能的作用,故需术前7~10天停用;在充分止血的情况下,术后大约24小时可恢复使用阿司匹林或其他NSAIDs。③华法林会延长凝血时间导致术中失血,且其代谢时间较长,建议术前需停药1周以上,对于接受过渡性治疗的患者,中小手术后12~24小时即可恢复应用华法林;对手术创伤大、出血风险高的患者,术后给予低分子肝素时间可推迟至72小时,患者凝血状态稳定时再恢复应用华法林。④接受治疗剂量低分子肝素的患者,术前最后一次注射应仅给予半量,且在术前 24 小时进行。⑤接受治疗剂量普通肝素的患者,术前最后一次注射应在术前 4 小时进行。术后继续应用治疗剂量的低分子肝素或普通肝素 1~2 天。⑥术前使用氯吡格雷者,建议停药 5 天,最好停药 7 天后再手术;氯吡格雷维持剂量起效较慢,可于术后 24 小时恢复用药,负荷剂量的氯吡格雷,可迅速起效,可用于出血风险为低危的手术。⑦双嘧达莫:术前 12 小时停用,术后无出血风险时即可恢复使用。以上药物围手术期停用后可更换为低分子肝素治疗。

(三) 急性肾损伤

肾病综合征并发急性肾损伤如处理不当可危及生命,若及时给予正确处理,大多数患者可望恢复(参见第三章第二节"肾功能异常患者的围手术期处理")。大致可采取以下措施:

1. **袢利尿剂**　对袢利尿剂仍有效者应予以较大剂量,以冲刷阻塞的肾小管管型。

2. **血液透析**　利尿无效,并已达到透析适应证者,应给予血液透析以维持生命,并在补充血浆制品后适当脱水,以减轻肾间质水肿。

3. **原发病治疗**　因其病理类型多为微小病变型肾病,应予以积极治疗。

4. **碱化尿液**　可口服碳酸氢钠碱化尿液,以减少管型形成。

四、小结

肾病综合征患者围手术期需注意饮食、电解质、出入量、感染、出血、血栓、急性肾损伤等方面的问题,做好术前处理,调整用药,尤其是利尿、减少尿蛋白、调节脂肪代谢、合理的激素用药调整,选择合适手术时机,术后抗凝、抗感染治疗,必要时透析治疗,以确保围手术期安全。

(黄妙玲　刘　擘　王丽娟)

第二节　肾功能异常患者的围手术期处理

肾功能异常见于各种肾病,如肾炎、肾病综合征、肾囊肿等。肾功能异常可出现氮质废物包括肌酐(creatinine,Cr)和尿素氮(blood urea nitrogen,BUN)升高,水、电解质和酸碱平衡紊乱,重者出现多系统并发症,还可出现少尿(<400ml/d),甚至无尿(<100ml/d)。肾功能异常包括急性肾损伤和慢性肾衰竭,急性肾损伤从病因上讲,有肾前性、肾性和肾后性之分;从临床表现上讲,有少尿期、多尿期和恢复期的过程。

肾功能异常对手术的影响主要有:水、电解质代谢紊乱,酸碱平衡失调,如高血钾、高血压和肺水肿等;易合并凝血功能障碍,术中易出血,术后易感染,创口愈合延迟和免疫功能减低等。手术对肾功能的影响主要有:麻醉和手术创伤加重肾脏损害,增加手术的危险性;另外,妇科腹腔镜术中,气腹压力与作用时间可能对机体的肾功能产生一定的影响,表现为气腹后尿素氮、肌酐均可在正常范围内一过性升高。因此,我们更需要对这部分患者采取更为细致全面的围手术期管理,以减少手术相关并发症。

一、术前准备

术前评估患者术后并发急性肾损伤(acute kidney injury,AKI)的危险性,特别注意血管内容量状态。维持有效的血管内容量是预防肾脏低灌注的基础。对高危患者应全面监测血流动力学,包括中心静脉压(central venous pressure,CVP)、肺动脉楔压(pulmonary capillary wedge pressure,PCWP)、心脏指数(cardiac index,CI)和外周血管阻力(systemic vascular resistance,SVR);应常规留置导尿管测定每小时尿量(但应明确术中少尿,可以是手术应激的一个正常反应)。脱水、手术损伤和肾毒性药物等常是术后肾损伤的医源性因素。因此,为预防 AKI,对住院患者施行各项操作或手术,都需要保持一定时间间隔,即在某些诊断操作后不应立即开始大手术。

术前对合并严重子宫出血的肾功能异常患者,可行无肝素或者区域性抗凝血液透析,术后 3 天根据肾功能指标的改变决定是否继续行透析治疗,血液透析对容量依赖性高血压有显著治疗作用,充分透析及控制透析间期的水钠摄入,尽量维持干体重也是控制高血压必不可少的条件。术前合并高血压的患者血压不必降至正常,钙离子拮抗剂及血管紧张素转化酶抑制剂(ACEI)类药物是理想的慢性肾衰竭患者的抗高血压药物。

目前国际公认的慢性肾脏病分期依据肾脏病预后质量倡议(Kidney Disease Outcomes Quality Initiative,KDOQI)制定的指南分为 1~5 期。以肾小球滤过率$[$ GFR,单位:$ml/(min \cdot 1.73m^2)]$来分级,GFR ≥ 每分钟 90ml,合并有肾脏损害的其他表现,如血尿、蛋白尿等,为慢性肾脏病 1 期;若减至每分钟 60~89ml 为慢性肾脏病 2 期;减至每分钟 30~59ml 为慢性肾脏病 3 期;减至每分钟 15~29ml 以下为慢性肾脏病 4 期;小于每分钟 15ml,为尿毒症期。一般认为 GFR 大于每分钟 60ml 以上手术耐受性相对较好。

急性肾损伤肾功能轻度受损时,BUN 可无变化,当 GFR 下降至 50% 以下,BUN 才可能出现升高。因此,血 BUN 测定不能作为早期肾功能受损的指标。术前补充、纠正血容量不足和水、电解质、酸碱平衡失调,避免使用氨基糖苷类等肾毒性药物,使肾功能得以改善后,多能耐受一般手术。对重度肾功能损害患者,术前应及时进行无肝素透析疗法,待血细胞比容达 30% 以上,血浆蛋白 60g/L 以上,BUN<17.85mmol/L,肌酐 <442.01μmol/L,血清钾 <4.5mmol/L,方可手术。

二、术中处理及注意事项

(一) 手术原则

尽量减少创伤和出血,不过分扩大手术范围,也不盲目缩小手术范围,应注意手术的彻底性。维持机体电解质及体液平衡,维持内环境的稳定,也是手术成功的前提。及时补充血容量,必要时输新鲜血。手术对肾功能远期影响并不明显,术中、术后选择对肾脏无损伤的药物,由于肾功能不全患者抵抗力低,术前需预防性应用抗生素。

(二) 麻醉方式

以低位硬膜外麻醉为主,也可选择局麻和神经阻滞麻醉。麻醉前用药:①抗胆碱能药物应选用东莨菪碱,慎用阿托品。②镇静药应选地西泮,慎用巴比妥类。③镇痛药可选阿片类,但应避免对呼吸、循环的抑制。

合理使用麻醉剂,慎用经肾排泄的肌松剂。密切监测尿量、电解质及二氧化碳结合力来决定补液的质和量。由于手术与麻醉都会引起抗利尿激素的释放,因此术中预防性地使用利尿剂,增加肾小球滤过率,以阻止肾损害的进一步发展。

(三) 术中监测

术中监测标准尿量至少达到 40ml/h 以上,还需行尿比重的监测。对于少尿的问题必须鉴别其原因是肾前性灌注不足,抑或肾实质性损害,因为两者处理截然相反。如因循环容量不足肾灌注减少,排出的尿浓缩,比重 >1.020,尿渗透压升高(>600mmol/L),尿钠浓度减少(<20mmol/L)。反之,如因肾实质性损害引起的少尿,因不能浓缩无蛋白质的滤液,尿呈低张性(>400mmol/L),比重 <1.010,钠含量增高(>40mmol/L)。前者的处理是快速输液以恢复循环血量,后者则应严格控制液体量。

三、术后处理

(一) 维持水、电解质平衡

术后要严密监测各项重要指标,计出入量。严格控制液体入量和补钾量,提供足够的糖和维生素。

血容量不足和低血压应快速纠正。按 Weil 补液法则扩充血容量。以监测 CVP 为例,Weil 补液法的实施方法是:补液前测 CVP,当 CVP>1.2kPa(12cmH$_2$O),补液速度为 50ml/10min;当 0.8kPa(8cmH$_2$O)≤CVP≤1.2kPa(12cmH$_2$O),补液速度为 100ml/10min;当 CVP<0.8kPa(8cmH$_2$O),补液速度为 200ml/10min。补液 15 分钟后测 CVP,CVP 增加值>0.5kPa(5cmH$_2$O),即停止快速输液,以一般速度维持静脉通路;CVP 增加值<0.2kPa(2cmH$_2$O),继续此方法快速补液;CVP 增加值在 0.2~0.5kPa(2~5cmH$_2$O),按原速输液,观察 10 分钟再测 CVP,如 CVP 增加值>0.2kPa(2cmH$_2$O)持续 10 分钟以上,则暂停快速输液,待 CVP 增加值降至 0.2kPa(2cmH$_2$O)以下,继续上述方法。在补液过程中应严密观察患者生命体征变化,注意预防心功能不全和急性肺水肿。根据患者情况选择补液种类:脱水者以平衡盐溶液为主;大量失血患者以补充浓缩红细胞和血浆为主;严重创伤、挤压伤、感染中毒性休克患者应补充平衡盐溶液和胶体液,紧急情况下胶体液可选用代血浆,有条件时尽可能给予适量的血清白蛋白液,提高血浆胶体渗透压,预防组织水肿。

(二) 营养支持

肾功能异常患者多合并分解代谢亢进,体内蛋白质分解加速,加之胃肠道功能紊乱,恶心、呕吐、进食差,行透析治疗时大量氨基酸等营养物质丢失,造成严重营养不良。因此,这些患者需要营养支持,恢复氮质平衡。首先是肠外营养,营养支持主要是高渗葡萄糖、脂肪乳、必需氨基酸和多种维生素。鉴于肾功能异常时限制输液量,因此

30% 脂肪乳和 50% 葡萄糖可缩减输液量。总能量摄入为 20~30kcal/(kg·d),能量供给包括糖类 3~5g(最高 7g)/(kg·d),脂肪 0.8~1.0g/(kg·d),蛋白质或氨基酸摄入量 0.8~1.0g/(kg·d)。高分解代谢,接受肾脏替代疗法,连续性肾脏替代治疗者,其蛋白质或氨基酸摄入量需酌情增加。待患者病情趋向稳定,胃肠道功能恢复,可逐渐转换为肠内营养支持。肾病患者多合并贫血,需纠正贫血。另外,慢性肾脏病患者组织愈合能力差,应延迟拆线时间。

(三)预防感染

慢性肾脏病患者易发生感染,因此防止感染也是重要环节。但此类患者不能选用对肾脏有损害的药物,如氨基糖苷类药物(庆大霉素、卡那霉素、依替米星),应选用青霉素和第 3 代头孢菌素类药物,这类药物的抗菌谱广,副作用小,无明显肾毒性,可以根据菌种和药敏试验选用。但因肾功能异常时排泄缓慢,其维持量仅需常人的 1/4~1/2。红霉素、克林霉素不受肾功能影响,应用时不必减量。

(四)必要时透析

慢性肾衰竭患者术后第 2~3 天开始进行无肝素血液透析,以后每周 2~3 次。对于术后肾功能恶化,用利尿药无效者,也采用无肝素血液透析治疗。紧急透析适应证包括:①预计内科保守治疗无效的严重代谢性酸中毒(动脉血 pH<7.2)。②高钾血症(血钾 >6.5mmol/L、血钾高于 5.5mmol/L,但心电图有高钾血症表现者、出现严重心律失常等)。③积极利尿治疗无效的严重肺水肿,以及严重尿毒症症状如脑病、心包炎、癫痫发作等。

至于是选择血液透析还是腹膜透析,应根据具体条件和情况而选择。血液透析,即利用人工肾装置进行透析。其透析清除率高,适用于急危重症病例,需有专门装备和人员进行操作,只能在一些大医院应用。腹膜透析具有安全、简而易行的优点,尤其适合于基层医疗单位。严重的腹部创伤或腹部大手术后,腹腔广泛粘连、腹腔严重感染等不宜采用腹膜透析。

(五)术后预防急性肾损伤的药理学对策

1. **袢利尿剂**　呋塞米、布美他尼、托拉塞米、依他尼酸,可抑制 Na^+ 在髓袢升支段的重吸收作用,若在肾缺血或肾毒性损害前使用,能够减轻急性肾损伤的程度。大剂量呋塞米(2~10mg/kg)曾被用于纠正少尿性急性肾损伤,但这并不能改变临床结局。

2. **多巴胺(dopamine,DA)**　其小剂量[2~5μg/(kg·min)]应用可兴奋 α 和 β 受体,不出现全身心血管效应。肾内多巴胺受体兴奋可使肾血管舒张,术后尿流率也增加。具体方法是将多巴胺稀释于 5% 葡萄糖液中,从 1μg/(kg·min)开始静脉滴注,无效时每 20 分钟递增剂量 1μg/(kg·min),一般不得超过 5μg/(kg·min),以免浓度过高而引起肾血管收缩。

3. **非诺多泮**　苯酚 - 多巴胺结构相似体,选择性 DA1 受体激动剂,能快速起效并快速消除,其清除半衰期为 10 分钟,输注速度为 0.03~0.3μg/(kg·min)时,其增加肾血流的作用呈剂量相关性。

4. **N- 乙酰半胱氨酸**　一种抗氧化剂,长期应用于对乙酰氨基酚中毒的解毒。可改善因使用造影剂引起急性肾损伤的高危患者的预后。

5. **钙通道阻滞药(calcium channel blocker,CCB)**　因其引起肾小管扩张和肾血流(renal blood flow,RBF)及 GFR 增加,用于肾移植患者及高危患者围手术期,可产生肾保护作用。

6. **心房利钠肽类似药(atrial natriuretic peptide analogues, ANP)**　心房利钠肽是心房伸展反应的分泌物,具有肾血管扩张和利钠作用。包括以下三类:①A 型钠利尿肽(atrial natriuretic polypeptide,ANP):由心房细胞合成,在心房受到牵张或 CVP 升高时释放。阿那立肽(anaritide),人工重组的 ANP,通过静脉注射扩张动脉和静脉以降低系统血压,增加 GFR,诱导利钠,纠正肾性高血压。②B 型钠利尿肽(brain natriuretic peptide,BNP):在左右心室合成,在心室扩张时被释放入血。BNP 及其前体水平测定可用于急性充血性心力衰竭的诊断。奈西立肽(nesiritide),人工重组 BNP,已被 FDA 批准用于肠外治疗进展期失代偿充血性心力衰竭(congestive heart failure,CHF)。可降低 CHF 患者的前后负荷,强心,持续利尿,并可改善肺充血、水肿和减轻全身水肿。最大副作用是剂量相关性低血压,能导致肾功能受损。③C 型钠利尿肽(C-type natriuretic peptide,CNP):由大血管的内皮细胞合成。

7. **生长因子**(growth factors,GF)　某些生长因子可改善动物模型 AKI 的转归,主要作用在促进缺血性 AKI 时的肾单位再生和修复,加速肾功能恢复。类胰岛素生长因子Ⅰ可增强实验性 AKI 的疗效,可改善终末期肾病患者的肾功能。

(六) 围手术期慎用药

1. **氨基糖苷类药物**　庆大霉素、卡那霉素、依替米星等氨基糖苷类药物被细胞内溶酶体吸收后,通过抑制氧化磷酸化和 ATP 合成起作用。氨基糖苷类的肾毒性与其持续血浆高浓度相关,因此通过水化、控制血药浓度、肌酐清除率和每天 1 次给药可减轻其肾毒性。

2. **非甾体抗炎药**(NSAIDs)　包括吲哚美辛、甲氯芬那酸、酮咯酸。此类药物可抑制环氧化酶 -1(cyclooxygenase-1,COX-1)从而降低肾髓质血管扩张剂前列腺素的合成,在应激时可导致肾血流量和肾小球滤过率降低,对利尿无反应,并出现高钾血症。

3. **神经贮钙蛋白拮抗剂**　环孢素 A、他克莫司。导致交感高敏和肾血管收缩,可被钙离子通道阻滞剂所中和。

4. **抑肽酶**　内源性激肽释放酶抑制剂,近来发现其与急性肾损伤和死亡率增高相关。

以上需慎用药,对于肾功能异常者,围手术期均应尽可能避免使用,如果必须使用需全面平衡利弊。

四、肾衰竭几个不同时期需要注意的情况

(一) 肾衰竭少尿的处理流程

包括以下几点:①首先假定少尿是肾前性。②评估、监测并治疗血容量不足。③改善血流动力学使肾脏血流达到最大流量。④考虑使用利尿治疗。⑤消除利尿剂抵抗作用。

在改善血容量、血流动力学状态和肾脏灌注压后,若少尿仍存在,则考虑利尿治疗。当存在低血容量或低血压时,使用利尿剂来"制造尿量"或减轻水肿,会加剧血容量不足进一步增加急性肾损伤的风险。

利尿剂抵抗的处理原则:①恢复正常的血流动力学。②使用大量的利尿剂。③同时使用人血白蛋白。④持续静脉输注利尿剂,如呋塞米 1~10mg/h。⑤袢利尿剂和噻嗪类利尿剂双通道作用,如布美他尼 2.5~5mg 加上氢氯噻嗪 125~250mg 静脉推注。

(二) 肾衰竭无尿期的处理

如确认患者已演变成器质性肾损伤无尿期,则应停用利尿剂,严格限制水分和钾的摄入。

限制入水量,以"量出为入,宁少勿多"的原则计算补液量。补液公式:每天补液量 = 显性失水 + 非显性失水 - 内生水,即成人每天补液量为显性失水 +500ml,并测量患者体重,以每天减轻 0.5kg 为宜。根据电解质和酸碱平衡的监测结果,调剂钠、氯的输入量和钾的限制。

(三) 肾衰竭多尿期的处理

多尿期的出现,标志着病情初步好转。此时因大量利尿后需补充适量液体,以防细胞外液过度丧失造成脱水。利尿时将有过多的钠、钾丧失,造成新的电解质平衡失调,故应按照每天检测结果调整氯化钠和氯化钾的输入量。总

之,在多尿期的治疗,应尽量做到相对平衡,切勿补液过量造成新的并发症或使多尿期相对延长。但液体和电解质补充不足,又可能再出现水、电解质失衡,更增加了治疗上的复杂性。另外,需继续抗感染和营养支持。

五、小结

围手术期肾保护的基本要点是:术前明确高危患者的性质与程度,术前调整体内液体和心血管功能达到最佳状态,术中保持恰当的肾灌注和避免应用肾毒性药物,术后加强管理,维持水、电解质平衡,营养支持,预防感染,合理用药,必要时给予透析。

(黄妙玲　刘　擘　王丽娟)

第三节　泌尿系结石患者的围手术期处理

泌尿系结石又被称为尿石症,是泌尿外科最常见的疾病之一。流行病学调查显示,5%~10% 的人一生中至少发生过一次泌尿系结石。我国泌尿系结石发病率为 1%~5%。泌尿系结石可分为上尿路结石和下尿路结石,女性患者绝大多数为上尿路结石。泌尿系结石可在任何年龄发病,女性有 2 个发病年龄高峰:25~40 岁和 50~65 岁,第二个高峰的原因可能主要与女性绝经后骨质疏松和雌激素减少,导致骨钙的重吸收增加,引起尿钙升高,还可能与尿液中枸橼酸排泄减少等因素有关。同时,50~65 岁为妇科肿瘤的好发年龄,存在妇科肿瘤时,瘤体增大,输尿管受压导致梗阻扩张,也是促进上尿路结石形成的原因。所以会有少数泌尿系结石患者合并妇科肿瘤。在临床工作中碰到这类患者时,往往需要泌尿外科与妇科协同处理,共同评估并制订围手术期合适的治疗方案,使患者最大程度获益。

一、治疗原则

(一) 肾结石

肾结石的治疗旨在解除患者痛苦、排出结石、保护肾功能、尽可能预防其复发。治疗方式的选择根据患者具体情况而定,直径 <0.6cm 的小结石,可观察等待其自然排出或者采用药物使其排出或溶石。伴绞痛患者使用解痉、止痛等对症治疗。经常伴有症状或梗阻的结石不能自行排出时,应采用体外冲击波碎石(extracorporeal shock wave lithotripsy, ESWL)、输尿管软镜碎石取石术、经皮肾镜碎石取石术(percutaneous nephrolithotomy, PCNL)或开放手术去除结石。结石梗阻严重时尤应及早解除梗阻,防止肾功能进一步丧失后再考虑行妇科肿瘤手术。对于无功能脓肾、结石引起癌变或肿瘤合并结石等特殊情况,应考虑与妇科肿瘤一并手术治疗。

(二) 输尿管结石

输尿管结石治疗旨在解除疼痛、去除结石、解除梗阻、保护肾功、预防复发。急性发作绞痛的患者,解痉止痛或 ESWL 止痛。治疗前应考虑结石部位、大小、数目、单侧或双侧肾功能情况,判断结石有无自行排出的可能。结石较小(<0.6cm)、无并发感染和积水、肾功能好、症状轻者可考虑非手术治疗,如效果不好应及时改用他法。对于严重梗阻、感染的患者须及时采取有效的取石方法,因为结石引起梗阻致肾积水及感染会影响肾功能。目前认为输尿管结石均可用 ESWL 排石,但同时存在输尿管畸形、狭窄时宜同妇科手术一并解决。如果结石过大或长期嵌顿引起黏膜包裹,此时行 ESWL 效果不佳。孤立肾结石或对侧肾功能不全、双侧输尿管结石或危及生命时,应及早手术治疗,安全的情况下可考虑同期行妇科肿瘤手术。

(三) 膀胱结石

原发性和继发性膀胱结石通常是有症状的,不会自发排出;因此,通常需要积极治疗这类结石,对于明确梗阻所致结石者,应同时治疗梗阻性疾病,较小的膀胱结石可采取内腔镜碎石或 ESWL,>4cm 的结石可根据妇科肿瘤手术方式(开放或腔镜)选择合适的取石方法(耻骨上膀胱切开取石术或腔镜下膀胱切开取石术)。

(四) 尿道结石

女性尿道短而直,结石不易滞留,所以尿道结石极少,小结石可以钳夹取出,后尿道结石可推入膀胱再处理。

二、术前检查

(一) 实验室检查

血常规、尿常规、血型、凝血功能、肝肾功能、血钾、血钠、血钙、血氯、血磷、性激素水平、血尿酸、尿培养及药敏试验等检查。

(二) 影像学检查

1. **肾、输尿管及膀胱平片**(plain film of kidney-ureter-bladder,KUB) 可明确结石的大小、形态、数目、位置及与第 12 肋的关系,有助于术前定位。

2. **静脉肾盂造影**(intravenous pyelogram,IVP) 可了解双肾功能、集合系统的结构形态与结石的关系,了解肾盂排空情况、肾盂输尿管连接部及输尿管的通畅情况,选择合适的手术方式。

3. **CT 或 MRI 检查** 可明确肾脏积液情况,立体地提供结石与肾脏的关系及妇科肿瘤与泌尿系统解剖的关系。

4. **心电图及胸片** 了解患者心肺情况,排除手术禁忌。

三、术前准备

1. 泌尿系结石大多合并尿路感染,应给予抗感染治疗。即使尿常规正常,也应术前 24 小时给予抗生素预防感染。尿细菌培养和药敏试验如有细菌生长,应使用敏感抗生素治疗,并在尿培养转阴后再给予结石手术。

2. 适量备血。

3. 麻醉科会诊评估手术风险。向患者及家属说明手术相关问题。

四、术中注意事项

(一)麻醉方法

与妇科手术同期进行时,一般选择全麻。单独处理结石时可根据手术方法选择全麻、硬膜外麻醉或局部麻醉。

(二)术中注意事项

由于女性患者绝大多数为上尿路结石,如需要同台进行妇科肿瘤手术,手术时间、创伤大小、体位等因素都需要考虑,建议以输尿管镜碎石取石术及经皮肾镜取石术为主。

输尿管镜碎石取石术体位一般采取头低臀高截石位,这种体位可使肾脏向头端移动,使输尿管伸直。如果进镜过程中遇到肿瘤压迫的输尿管狭窄段,输尿管镜进一步向前较为困难,此时切不可强行推进,最好给予气囊扩张导管或金属输尿管扩张器扩张狭窄段。

经皮肾镜碎石取石术穿刺点与通道选择的一般原则:①保持直的通路。②选择到达结石的最短径路。③必须通过肾实质、肾盏穿刺进入肾盂,不宜从肾盂穿刺。因为肾盂穿刺孔容易有尿液漏出,在肾周形成尿性囊肿。④应尽可能地从肾脏后组中盏穿刺进入肾盂,这样方便输尿管镜向肾上、下盏及输尿管方向移动,有利于处理多个肾盏和输尿管结石,以及妇科肿瘤压迫引起的输尿管梗阻。⑤对于多发性肾结石,尽可能选择可以同时处理多个肾盏和输尿管结石的通道,必要时可建立第二个通道。⑥穿刺径路及建立通道时应注意避开胸膜、肺、结肠等邻近器官,为防止胸膜损伤,一般在第12肋下进行穿刺,如有必要,也可在第11肋间穿刺,但须避开胸膜。

需要注意的是,经皮肾镜碎石取石术患者体位一般为俯卧位和侧卧位,同时行妇科肿瘤手术时需要变化体位,故经皮肾镜碎石取石术不建议作为此类患者的首选手术方式。

女性下尿路结石极为少见,暂不阐述。

五、术后处理

(一) 患者的护理

术后 1~2 天会有不同程度的血尿,一般不需要处理。肠道蠕动后大量饮水,待 2~3 天后可自然转清,如血尿持续存在,需考虑手术过程中是否存在医源性泌尿系损伤。

(二) 感染的预防

术后应预防性给予抗生素。

(三) 拔管时间

1. 经皮肾镜碎石取石术的患者术后 1~2 天,引流尿液无血块,肾造影显示肾盂无充盈缺损,造影剂顺利进入膀胱,可以逆行拔出输尿管导管、安全导丝和导尿管。术后 3~5 天肾造瘘引流管引流尿液逐渐转清,体温恢复正常,即可夹闭造瘘管观察 24 小时,如果患者无任何不适,即可拔除肾造瘘管;如果术后存在持续性血尿或发热,肾造瘘管应推迟拔除。术后 1~2 周避免体力劳动。

2. 输尿管镜碎石取石术的患者如用输尿管导管作外引流,可于术后 2~3 天一并拔除尿管和输尿管导管,留置时间一般不超过 1 周,否则易增加尿路感染机会;留置双 J 管作内引流,术后 3 天拔除尿管,最长 4~6 周内拔除双 J 管。

3. 如妇科手术过程中存在下推膀胱等情况,可考虑延长留置导尿管时间,但需注意预防感染。

六、并发症及注意事项

(一) 输尿管镜碎石取石术

1. **输尿管黏膜下损伤**　输尿管黏膜下损伤是最常见的且又易被忽视的术中并发症,属于轻微的输尿管损伤,如不及时发现而继续沿导丝扩张或进镜,则会使原先的损伤进一步加重,甚至发生输尿管穿孔或撕裂。

(1) 原因:①扩张或进镜时操作粗暴。②在视野不清情况下仍强行进镜。

(2) 容易发生部位:①输尿管口和输尿管的膀胱壁间段。②输尿管扭曲成角处。③结石嵌顿处。

(3) 预防方法:①逆行插管时操作要轻巧,一旦遇到阻力应及时停止,不要强行向上插。②遇到输尿管口和输尿管行程成角而逆行插管不成功时,不要勉强用膀胱镜反复试插,应改用输尿管镜直视下插管,清楚看到输尿管通道后再插导丝。③输尿管镜沿导丝上行时,如发现导丝不在腔内而在黏膜下,应及时拔出,并将导丝放回正确的通道内。

2. 输尿管穿孔

(1) 原因:①处理嵌顿性结石时盲目用取石钳或取石网篮取石造成输尿管壁损伤。②较长时间使用超声波碎石器或不适当地使用液电碎石器造成管壁穿孔。③未发现输尿管黏膜下损伤而继续操作。④行妇科肿瘤手术过程中不慎损伤,Basic 等人的研究发现,妇科手术是医源性输尿管损伤的最常见原因。

(2) 预防及处理:输尿管穿孔的早期症状是局部外渗和腹胀,术中应注意观察腹部情况。分为以下几种情况:①在发生穿孔前已放置安全导丝,且发现输尿管穿孔征象,应立即沿导丝放入双J管作内支架引流,随即结束手术。②事先没有放入安全导丝,发生穿孔后,应先用输尿管镜设法放入导丝,再安置双J管引流。③不能放入导丝且估计穿孔较大时,应放导丝于穿孔部位后立即行开放手术。④在取石后才发现输尿管穿孔,则行经皮肾造口术即可。妇科手术过程中需轻柔操作,仔细分离并保护输尿管。

(3) 输尿管撕裂:这是输尿管镜碎石取石术最严重的并发症,可发生在较大结石用取石网篮强行拉出时,或未及时发现输尿管穿孔而盲目进镜以致造成更严重的损伤;初学者在扩张或进镜时操作不当也可发生输尿管撕裂。一旦出现输尿管撕裂,应立即行开放手术处理。

(4) 术后出血:主要表现为淡红色血尿,治疗上可增加液体入量和适当使用止血药物,一般不需要输血。

(5) 发热:不常见,可能与原有的尿路感染有关,应加强抗感染治疗。

(6) 输尿管狭窄:这是输尿管镜碎石术的远期并发症,由于术中损伤输尿管壁深层以致术后瘢痕收缩引起,发生部位多见于输尿管膀胱壁间段。预防上强调术中仔细操作,防止过多损伤输尿管黏膜及深层,另外要根据术中损伤程度选择不同类型导管及留置时间。

(二) 经皮肾镜碎石取石术

虽然经皮肾镜碎石取石术的结石清除率为 93.8%,但一项全球调查显示,它的并发症发生率高达 14.5%。

1. **术中出血**　在经皮肾镜碎石取石术中各步骤均会有少量出血,而大量出血发生率为 1.2%。大出血的原因有:①穿刺损伤了肋间血管、肾实质血管或肾门血管,出血常较严重。因此穿刺部位应选择在肾脏后外侧,经中盏或下盏远离肾门的"无血管区"。②扩张通道时肾实质撕裂引起出血。③取石时盲目用钳抓石。④盲目多针穿刺,术中视野不清,盲目操作。术中出血可设置较粗的肾造瘘管压迫止血,使用气囊导管压迫止血更好。有人主张在窥视下用钕 - 钇铝石榴石激光(Neodymium-doped Yttrium Aluminium Garnet, Nd-YAG)止血,1mm 左右小动脉静脉在 2 秒钟内可凝固。如果出血不能控制,应立即终止手术,补充血容量,急诊行肾动脉造影,了解肾动脉损伤情况,必要时暂时行肾动脉或其分支栓塞止血或手术探查,行肾实质修补术或血管修复术。

2. **术后出血**　术后几乎所有患者均有不同程度的肉眼血尿,一般在 12~24 小时逐渐转清,平均 3.8 天消失。术后延迟性出血发生率约为 1%,呈持续性血尿或突然血尿颜色加深,严重者肾造瘘管出血明显。原因可能是存在感染、假性动脉瘤、肾穿刺后动静脉瘘形成等所致,多数患者可经卧床休息、输血等保守治疗而愈,严重者需作肾动脉插管行肾动脉或其分支栓塞治疗或肾切除术。

3. 肾集合系统穿孔或撕裂 肾集合系统在术中穿孔和撕裂是相当常见的,但其临床意义不大,放置一条合适的引流管即可。穿孔则是较严重的并发症,其原因有:①金属扩张器扩张时,力量太大,穿破了对侧肾盂壁。②超声碎石过程中,使用较大力量用超声探头将结石抵向对侧肾盂壁,不慎使探头从结石表面滑脱,穿破肾盂而造成穿孔。

发生肾盂穿孔后不能用大量冲洗液灌洗,应立即停止手术,放置输尿管内支架管及肾造瘘管持续开放引流,加强抗感染治疗,二期手术应延迟到肾造瘘管内注入造影剂无外渗时再进行。需要注意的是,无论什么原因,长期留置双 J 管引起的支架迁移、结石和破碎等支架并发症都不能忽视。

4. 发热与感染 术后体温有轻微上升(38~39℃),占患者总数的 20%~70%,有时发热高达 40℃。血培养如为阴性,发热一般在 24~48 小时可消退。引起感染的原因可能有:①逆行输尿管插管、经皮肾扩张建立通道、肾镜插入等操作时没有严格无菌操作技术。②患者存在尿路感染,碎石取石过程中,大量的细菌随着灌洗液进入血液引起感染。因此,合并有尿路感染的患者,术前即应给予抗生素治疗,待感染控制后再行经皮肾镜碎石取石术。对中度以上肾积水合并感染的结石患者,应先行肾造瘘引流 5~7 天,并应用抗生素治疗,再行经皮肾镜碎石取石术。术中严格遵守无菌操作原则,术后保持肾造口管引流通畅,继续使用抗生素。

5. 邻近脏器的损伤 文献报道经皮肾镜碎石取石术可发生十二指肠、结肠、肝、脾、胰、肺及胸膜等脏器的损伤,发生率为 0.2%。邻近脏器损伤的预防,只要熟悉肾周围的解剖关系,在超声引导或 X 线监视下,认真操作,一般可以避免。一般肾穿刺选择在第 12 肋下,这样可避免损伤胸膜或肺叶等。如果因结石位置关系必须在第 12 肋以上肋间穿刺,需在 X 线透视下严密观察肺及胸膜的动态变化,避开胸膜和肺进行穿刺。

6. **肾周积尿**　肾造瘘管没有完全置入收集系统内,其侧孔在肾包膜外,使部分尿液积聚在后腹膜间隙内;输尿管内落入小结石或水肿等导致梗阻也是肾周积尿的原因。肾周积尿可经 B 超检查确诊。如肾周积尿过多,应穿刺引流,同时调节好肾造瘘管的深度。

7. **水电解质紊乱**　经皮肾镜碎石取石术后最常见的水电解质失衡是低钠血症,系因术中手术操作时间过长,加上高压灌流使机体吸收多量的灌注液引起。因此灌注液应采用静脉用的生理盐水而不用蒸馏水,低压灌流(2.94~3.92kPa),尽可能缩短手术时间。如果发生低钠血症,应立即终止手术,静脉给予呋塞米 20~40mg,以促使体内多余水分的排泄。如血钠低于 115nmol/L,可静脉给予 3%~5% 的高渗氯化钠溶液以提高血钠浓度。

8. **肠梗阻**　腹膜后广泛的尿、血、冲洗液积聚,或者妇科腹部手术引起的麻痹性肠梗阻多见,多在 24~48 小时内缓解。

9. **其他**　并发症还有腹膜后血肿、造影剂反应、肾盂输尿管连接部狭窄、胸腔积液积气、体内异物、结石残留、肾造瘘管脱出、肾通道消失及妇科手术相关其他并发症等。

七、小结

妇科肿瘤合并泌尿系结石患者较为少见,治疗过程中优先处理急症、重症,可使患者更大获益,这就需要妇科与泌尿外科的密切配合,共同评估并指导患者围手术期的风险与注意事项,在降低手术并发症的同时使患者最大程度获益。

（彭永排　刘　军　王丽娟）

参 考 文 献

1. 葛均波,徐永健,王辰.内科学.9版.北京:人民卫生出版社,2018.

2. PETER K. MOORE,RAYMOND K. HSU,KATHLEEN D. LIU. Management of acute kidney injury:core curriculum 2018,American Journal of Kidney Diseases,2018,72:136-148.

3. 邱瑾.肾结石发病机制的研究进展.国际泌尿系统杂志,2020,40(4):750-753.

4. 杨乐天,赵宇亮,付平.脓毒症急性肾损伤的发病机制与诊治进展.中华肾脏病杂志,2019,35(9):706-710.

5. KOMINSKY HD,SHAH NC,BEECROFT NJ,et al. Does timing of diagnosis and management of iatrogenic ureter injuries affect outcomes? experience from a tertiary center. Urology,2020. Dec 10:S0090-4295(20)31485-0.

6. LAI S,JIAO B,JIANG Z,et al. Comparing different kidney stone scoring systems for predicting percutaneous nephrolithotomy outcomes:A multicenter retrospective cohort study. Int J Surg,2020,81:55-60.

7. MAO W,HU Q,CHEN S,et al. Polyfluoroalkyl chemicals and the risk of kidney stones in US adults:A population-based study. Ecotoxicol Environ Saf,2021,208:111497.

8. OSTERMANN M,BELLOMO R,BURDMANN EA,et al. Controversies in acute kidney injury:conclusions from a Kidney Disease:Improving Global Outcomes(KDIGO)Conference. Kidney Int,2020,98(2):294-309.

9. SHAH P,BARAL R,AGRAWAL CS,et al. Urinary calculi:A microbiological and biochemical analysis at a tertiary care hospital in eastern nepal. Int J Microbiol,2020,2020:8880403.

10. SHINKAWA K,YOSHIDA S,SEKI T,et al. Risk factors of venous thromboembolism in patients with nephrotic syndrome:a retrospective cohort study. Nephrol Dial Transplant,2020,13:134.

第四章

血液系统异常患者的围手术期处理

第一节 贫血患者的围手术期处理

贫血是指外周血中单位容积内红细胞数减少或血红蛋白浓度减低，致使机体不能对周围组织细胞充分供氧。女性是贫血的高发人群，全球非妊娠期女性贫血的患病率约为 30%，慢性贫血已成为女性主要的慢性疾病之一。

一、术前准备

（一）贫血的病因判断

妇科疾病所致贫血大致分为失血性贫血和骨髓造血不足性贫血。失血性贫血主要原因包括：①功能失调性子宫出血：是妇科最为常见的贫血原因。②子宫内膜异位症：其中 15%~30% 患者有经量增多、经期延长或月经淋漓不尽，可能与病灶破坏卵巢组织、影响卵巢功能有关，部分患者可能与同时合并子宫腺肌病或子宫肌瘤有关。③子宫腺肌病：其主要临床表现是经量增多、经期延长，以及进行性加剧的痛经，部分患者可有不明原因的月经中期阴道流血。④子宫肌瘤：尤其是大的肌壁间肌瘤及黏膜下肌瘤，可致经量增多及经期延长。⑤妇科恶性肿瘤:大部分妇科恶性肿瘤(尤以子宫的恶性肿瘤为著)可引起患者阴道反复不规则流血,肿瘤相关性贫血发生率可达65%。⑥妇科炎症:可能引起阴道不规则流血,长期失血可引起贫血。⑦异位妊娠、不全流产、胚胎停育等病理性妊娠,可导致大量阴道流血或腹腔内出血。⑧外阴、阴道或其他生殖道外伤:可短时间大量出血,导致重度贫血。⑨异物:如宫内节育器放置方法不当或位置不适合、子宫不耐受,均可导致子宫异常出血。骨髓造血不足性贫血主要原因包括:①妇科恶性肿瘤疾病本身影响骨髓造血功能。②妇科恶性肿瘤放化疗后会导致不同程度的骨髓抑制。

(二)贫血的诊断

贫血的诊断要点包括贫血的程度、类型和原因。血红蛋白(hemoglobin, Hb)浓度和红细胞计数检测是最重要的检查,也是判断贫血程度的分级标准。世界卫生组织(World Health Organization, WHO)和中国根据 Hb 浓度制定的成年女性(非妊娠)贫血严重程度分级,见表 4-1。

表 4-1 成年女性贫血严重程度分级

贫血严重程度分级	WHO(Hb, g/L)	中国(Hb, g/L)
0 级(正常)	≥110	≥110
1 级(轻度)	95~109	91~109
2 级(中度)	80~94	61~90
3 级(重度)	65~79	31~60
4 级(极重度)	<65	<30

(三)贫血的检查

贫血患者的检查包括血常规、血清铁蛋白、转铁饱和度、骨髓铁染色,以及骨髓穿刺检查等。

1. **血常规检查** 血常规是诊断贫血最重要的检查,根据红细胞计数及血红蛋白浓度判断有无贫血及贫血严重程度,是否伴白细胞或血小板数量的变化。根据红细胞参数,即平均红细胞体积(mean corpuscular volume,MCV)、平均红细胞血红蛋白量(mean corpuscular hemoglobin,MCH)及平均红细胞血红蛋白浓度(mean corpuscular hemoglobin concentration,MCHC)等可对贫血进行红细胞形态分类,为诊断提供相关线索;网织红细胞计数间接反映骨髓红系增生及代偿情况,可用于疗效的观察,如果用药以后,数量未增加,说明治疗无效。成人正常参考值范围 0.005~0.02 (0.5%~2.0%)。

2. **血清铁蛋白**　血清铁蛋白(serum ferritin,SF)是去铁蛋白和铁核心 Fe^{3+} 形成的复合物,是铁的贮存形式,血清中铁蛋白水平可反映铁贮备情况及机体营养状态,它是判断机体是否缺铁或铁负荷过多的有效指标,铁蛋白降低几乎都可以诊断为铁缺乏。医疗机构受试剂、检测设备等因素影响,参考值各异,笔者医院正常成年女性 SF 参考值范围为 10~148μg/L。

3. **转铁蛋白饱和度**　转铁蛋白饱和度(transferrin saturation,TS)是指血清铁与转铁蛋白结合能力的比值,即血清铁除以总铁结合力的百分比。TS 正常值范围 20%~55%,增多可见于再生障碍性贫血、溶血性贫血、巨幼细胞贫血等;减少可见于缺铁性贫血、红细胞增多症和炎症等。

4. **骨髓铁染色**　骨髓小粒中的含铁血黄素称细胞外铁,细胞内也含有铁称细胞内铁,其中三价铁离子与分子中蛋白质结合不牢,经处理后游离,可在酸性亚铁氰化钾溶液中产生普鲁士蓝反应而染色。铁染色正常值参考范围为:内铁 27%~94%,外铁(+)、(++)。缺铁性贫血时骨髓细胞外铁明显降低,甚至消失,铁粒幼细胞比例降低,经铁剂治疗后,细胞外铁增多,骨髓铁染色可作为诊断缺铁性贫血及指导铁剂治疗的一个方法。

5. 骨髓穿刺检查　贫血患者骨髓穿刺检查行骨髓象分析,可以帮助判断贫血类型。红细胞系统增生明显,多为增生性贫血,其中红细胞颜色变浅、体积变小的往往提示缺铁性贫血;而体积增大、早期阶段幼红细胞增多的可能是巨幼细胞贫血;红细胞大小不等且伴有各种异常形态的往往是溶血性贫血。

(四) 贫血的治疗

女性失血性贫血的病因治疗往往需要手术,而贫血患者手术并发症多,术前需要常规纠正贫血,然后进行手术。麻醉指南中并没有提及 Hb 低于多少就一定属于禁忌,对于慢性贫血患者,也不能要求快速纠正到正常,这对患者也是不利的,一般认为 Hb 升到 80g/L 即可。当然,这也要参考患者一般状况,手术出血风险而定。目前常用的治疗方法包括病因治疗、铁剂治疗、输血治疗、促红细胞生成素(erythropoietin,EPO)或 EPO 联合铁剂治疗。

1. 病因治疗　消除贫血的病因是治疗贫血的首要原则,贫血病因的性质决定了贫血的治疗效果。临床上,妇科较常见的急、慢性失血而致的贫血,在采取相应的治疗措施使失血停止后,贫血可以得到纠正。子宫腺肌病、子宫肌瘤等引起的患者月经量增多,对于暂不适宜手术的患者,术前可以给予注射促性腺激素释放激素类似物(gonadotrophin releasing hormone analogue,GnRH-a)或口服米非司酮减少出血,改善贫血。

2. 促红细胞生成素　从 20 世纪 90 年代初,EPO 已成为治疗贫血的重要方法之一,能明显降低围手术期输血需求,从而减少输血相关的不良反应或并发症,可显著改善生活质量,使用方便,耐受性好。但对于妇科肿瘤患者,由于肿瘤本身生长引起的贫血不适用于 EPO。使用 EPO 时应注意缺铁状态的评估及适当的补铁治疗,对于绝对性铁缺乏的患者,不纠正缺铁状态将导致造血原料缺乏,需先补铁,再进行 EPO 治疗。目前无妇科临床应用 EPO 的推荐剂量,可借鉴外科临床实践的共识或指南。EPO 使用方法及剂量推荐为 150U/kg 或 10 000U 每周 3 次,或 36 000U 每周 1 次,皮下注射,4~6 周 1 个疗程,视机体反应情况(Hb 上升≥10g/L 或维持基线或持续下降)决定是否维持治疗或加量或输血治疗,并适时终止治疗。用药期间可能发生 EPO 使用相关的铁缺乏(即功能性铁缺乏),此时应同时补充铁剂。

3. **铁剂治疗**　贫血患者可通过血常规、血清铁、铁蛋白及转铁蛋白饱和度检查了解缺铁情况。对绝对性铁缺乏者必须补铁,功能性铁缺乏者考虑补铁。值得注意的是,持续使用 EPO 类物质的患者,因储备铁的持续动员,往往会导致功能性铁缺乏,应适当补充。补充铁剂仅对缺铁性贫血有效,对非缺铁性贫血长期应用是有害的,体内铁负荷过重可引起心、肝、胰等重要器官的损害并影响其功能。补铁治疗包括口服补铁和静脉补铁。轻度贫血患者口服铁剂可以纠正贫血,口服铁剂使用方便、依从性好、耐受性好、经济,但是生物利用度低,仅 10% 被人体吸收,且胃肠道刺激较重。常用的亚铁制剂,如琥珀酸亚铁、富马酸亚铁及葡萄糖酸亚铁等。静脉铁剂能够被人体完全吸收,起效快、无胃肠道刺激症状。目前临床上最常用的静脉铁剂是蔗糖铁,其不良事件发生率要低于右旋糖酐铁,也极少发生过敏反应。按照计算公式制订治疗计划,将目标 Hb 设定为 100g/L。计算公式为:需要补铁量(mg)= 体重(kg)× (Hb 目标值 –Hb 实际值) (g/L)× 0.238+ 贮铁量(mg);贮铁量 =10mg/kg × 体重(kg) (<700mg)。给药方法为:每次将 200mg 铁(10ml)加入 0.9% 氯化钠溶液 100~200ml 中,稀释后静脉缓慢滴注,隔天 1 次,每周不超过 3 次,累计剂量达到不同程度贫血的推荐用量。

4. **输血治疗**　输注全血或红细胞是治疗贫血的主要方式,其优点是起效快,可用于 EPO 无效的患者。然而,输血治疗也有其缺点,如过敏性反应、急性溶血反应、同种异体免疫反应、血容量超常和非心源性肺水肿、病毒感染等。甚至有报道称,肿瘤患者输血可使其5年生存率下降,肿瘤复发提前。因此,必须严格掌握输血的适应证。指南推荐,患者的Hb水平明显下降至70g/L或80g/L之前,原则上不考虑输血治疗。而当Hb<60g/L或临床需紧急纠正缺氧状态时(如宫颈癌、子宫内膜癌大出血时),或对EPO无效的慢性症状性贫血,以及在没有时间和机会接受EPO治疗的严重贫血(如妇科肿瘤治疗前发现重度贫血,需尽快手术或放化疗以控制肿瘤),可考虑输血治疗。应早期术前评估,积极治疗纠正贫血,减少术中失血及术后贫血,尽量避免输血。无症状输血的目标值是Hb 70~90g/L,有症状输血的目标是纠正血流动力学不稳定或维持Hb 80~100g/L,避免心动过速、呼吸急促、体位性低血压症状。

二、术中处理

对疑难危重,或估计术中出血量大、风险高的患者,术前请麻醉科会诊制订麻醉计划,麻醉师术中应密切监测患者生命体征(血压、血氧饱和度、呼气末二氧化碳、体温、心率、心电图、尿量等),详细记录术中失血量(吸引器瓶测量,或用纱布计算失血量);根据手术情况维持患者体温于正常范围内,并选择合适的体位,避免手术部分静脉压过大;预计患者有大量失血的风险,应考虑控制性降压,控制平均动脉压于50~60mmHg(对此目前尚有争议,但强调需要注意基础血压,权衡失血风险和重要器官的灌注)。

术者于术前仔细评估患者病情,合理规划手术路径和范围,术中充分止血,争取最少的医源性失血,采用电刀、超声刀等设备辅助止血,并可采用止血纱布、止血凝胶等辅助生物材料术中有效止血。可以采用局部血管收缩剂(如罗哌卡因、肾上腺素等)减少手术部位出血,大出血时可采用动脉栓塞、腹主动脉球囊止血。大量失血时应使用药物辅助止血，常用的药物有氨甲环酸、纤维蛋白原、凝血酶原复合物、去氨加压素、重组凝血因子Ⅶ、凝血因子ⅩⅢ浓缩物、钙等。

三、术后处理

贫血患者感染风险增加，术后可以适当延长抗生素使用时间，密切监测感染指标。贫血也可导致术后伤口愈合缓慢，伤口拆线时间应相应延长，同时增加营养，促进伤口愈合。对术后贫血严重，或贫血持续存在且血红蛋白无回升趋势，应对症进行积极治疗，争取使患者得到最佳的临床转归。

四、小结

妇科疾病患者围手术期贫血状态是非常常见的，贫血会造成组织缺氧，体内供氧不足，损害人体的免疫力，增加患者心肌梗死、脑卒中等并发症的风险，也会增加术后感染风险，严重影响患者预后，而且明显延长住院时间，加重医疗经济负担。因此，我们术前要充分评估病情，采取各种措施纠正贫血，尽可能使患者接近生理状态，以便更好地耐受手术；术中尽可能减少出血，减少术后贫血，并尽量避免输血；术后尽快恢复生理功能，防止各种并发症，促进患者早日恢复健康。

（管媚媚　谢双锋　王丽娟）

第二节　血小板减少患者的围手术期处理

血小板作为一种独立的血液成分，是骨髓成熟的巨核细胞胞质裂解脱落的活性胞质小块，具有黏附、聚集和释放的功能，既履行生理止血和维持血管壁完整的任务，又活跃地参与凝血和多种炎症反应,在机体的正常生理活动和疾病的发展变化中起重要的作用。机体正常的凝血和止血功能依赖于一定数目、功能正常的血小板。血小板减少的患者同时合并妇科疾病需要进行手术治疗时,其围手术期出血的风险极大,因此血小板减少患者的围手术期处理尤为重要。

一、术前准备

(一)血小板减少病因判断

外周血中血小板减少包括生成减少、破坏增加、丢失、分布异常等。

1. 血小板生成减少

(1) 遗传性因素:如 Fanconi 贫血、先天性伴畸形无巨核细胞血小板减少症及 May-Hegglin 异常等。

(2) 获得性因素:如再生障碍性贫血、骨髓浸润(恶性肿瘤骨髓转移、白血病、骨髓纤维化、结核)、化疗药物、辐射、巨核细胞再生障碍、病毒感染(肝炎病毒、麻疹、流行性腮腺炎)、影响血小板生成的药物(如酒精)、维生素 B_{12} 和 / 或叶酸缺乏。

2. 血小板破坏增加

(1) 非免疫性因素:血栓性血小板减少性紫癜、妊娠、感染、血管瘤 - 血小板减少综合征、毒蛇咬伤、急性呼吸窘迫综合征、严重烧伤等。

(2) 免疫性因素:免疫性血小板减少性紫癜、人类免疫缺陷病毒(HIV)感染、周期性血小板减少、药物引起的血小板减少(肝素、奎宁、奎尼丁、解热镇痛药、青霉素、头孢类抗生素、利福平、呋塞米、卡马西平、丙戊酸钠、磺脲类降糖药及苯妥英钠等)、输血后血小板减少。

3. 血小板分布异常　脾功能亢进、低温。

4. 血小板丢失　出血、体外灌注、血液透析、体外膜氧合治疗。

(二) 血小板减少程度分级

血小板计数正常为 $(100\sim300)\times10^9/L$, 减少程度按其数目有不同的划分方法, 2009 年, Veneri 等提出血小板减少的分度: ①血小板数目 $\geqslant50\times10^9/L$, 为轻度血小板减少症, 此类患者的出血风险与常人无明显差异, 可进行妇科绝大部分的手术治疗。②血小板数目在 $(30\sim50)\times10^9/L$ 之间, 为中度血小板减少, 临床一般未见明显的活动性出血情况(可见皮下出血点等), 但其为手术等有创操作的相对禁忌证, 急诊手术需权衡利弊, 并取得患者及家属的同意后, 有充分的准备下方可紧急进行。③血小板数目在 $30\times10^9/L$ 以下, 为重度血小板减少(特别是血小板数目在 $10\times10^9/L$ 以下为极重度血小板减少), 为手术等有创操作的绝对禁忌证, 此类患者自发性出血的风险较高, 甚或可能发生危及生命的出血, 如颅内出血、消化道出血等, 需预防性输注血小板。

(三) 血小板质量评估

妇科手术所涉及的子宫、输卵管、卵巢、阴道等位于盆腔和会阴部, 手术常常需要进入腹部, 深入盆腔和阴道操作, 常用的麻醉方法有椎管内麻醉、气管内全麻和静脉全麻。在选择麻醉方式的时候, 应该同时评估血小板的数量和质量。近年来, 临床上较常见的评估血小板质量的方法有快速血小板功能分析仪(ultegra rapid platelet function analyzer, RPFA) 和血栓弹力图(thromboela-stogram, TEG)。RPFA 是一种自动全血比浊度测定仪, 通过纤维素原包被的微球与全血反应, 检测某一时间间期内血小板聚集所致光吸收的改变。主要用于床旁评估抗血小板药物治疗的反应, 方法简单、快速、准确; 血栓弹力图是反映血液凝固动态变化(包括纤维蛋白的形成速度、溶解状态和凝状的坚固性、弹力度)的指标, 在肝素化血液样本中加入巴曲酶和凝血因子XIII形成初级血栓, 再加入花生四烯酸和 ADP 形成血小板纤维蛋白凝块,其结果与血小板聚集率的测定结果关联度好。影响血栓弹力图的因素主要有:红细胞的聚集状态、红细胞的刚性、血凝的速度、纤维蛋白溶解系统活性的高低等。TEG 在心脏病患者、肝移植的患者用得比较多,但是在妇科患者,相对来讲用得比较少。

(四) 血小板减少治疗

围手术期升高血小板的常用治疗方法及药物有以下几种:重组人血小板生成素或其类似物、糖皮质激素、免疫球蛋白及输注血小板。

1. **重组人血小板生成素或类似物**　重组人血小板生成素(recombinant human thrombopoietin,TPO)或类似物:包括罗米司亭、艾曲波帕。此类药物的作用机制是促进骨髓巨核细胞的增殖分裂,产生更多的血小板释放到外周血中,从而提高血小板数量,是治疗各种原因引起的血小板减少的药物。TPO 皮下注射,剂量为每天每千克体重 $300\sim500U$,每天 1 次,连续应用 $7\sim14$ 天,用药过程中待血小板计数恢复至 $100\times10^9/L$ 以上,或血小板计数绝对值升高 $\geqslant50\times10^9/L$ 时即应停用。TPO 较少发生不良反应,偶有发热、肌肉酸痛、头晕等,一般不需处理,多可自行恢复。个别患者症状明显时可对症处理。罗米司亭用量是 $1\sim10\mu g/kg$,皮下注射,每周 1 次;艾曲波帕用量是 $25\sim50mg$ 口服,每天 1 次;作用机制和 TPO 类似,副作用较 TPO 更少。

2. **糖皮质激素**　如果时间允许,建议患者在入院前采用口服糖皮质激素治疗使血小板升到正常,但这种治疗需 2 周左右血小板才上升,速度较慢。围手术期建议使用大剂量糖皮质激素治疗:甲泼尼龙冲击,常用剂量为 $10\sim20mg/(kg\cdot d)$,静脉滴注 $3\sim5$ 天;或者地塞米松 40mg 静脉滴注连续 $3\sim4$ 天;可使部分患者血小板迅速上升,之后用泼尼松 $0.5mg/(kg\cdot d)$ 口服维持到围手术期结束。对于以往长期应用激素治疗且血小板未达正常者,术前 $2\sim3$ 天要加大剂量。

3. **免疫球蛋白** 如果激素冲击无效或出现激素的严重副作用,可以再选择免疫球蛋白冲击或者合并激素冲击疗法。术前可以给予静脉输注免疫球蛋白,剂量为400mg/(kg·d),静脉滴注,连续3~5天,或者一次性给予1g/kg,如果病情需要可以重复给药,1~3天起效,2~7天内达到峰值。冲击后血白细胞多高于正常,需要与术后感染鉴别。术后视血小板计数水平决定是否继续冲击治疗。术前接受丙种球蛋白的患者易引起广泛的全身脓毒血症,应特别注意无菌操作。

4. **血小板输注** 输注血小板为治疗重度血小板减少症的最快、最有效的治疗方法,能够有效降低大出血的风险和死亡率。对于血小板极低,自发出血风险大,或者糖皮质激素及免疫球蛋白治疗效果欠佳者,应考虑输注血小板。血小板输注可分为预防性血小板输注和治疗性血小板输注两大类。2017年2月,英国血液学委员会发布了《血小板输注指南》,指南中关于治疗性和预防性血小板输注的分类依据是基于修订版WHO出血级标准(表4-2):等级为0或1级的患者建议进行预防性血小板输注,等级为2级或2级以上的患者进行治疗性血小板输注。综合多种数据发现,10×10^9/L可作为预防性血小板输注的阈值,与更高的阈值相比,止血效果相当,不会增加出血风险,且能减少血小板的输注量。但当患者伴随感染或发热时,血小板的输注阈值通常需提高至20×10^9/L。

临床目前主要用手工制备的浓缩血小板和血细胞分离机采集的单采血小板。手工制备的浓缩血小板混入的白细胞相对较多,而单采血小板产量高、纯度高、白细胞污染率低,输注后可快速提高血小板计数,显著降低血小板输注无效的发生率,因而被广泛采用。血小板输注剂量取决于患者输血前血小板计数和预期要达到的血小板计数。我国规

表 4-2 WHO 出血级标准

等级	出血类型
1 级	• 瘀点、瘀斑稀疏、分散分布 • 口咽、鼻出血持续 <30min
2 级	• 消化道、呼吸道、肌肉骨骼或软组织出血,未引起血流动力学紊乱,在 24h 内不需要输注红细胞 • 鼻或口咽出血持续 >30min • 有症状的口腔黏膜血疱 • 弥散分布的瘀点或瘀斑 • 血尿 • 侵入性或手术部位异常渗血
3 级	• 需要红细胞输注的出血(尤其是发生在 24h 内),但未出现血流动力学紊乱 • 严重的浆膜腔出血 • CT 发现的无症状性颅内出血
4 级	• 视网膜出血和视野缺损 • 有症状性非致命性脑出血 • 有血流动力学紊乱(低血压、收缩压或舒张压降低 >30mmHg)的出血 • 任何原因引起的致命性出血

定,机采血小板每袋(1 个治疗剂量)应 ≥2.5×10^{11} 个血小板,成人每次输 1 个治疗量(1 袋),手工制备血小板每袋应 ≥4.8×10^{10} 个血小板,体形较大的患者可能需要适当增加剂量,输注后根据血小板计数增加情况和临床情况制订此后的输注计划。在每次输注后密切观察血小板的上升数,在输后 1 小时、18~24 小时分别作血小板计数,计算血小板计数增加率(corrected count increment,CCI)以了解血小板输注效果,确定下一次输注剂量及输注频率。血小板输注后 1 小时 CCI<10×10^9/L 和输注后 24 小时 CCI<7.5×10^9/L 为血小板输注无效。输后 1 小时 CCI 可了解输入的血小板

数是否足量,协助了解并检测有无效果,判断是否有同种免疫,而 24 小时后 CCI 可了解血小板的存活期,决定血小板输注的频率。

值得注意的是,并不是所有血小板减少的患者都适合输注血小板,某些与血小板活化增强和消耗增多相关的疾病,输注血小板可能会加重病情。因此,不应轻易给予此类患者输注血小板。但当出现难以控制的活动性出血并威胁其生命时,仍需输注血小板。血栓性血小板减少性紫癜患者输注血小板后,循环血小板数量增加,加重微血管血栓,会加重病情。肝素诱导血小板减少症是药物诱导的免疫性血小板减少症,常引起严重血栓,输注血小板可能会导致急性动脉血栓,所以不应输注血小板。

二、术中处理

(一) 麻醉方式选择

目前血小板质量与安全实施椎管内麻醉之间的相关性尚无临床证据,所以选择麻醉方式,最终的决定因素还只能依赖于血小板计数。行椎管麻醉时,要求血小板不能低于 80×10^9/L;对于血小板计数在 $50 \sim 80 \times 10^9$/L 之间的患者,建议全身麻醉;血小板低于 50×10^9/L 的患者,除了急诊手术外,建议术前先给予升高血小板,再行手术。

(二) 术中注意事项

经过术前对患者充分的评估和准备,使血小板数量达到手术阈值($\geq 50 \times 10^9$/L),手术相对是安全的。随着外科医师手术技能的提高以及各种手术电器械的不断改进,术中做到止血彻底,正常情况下手术输血的概率非常低。麻醉医师术中可以监测血小板数量及凝血功能变化,辅以止血药物减少创面出血。术毕可根据术中情况,适当使用止血材料。

三、术后处理

血小板减少患者尤其要警惕术后出血,密切观察引流情况,监测血小板及凝血功能变化,血小板 $<50 \times 10^9$/L,予以药物治疗(治疗及监测同术前),治疗无效可给予输注血小板(治疗及监测同术前)。涉及子宫手术,阴道流血患者,可以使用米索前列醇(50mg,q.12h. 塞肛或口服)、缩宫素(10U 加入 100ml 生理盐水中静脉滴注)等促进宫缩药物。

四、小结

妇科患者,尤其是肿瘤患者,除局部晚期宫颈癌以外,其治疗均以手术为主,化疗和放疗为辅。恶性肿瘤的手术范围大、创伤也大,若为血小板减少患者,其围手术期的出血风险更大,给医疗带来极大的困难和挑战。因此,很多医师往往觉得放疗和化疗的风险要小,其实不然。妇科的放疗主要在盆腔,骨盆的扁骨是成人主要的造血部位之一,与其他部位肿瘤放疗相比,盆腔肿瘤放疗对骨髓造血系统破坏比较大。另外,放疗的疗程长,在治疗过程中不确定的风险因素会更多。因此,对于血小板减少的患者,术前要对风险和收益进行仔细权衡,再决定是否进行手术治疗。术前的内科支持治疗如应用糖皮质激素,免疫球蛋白提升血小板,术中和术后新鲜血小板输注等是必不可少的保障,应准备充足的血液和血液制品(血小板、红细胞悬液等)供围手术期应用,并合理输注。

(管媚媚 谢双锋 王丽娟)

第三节 凝血障碍性疾病患者的 围手术期处理

凝血障碍性疾病属于出血性疾病的一个分支,指由于遗传或获得性原因导致患者凝血及纤维蛋白溶解机制的缺陷或抗凝机制异常所导致的一组疾病。此类疾病有以下特点:①自发性或轻微外伤出血难止。②出血常发生于多部位或非寻常部位。③病情反复发作,且持续时间较长。④不能解释的手术或创伤时出血严重。⑤一般止血药物效果差,血制品效果佳。⑥部分患者有明显的出血史或家族史。妇科恶性肿瘤患者存在肿瘤血管的异常增生,且肿瘤或淋巴结邻近髂腰肌、髂血管及腹主动脉、下腔静脉等盆腹腔重要血管,出血风险较大,此类患者合并凝血障碍性疾病时出血风险进一步增加。

一、分类

凝血障碍性疾病可以分为遗传性和获得性两大类,按照病理生理过程可分为以下几类:

(一) 凝血因子异常

临床上以获得性因素多见,主要包括:重症肝病和维生素 K 依赖的凝血因子缺乏,如:胆道疾病、广谱抗生素长期应用(影响肠道菌群对维生素 K 的吸收、诱导凝血因子抗体)及口服抗凝剂,笔者科室常见为口服抗凝剂患者。遗传性因素最多见的是血友病 A(Ⅷ因子缺乏)和血友病 B(Ⅸ因子缺乏)。

(二) 纤维蛋白(原)溶解亢进

临床上也是以获得性多见,其中获得性又包括原发性和继发性。原发性者指手术挤压导致组织型纤溶酶原激活物(tissue-type plasminogen activator, t-PA)或尿激酶型纤维酶原激活物(urokinase-type plasminogen activator,u-PA)释放入血(如子宫及卵巢手术)或抗纤溶酶活性降低(如恶性肿瘤、肝病)所导致的纤溶亢进。继发性者指凝血反应启动后,纤溶系统被激活导致的疾病,多见于 DIC、各种血栓性疾病。遗传性患者少见。

(三)病理性抗凝物质产生增多

多见于妊娠、自身免疫性疾病、恶性肿瘤、淋巴瘤、抗磷脂抗体异常及重症肝病患者。原发性少见,几乎为 50 岁以上患者,常无明显诱因。

二、临床表现

(一)出血倾向

以肌肉、关节和内脏出血为主,可伴皮肤黏膜出血,大面积瘀斑下常可触及血肿。

(二)出血时间

表现为延迟出血,手术当时可能并不明显。持续时间较长,局部压迫和药物止血效果差,但输血或血制品有显著效果。

三、术前检查

(一)筛查实验

1. **凝血常规**　包含活化部分凝血活酶时间测定(activated partial thromboplastin time,APTT)、凝血时间(coagulation time,CT)、血浆凝血酶原时间测定(prothrombin time,PT)、血浆凝血酶时间(thrombin time,TT)和 D- 二聚体测定。

APTT 延长反映内源凝血系统障碍,延长超过 10 秒为异常,见于各种凝血因子和纤维蛋白原缺乏或抗凝物质增多的疾病,亦为检测普通肝素使用是否过量的常用试验。APTT 缩短较少见,一般为 DIC 高凝期或合并血栓性疾病。

CT 延长反映内源凝血过程异常,见于各种凝血因子、凝血酶原及纤维蛋白原缺乏或减少性疾病。DIC 失代偿期时 CT 明显延长。

PT 为外源凝血系统常用的筛查试验,血友病患者 PT 正常,故 PT 异常时可排除血友病。因不同方法测定的结果差异较大,故需设定正常对照组,计算 INR。PT 延长见于先天性 Ⅰ、Ⅱ、Ⅴ、Ⅶ、Ⅹ 因子缺乏,严重肝病、维生素 K 缺乏、纤溶亢进、口服抗凝药等导致的获得性凝血因子缺乏。INR 为 WHO 推荐的监测口服抗凝药的首选指标,国人以 2~2.5 为宜。

TT 反映血浆中病理性抗凝物质,延长超过对照值 3 秒以上为异常,见于血浆中存在异常纤维蛋白原、纤维蛋白原降解产物(fibrinogen degradation products,FDPs)增高,血中有肝素类药物存在。

2. APTT 交叉纠正试验(图 4-1)　可鉴别为凝血因子缺乏或有无抗凝血物质存在。本试验是一种传统方法,操作和解读较为复杂,目前大部分单位已使用凝血因子活性测定取代。

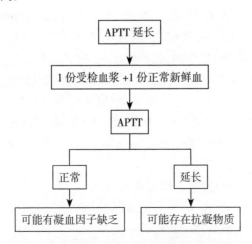

图 4-1　APTT 交叉纠正试验原理及结果判读

3. **纤维蛋白原降解产物（FDPs）**　阳性见于纤溶状态。

（二）诊断试验

1. **凝血因子促凝活性测定（F：C）**　其结果反映了受检血浆中相应的凝血因子对比正常人的百分率。是目前诊断血友病最常用的方法，可以对凝血因子进行定量测定，还能区分轻、中、重及亚临床型血友病。

2. **血浆纤维蛋白原测定（fibrinogen，Fg）**　原发性 Fg 减少较罕见，为常染色体隐性基因遗传病，继发性减少见于各种原因导致的纤溶或严重肝实质损害。Fg 增加较为多见，多为机体的非特异性反应，常见于：感染、无菌炎症（恶性肿瘤、风湿、肾病综合征等）、月经和妊娠期、接受外科手术或放疗。

3. **凝血酶 - 抗凝血酶复合物（thrombin antithrombin complex，TAT）测定**　反映凝血酶活性，增高可见于 DIC、深静脉血栓形成、脑梗死及心肌梗死。

4. **t-PA 测定**　增高表明纤溶亢进。

5. **血浆纤溶酶原（plasminogen，PLG）活性测定**　减低表明纤溶活性增高。

6. **血浆鱼精蛋白副凝固试验（plasma protamine paracoagulation，又称 3P 试验）**　常用于筛查 DIC，阳性结果见于 DIC 的早中期、血栓性疾病、溶栓治疗期等；阴性结果见于正常人、DIC 晚期。但此试验的影响因素较多，如标本的采集、处理、反应温度等，故应结合多种诊断指标来判读。它的特异性强，敏感性差，假阴性较高，容易漏诊，换句话说，3P 试验阳性时极大可能发生 DIC，而其阴性时不能排除 DIC 的发生。

（三）妇科肿瘤专科检查

详见卢淮武、陈勍主编的《妇科肿瘤诊治流程》第三部分"围手术期处理"等章节。

四、围手术期凝血障碍处理

(一) 了解病情

详细了解患者病史、症状,全面体格检查了解体征,询问服用药物史及治疗效果,完善疾病相关的术前检查,评估凝血功能及妇科肿瘤专科疾病的病情。

(二) 宣教

一级护理;将疾病的性质、防治知识告知患者及其家属,签署病情告知同意书;避免创伤及剧烈活动;注意使用软毛牙刷,预防便秘;鼓励适当体力活动;监测血压,警惕高血压导致的重要器官出血。

(三) 药物使用

避免肌内及皮下注射;静脉穿刺后至少压迫 5 分钟预防出血;拔出中心静脉置管后适当延长压迫时间;尽量避免腰麻、硬膜外麻醉。

(四) 手术治疗

尽量避免不必要的手术治疗,恶性肿瘤患者尽量选择放、化疗等治疗。

(五) 多学科会诊

需手术医师、麻醉医师、血液科医师、血管外科及 ICU 医师对患者病情进行多学科会诊。制订麻醉及围手术期的处理方案,并指导某些药物是否停药或替代用药方案。

(六) 去除原发病,补充血红蛋白

1. 维生素 K 缺乏症可静脉或肌内注射维生素 K_1。

2. 使用抗凝药物者,详见本章第五节。

3. 急诊手术要求术前血红蛋白补充到 80g/L 以上,或血细胞比容在 0.30 以上;老年或动脉硬化者术前血红蛋白应维持在 100g/L 水平,防止术中出血引起重要器官缺血;慢性贫血者因已适应并具有代偿功能,血红蛋白在 60g/L 水平也能耐受一般手术。

（七）凝血障碍 - 抗凝物质型止血缺陷患者的处理

对于未纠正的凝血功能障碍患者,手术是禁忌的,尤其是血友病。对已确诊的患者如必须手术,为防止致死性出血,在围手术期充分补充凝血因子是唯一有效的方法。

1. **替代治疗** 根据病因输注相应的血制品(表 4-3),缺点为产生抑制性抗体、感染及过敏,替代治疗需持续到切口完全愈合。

表 4-3 凝血因子缺乏的补充治疗

因子	常用名称	最低止血水平	补偿来源
I	纤维蛋白原	50~100mg/dl	冷沉淀,新鲜冷冻血浆
II	凝血酶原	约正常水平的 30%	新鲜冷冻血浆、凝血酶原复合物浓缩剂
V	易变因子	约正常水平的 25%	新鲜冷冻血浆
VII	稳定因子	约正常水平的 25%	新鲜冷冻血浆、凝血酶原复合物浓缩剂、基因重组产品
VIII	抗血友病球蛋白	手术 / 危及生命的出血 80%~100%;严重出血 50%;轻微出血 25%~50%	因子VIII浓缩物或基因重组产品
IX	血浆凝血活酶成分	约正常水平的 25%~50%,取决于出血程度和手术范围	新鲜冷冻血浆、凝血酶原复合物浓缩剂
X	Stuart Prower 因子	约正常水平的 10%~25%	新鲜冷冻血浆、凝血酶原复合物浓缩剂
XI	血浆凝血活酶前质	约正常水平的 20%~40%	新鲜冷冻血浆、凝血酶原复合物浓缩剂
XII	接触因子	无需治疗	
XIII	纤维蛋白稳定因子	约正常水平的 5%	新鲜冷冻血浆、冷沉淀物

（1）新鲜冷冻血浆：新鲜全血去红细胞于 6 小时内冷冻至 –18℃，富含Ⅱ、Ⅴ、Ⅶ、Ⅸ、Ⅻ因子。

（2）冷沉淀：4℃融化时产生，富含Ⅰ、Ⅷ、Ⅻ因子、Fn 及 vWF。

（3）凝血酶原复合物浓缩物：富含因子Ⅱ、Ⅶ、Ⅸ、Ⅹ因子。

针对血友病 A 和 B，在行妇科手术前的凝血因子替代预期增加值具体参照表 4-4，推荐使用的凝血因子用量 = 体重（kg）× 预期增加值（%）× 1.2。Ⅷ因子在体内的生物半衰期仅 12 小时，故需每 12~24 小时输注 1 次，病情严重时每 8~12 小时 1 次；Ⅸ因子首剂半衰期为 2~3 小时，以后为 20~30 小时，故第 1 次输注后 2~4 小时就应该做第 2 次输注，以后每 24 小时 1 次。

表 4-4　血友病患者获取凝血因子的替代治疗方案

出血部位及手术	血友病 A	血友病 B
表层肌（除髂腰肌）、无神经血管损伤	FⅧ：C：40%~60%，疗程 2~3 天	FⅨ：C：40%~60%，疗程 2~3 天
髂腰肌和深层肌、有神经血管损伤或大量失血	FⅧ：C：第 1~2 天 80%~100%；第 3~5 天 30%~60%	FⅨ：C：第 1~2 天 60%~80%；第 3~5 天 30%~60%
深部裂伤	FⅧ：C：≥50%，疗程 5~7 天	FⅨ：C：≥40%，疗程 5~7 天
大手术	FⅧ：C：术前 80%~100%；术后 1~3 天 60%~80%；4~6 天 40%~60%；7~14 天 30%~50%	FⅨ：C：术前 60%~80%；术后 1~3 天 40%~60%；4~6 天 30%~50%；7~14 天 20%~40%
小手术	FⅧ：C：术前 60%~80%；术后 1~5 天 30%~80%	FⅨ：C：术前 60%~80%；术后 1~5 天 30%~80%

2. **维生素 K₁** 为肝脏合成因子Ⅱ、Ⅶ、Ⅸ、Ⅹ所必需的物质。缺乏可引起这些凝血因子合成障碍或异常。用量为10mg 肌内或深部皮下注射,q.d. 或 b.i.d.,24 小时内总量不超过 40mg。

3. **1- 去氨基 -8-D 精氨酸加压素**(1-deamino-8-D-argininevasopressin,DDAVP) 为人工合成的抗利尿激素衍生物,可增加Ⅷ因子水平,适用于轻型血友病 A 者。用量为0.3~0.5μg/kg,缓慢静脉注射或者静脉滴注,q.12h.,可持续使用2~5 天,单次剂量不要超过 20μg,使用时应合用抗纤溶药物。

(八) 纤维蛋白溶解活性增强患者的处理

1. **氨基己酸** 可抑制纤维蛋白溶解,保护已形成的血凝块不被溶解,与替代治疗有协同效果。用量为 0.1g/kg,每天口服 3~4 次或 4~6g 溶于 100ml 5% 葡萄糖液或生理盐水中静脉滴注。同类药物有氨甲环酸,250mg,每天口服 3~4次,或 250~500mg 每天 1~2 次静脉滴注。肾出血者不宜使用,以免造成梗阻。

2. **复方炔诺酮** 1mg,q.d.,连续使用 1~2 个月可提高Ⅷ因子浓度,对血友病患者的血尿、深部血肿有一定疗效。

3. **达那唑** 400~600mg,q.d.,可提高Ⅷ因子活性。

4. **结合雌激素及促红细胞生成素** 具有综合作用的止血药物。

五、术中妇科肿瘤专科处理

(一) 彻底止血

术中主要韧带及血管处理时应注意充分结扎,其余部位止血应彻底,极少量出血可考虑使用明胶海绵等物理材料压迫、填塞。

(二) 留置盆腔引流管

常规留置盆腔引流管,应注意引流管末端为圆钝形,避免自行修剪引流管,避免因刮擦组织引起出血。

(三) 放置皮下引流管

脂肪层较肥厚或肉眼见易出血者,应留置皮下引流管,选取 10~12 号脑室引流管,外接负压,术后使用密封膜覆盖伤口并行腹部加压包扎。

(四) 积极防治感染

盆腔感染可损毁手术创面的结痂,从而诱发出血,严重时甚至能腐蚀血管导致大出血。对于凝血功能障碍者,一旦出血,将导致严重后果。因此术中严格注意无菌操作,关腹前注意局部创面消毒,术后常规使用二代头孢类抗生素联合甲硝唑预防感染。若术后有感染征象,则应酌情升级抗生素治疗感染。需注意,部分抗生素可能加重凝血功能障碍,使用时需遵从临床药学部门的指导。

六、术后重点监测内容

(一) 生命体征

血压、心率可迅速反映是否存在失血,需注意鉴别麻醉药物导致的暂时性低血压。若出现血压持续性较低合并心率持续加快,应警惕出血。

(二) 精神状态及意识

内出血患者往往出现精神较差、疲惫、头晕、头痛等症状,严重出血时合并意识障碍。

(三) 引流量及性状

妇科肿瘤术中常使用大量液体冲洗,故术后引流常常较多,若为清亮或淡红色液体,则基本无需担心出血;若性状变为深红色则可能存在内出血,此时应严密观察引流量及其他指标综合判断,必要时输注血液制品及凝血药物,密切复查血常规及凝血常规,若保守治疗无效,可考虑二次手术探查止血。

(四) 切口渗出及愈合情况

术后切口应行加压包扎,定期观察切口渗出或皮下引流管引流液的性状,及时发现出血。

(五) 辅助检查

血常规及凝血常规是必须严密监测的指标,其他指标包括凝血因子活性、3P 试验及 FDPs 等。

(刘昀昀　陈志波　王丽娟)

第四节　合并静脉血栓患者的围手术期处理

静脉血栓的危害性主要取决于血栓大小、血栓发生部位、生成的时间。妇科肿瘤专科收治的多数为恶性肿瘤患者,因此是静脉血栓栓塞症(vein thromboembolism,VTE)高发科室。VTE 疾病根据发生部位主要分为:下肢深静脉血栓(deep venous thrombosis,DVT)、导管相关性血栓(catheter related thrombosis,CRT)、肺动脉栓塞(pulmonary embolism,PE)。

深静脉血栓形成是指血液在深静脉内不正常凝结,常发生于下肢。根据发病时间,可分为急性期、亚急性期和慢性期。急性期是指发病 14 天以内;亚急性期是指发病 15~30 天;慢性期指发病 30 天以后。下肢深静脉血栓形成最常见的部位为小腿腓肠肌区域。腘静脉以下的深静脉血栓形成(远端深静脉血栓形成)多数是没有症状的,部分患者可以自行消退。当腘静脉、股静脉或其他近端深静脉形成血栓时,患者可能出现相应部位的肿胀、疼痛等症状。深静脉血栓形成可继发引起肺动脉栓塞,严重时导致死亡。而妇科恶性肿瘤的患者是 DVT 的高风险人群,必须注意深静脉血栓的预防和处理。

肿瘤相关静脉血栓栓塞症(tumor associated venous thromboembolism,TAVTE)为恶性肿瘤患者合并静脉血栓栓塞症,发生率为 4%~20%,其原因有以下几个方面:①细胞促进血小板激活。②单核 - 巨噬细胞与肿瘤接触后诱导性表达组织因子从而激活凝血系统。③肿瘤导致血管内皮细胞表型改变。④抗凝活性的减弱以及纤溶系统的抑制。⑤麻醉药物、手术创伤、中心静脉导管置入、糖皮质激素及化疗药物均为诱发血栓形成的重要因素。⑥抗血管生成靶向药物增加血栓风险。TAVTE 为肿瘤的重要并发症之一,也是导致肿瘤患者死亡的第二大病因,仅次于肿瘤死亡。妇科肿瘤中以卵巢癌发生 VTE 风险最高。

静脉血栓的发病因素可分为原发性(表 4-5)和继发性(表 4-6)。

表 4-5　DVT 的原发性危险因素

蛋白 C 缺乏	抗凝血酶缺乏
先天性异常纤维蛋白原血症	高同型半胱氨酸血症
抗心磷脂抗体阳性	纤溶酶原激活物抑制剂过多
凝血酶原 20210A 基因变异	Ⅷ、Ⅸ、Ⅺ因子增高
纤溶酶原缺乏	异常纤溶酶原血症
蛋白 S 缺乏	Ⅻ因子缺乏
Ⅴ因子 Leiden 突变(活化蛋白 C 抵抗)	

表 4-6　DVT 的继发性危险因素

髂静脉压迫综合征	损伤、骨折
脑卒中、瘫痪或长期卧床	高龄
中心静脉留置导管	下肢静脉功能不全
吸烟	妊娠、产后
Crohn 病	肾病综合征
血小板异常	手术与制动
长期使用雌激素	恶性肿瘤、化疗患者
肥胖	心、肺功能衰竭
长时间乘坐交通工具	口服避孕药
狼疮抗凝物	人工血管或血管腔内移植物
VTE 病史	重症感染
血液高凝状态(红细胞增多症、Waldenstrom 巨球蛋白血症、骨髓增生异常综合征)	

一、入院评估及 TAVTE 的预防

鉴于 TAVTE 的高发生率及其高致死风险,围手术期间对血栓风险进行全面、系统的评估,并采取相应的预防措施尤为重要。

(一)围手术期住院患者的一般性评估

凡确诊为妇科恶性肿瘤患者,或手术时长 >30 分钟患者,均属于 VTE 高发风险,应特别注意完善与 VTE 有关的检查以排除是否存在 VTE。

(二)体格检查

针对血栓高危患者或合并血栓患者,应行全面体格检查,包括心肺听诊、触诊,双下肢皮温、腿围测量、水肿情况。应注意双侧腿围测量水平应保持一致,一般选取较为明显的骨性标志作为定位。

(三)Caprini 血栓风险评分量表(亦称为 Caprini 血栓风险评估模型,RAM)

适用于外科患者,将 40 余种风险要素根据表 4-7 赋值 0~5 分,计算得到的总分根据表 4-8 最终归类为不同风险层次。

表 4-7 Caprini 分值表

分值	临床情况
0 分	无下述任何情况
1 分	年龄 41~60 岁,下肢水肿,静脉曲张,BMI>25kg/m^2,小型外科手术,脓毒症(<1 个月),严重肺部疾病(<1 个月),口服避孕药或激素补充治疗,妊娠期或产后,急性心肌梗死,慢性心力衰竭(<1 个月),卧床的内科患者,炎性肠病病史,大手术史(<1 个月),慢性阻塞性肺疾病,不明原因死产病史、早产伴新生儿毒血症或胎儿生长受限、习惯性流产(≥3 次)

续表

分值	临床情况
2 分	年龄 61~74 岁,关节镜手术,恶性肿瘤(既往或现病史),腹腔镜手术(>45 分钟),患者需卧床 >72 小时,石膏固定(<1 个月),中心静脉置管,大手术 >45 分钟
3 分	年龄 ≥75 岁,DVT/PE 病史,Leiden V 因子阳性,凝血酶原 G20210A 阳性,血栓家族史,狼疮抗凝物阳性,高同型半胱氨酸血症,肝素诱导的血小板减少症,抗心磷脂抗体增高,其他易栓症
5 分	脑卒中(<1 个月),择期下肢关节置换术,髋、骨盆或下肢骨折(<1 个月),急性脊髓损伤(瘫痪 <1 个月),多发性创伤(<1 个月)

表 4-8　Caprini 血栓风险评分量表

Caprini 评分	VTE 风险分度及建议预防措施
0~1 分	低危:尽早活动,物理预防 [1]
2 分	中危:低分子肝素抗凝 [2],加物理预防
3~4 分	高危:低分子肝素抗凝,加物理预防
5~7 分	极高危:低分子肝素抗凝,加物理预防。强调不能单用物理预防

注:[1] 物理预防:穿戴弹力袜,或下肢循序间歇加压充气治疗;[2] 低分子肝素抗凝:4 000U 皮下注射,q.d.

(四) Wells 评分(表 4-9)

评分 ≥2 分提示易形成深静脉血栓,评分 <2 分提示不易形成深静脉血栓。文献检索提示,Wells 评分 ≥2 分时预测 VTE 的特异性较 Caprini 评分 ≥12 分,而其灵敏度明显低于 Caprini 评分。故不少学者认为 Wells 评分的排除诊断价值较高。但在恶性肿瘤中,仍然有 Wells 评分 <2 分,且 D- 二聚体阴性患者出现 PE 的个案报道。

表 4-9　预测下肢深静脉血栓形成的临床模型（Wells 评分）

临床表现	评分
肿瘤	1 分
瘫痪或近期下肢石膏固定	1 分
近期卧床 >3 天或近 4 周内大手术	1 分
沿深静脉走行部位的局部压痛	1 分
全下肢水肿	1 分
与健侧相比,小腿肿胀周径 >3cm	1 分
凹陷性水肿(症状侧下肢)	1 分
有浅静脉的侧支循环(非静脉曲张)	1 分
既往有下肢深静脉血栓形成病史	1 分
经专科医师评估,由其他疾病导致的上述症状	–2 分

二、TAVTE 的诊断

部分患者入院时已经合并 TAVTE,或者经上述预防措施后,仍有少部分患者可能并发 TAVTE,术前需要进行周密而详细的检查加以诊断,以便采取相应的围手术期处理。

(一) 实验室检查

1. **血常规**　全血细胞和血小板计数。

2. **凝血常规**　D- 二聚体是纤维蛋白复合物溶解时产生的降解产物,主要反映纤维蛋白溶解功能,正常值为 <0.55mg/L。下肢深静脉血栓形成时,D- 二聚体升高。但手术、恶性肿瘤、孕妇等血液高凝状态的情况,D- 二聚体也会升高,因此动态监测该指标的变化比单次结果更为重要,若发现进行性升高则高度提示血栓形成,应行下肢静脉彩超检查。"逸仙妇瘤"诊疗常规中,推荐恶性肿瘤患者在术前、术后第一天,常规检查 D- 二聚体。D- 二聚体的敏感性高、

特异性差,因此它对于 DVT 及 PE 的阴性预测价值较高,其升高不能用于确诊,但若进行性升高则需警惕血栓发生;APTT 缩短见于高凝状态。

3. 蛋白 C/S 活性测定 活性下降时提示患者处于高凝状态。

4. TEG 是反映凝血全过程的检查,根据凝血的不同过程计算出多个参数从而综合判读寻找凝血异常发生的阶段和可能原因。

(1) 反应时间(reaction time,R):试验开始至初始纤维蛋白织网形成的时间,正常值 4~8 分钟,升高反映低凝,反之为高凝。

(2) 角度(angle,α):反映血块形成的速率,正常值 47°~74°,下降伴 K 值增加为低凝,升高伴 K 值下降则为高凝。

(3) 血块动力学(clot kinetics,K):反映血块形成的速率,正常值 2~4 分钟,下降伴 α 增加为高凝,升高伴 α 下降则为低凝。

(4) 最大血块强度(maximum amplitude,MA):54~72mm,下降为低凝,升高为高凝。

(5) 综合凝血指数(coagulation index,CI):-3~+3,根据以上几个参数计算生成;<-3 低凝,-3< 正常 <+3,>+3 高凝。

(6) 血块消融速率(lysis at 30min,LY30):30 分钟消散 0~8%,升高考虑纤溶亢进。

5. 其余检查同妇科肿瘤专科术前检查。

(二)影像学检查

见表 4-10,对于已确诊血栓性疾病患者,可优先选择无创、经济、简便的检查方法,对有症状但未确诊患者,优先选择快速、确切的检查手段。其余检查同妇科肿瘤专科术前检查。

表 4-10　常用的影像学检查方法

检查方法	主要作用	备注
多普勒超声检查	初步诊断 DVT 的首选影像学方法，但对盆腹腔血管情况判断有限	血管加压检查评估更确切
CT 静脉成像	用于下肢主干静脉、下腔静脉血栓的诊断，主要弥补多普勒超声的缺陷	有一定 X 射线辐射，体内有金属植入物者可选用
磁共振成像	评价盆腔静脉和腔静脉，对于髂、股、腘静脉血栓确诊率高，但对于小腿静脉血栓的诊断率较差	无需使用造影剂，孕妇可用，但有 MRI 不相容的宫内金属节育器、心脏起搏器置入者禁用
静脉造影	DVT 诊断的金标准，但临床使用有限	有创性检查，应严格掌握适应证
CT 肺动脉造影	确诊 PE 的首选检查方法	对 PE 诊断的敏感性和特异性较高，无创、快捷
核素肺通气/灌注显像	有限应用于临床可能性低的门诊患者、年轻患者、妊娠、对造影剂过敏和严重的肾功能不全患者	结果判读较为复杂
磁共振肺动脉造影	无辐射、不使用含碘造影剂，适用于肾功能严重受损、对碘造影剂过敏或妊娠患者	对仪器和技术要求高，检查时间长，对肺段以下水平的 PE 诊断价值有限，体内有 MRI 不相容的金属节育器心脏起搏器者禁用
肺动脉造影	PE 诊断的金标准，但临床使用有限	有创性检查，应严格掌握适应证

三、无 VTE 但高危患者的处理

妇科肿瘤患者为深静脉血栓的高危人群，围手术期应采取有效措施进行预防。可根据表 4-8 使用物理治疗和 /或预防性抗凝治疗。

(一) 物理治疗

应充分发挥下肢"肌肉泵"的作用,术后可主动或被动进行"踝泵运动",即尽早让患者在床上主动进行脚踝的"过屈"和"过伸"动作,如患者无法活动,可由医务人员或家属协助患者完成上述动作。鼓励患者早期下床活动。

(二) 预防性抗凝

对于恶性肿瘤患者,术中止血满意,术后腹腔引流性状不红者,术后 12 小时可使用低分子肝素预防剂量抗凝治疗,4 000U,每天 1 次皮下注射,持续 7~10 天或患者正常活动为止。

四、合并 TAVTE 患者的围手术期处理

(一) 制动与活动

1. DVT 急性期需严格制动;告知患者血栓脱落形成 PE 及猝死风险,签署病情告知书;一级护理及病重 / 病危护理;预防便秘,必要时留置尿管;避免按摩双腿及佩戴弹力袜。制动期间患者双踝关节仍可做主动或被动活动,防止解除制动后,因不适应而引起的下肢活动风险。

2. DVT 非急性期时,血栓往往已经机化,脱落风险较低,此时可解除制动,辅以抗凝等治疗手段,患者可正常活动并接受手术、放化疗等专科治疗。

(二) 抗凝

肿瘤患者一旦诊断 VTE 或 PE,若无抗凝治疗禁忌证,应尽快进行抗凝治疗。对于简单的、自限性浅表血栓性静脉炎不推荐抗凝治疗,但症状恶化的浅表血栓性静脉炎患者或累及邻近大隐静脉与股总静脉交界处大隐静脉近心端的患者,应考虑抗凝治疗。对于确诊发生的导管相关血栓,无抗凝禁忌时应至少抗凝 3 个月或与放置导管的时间相同。

1. 禁忌证

(1) 绝对禁忌证:近期中枢神经系统出血或出血性中枢神经转移瘤;活动性出血(24 小时内输血 >2U)。

(2) 相对禁忌证:慢性、可测量的临床显著出血 >48 小时;血小板减少症;血小板严重功能障碍;近期进行出血高风险的大型手术;凝血障碍基础疾病;高危跌倒,如头部损伤;长期抗血小板治疗。

2. 药物选择　若无抗凝治疗的禁忌,推荐低分子肝素单药治疗用于近端 DVT 或 PE 长期治疗的前 6 个月,以及用于预防晚期或转移性肿瘤患者的 VTE 复发(1 类推荐),其他单药选择和剂量见表 4-11。针对上述特殊的浅表血栓性静脉炎患者,抗凝治疗应维持至少 4 周,静脉用药应急治疗后可选择过渡到口服抗凝药。

表 4-11　VTE 治疗性抗凝药物与剂量(单药方案)

药物	剂量
达肝素钠	前 30 天:200U/kg,SC,每天 1 次;第 2~6 个月:150U/kg
依诺肝素钠	1mg/kg,SC,每 12 小时 1 次
利伐沙班	前 21 天:15mg,口服,每天 2 次;21 天后:20mg,口服,每天 1 次
磺达肝癸钠	5mg(<50kg);7.5mg(50~100kg);10mg(>100kg),SC,每天 1 次
UFH IV 序贯 SC	80U/kg,IV 负荷给药,随后 18U/(kg·h),目标 APTT 2~2.5 倍参照值或按医院 SOP 给药;之后 250U/kg,SC,每 12 小时 1 次
UFH SC	333U/kg,SC 负荷给药,之后 250U/kg,SC,每 12 小时 1 次
对于拒绝或不能应用低分子肝素的患者,可用以下口服抗凝药代替	
阿哌沙班	10mg,口服,每天 2 次;之后 5mg,每天 2 次

注:SC:皮下注射;UFH:普通肝素;IV:静脉推注

3. **抗凝疗程**　至少 3 个月;对于非导管相关 DVT 或 PE,若肿瘤处于活动状态、治疗中或持续存在复发危险因素,推荐长期抗凝治疗;对于导管相关血栓,抗凝疗程与导管放置时间相同,并推荐总治疗疗程 3 个月以上。

(三) 溶栓

使用溶栓药物可以直接、快速地促进血栓溶解,有助于减少远期并发症,如血栓形成后综合征。需注意的是,溶栓药物有增加出血并发症的可能。

1. **禁忌证**

(1) 绝对禁忌证:结构性颅内病变、出血性脑卒中病史、3 个月内缺血性脑卒中、活动性出血、近期脑或脊髓手术、近期头部骨折性外伤或头部损伤、自发出血倾向。

(2) 相对禁忌证:年龄 >75 岁、收缩压 >180mmHg、舒张压 >110mmHg、近期非颅内出血、近期侵入性操作、近期手术、3 个月或以上缺血性脑卒中、口服抗凝药物、创伤性心肺复苏、心包炎或心包积液、糖尿病视网膜病变、妊娠。

2. **药物选择**　尿激酶、链激酶、新型重组组织型纤溶酶原激活物等,使用剂量、频率较为复杂,需血管外科专科医师处理。

(四) 导管吸栓或手术取栓

对于有溶栓禁忌证的 PE 患者或溶栓后不稳定的患者,可考虑导管吸栓或手术取栓。需血管外科专科医师处理。

(五) 植入腔静脉滤器

对于有抗凝治疗绝对禁忌证的急性下肢近端 DVT 或 PE 患者,以及对抗凝无效的 PE 患者、非依从性抗凝治疗的患者、心肺功能障碍患者复发 PE、有多发 PE 和慢性血栓栓塞性肺动脉高压患者均应考虑下腔静脉滤器放置。长期植入滤器可导致下腔静脉继发血栓阻塞和静脉破裂等远期并发症,建议首选可回收滤器或临时滤器,PE 风险解除后及时取出。

针对 DVT、PE 及导管内血栓患者的治疗流程见图 4-2~图 4-4。

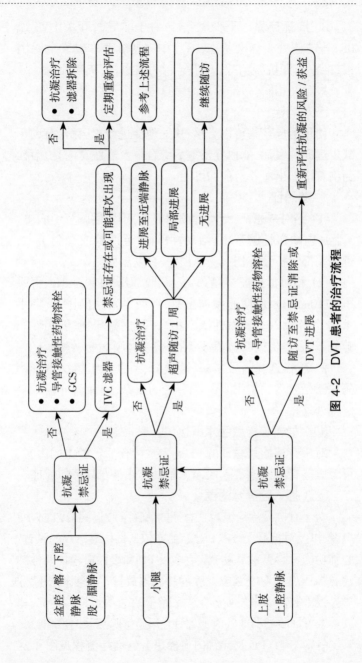

图 4-2 DVT 患者的治疗流程

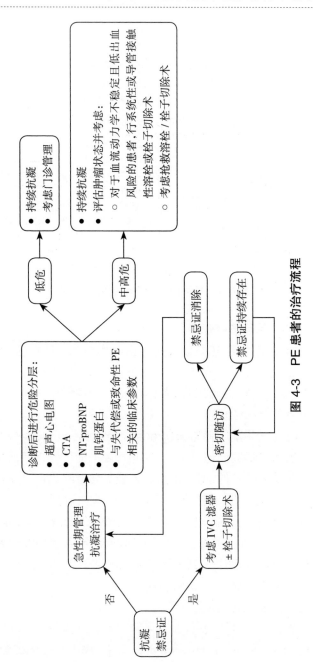

图 4-3 PE 患者的治疗流程

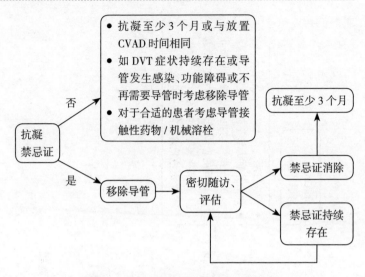

图 4-4 导管内血栓患者的治疗流程

(六) 解热镇痛药

推荐消炎药、热敷以及抬高患肢作为浅表性血栓性静脉炎的初期治疗。但是对于血小板计数 $<(20\sim50)\times10^9/L$ 或严重血小板功能障碍患者,应避免使用阿司匹林及非甾体抗炎药(NSAIDs)。

(七) 分级加压弹力袜(graded compression socks, GCS)

若血栓形成已超过 1 个月,并行规范的抗凝治疗,此时血栓脱落风险较低,但由于患者可能需要继续化疗、靶向治疗甚至二次手术,血栓复发风险仍高,应在监测凝血常规、肝肾功能及血常规的基础上接受机械性预防或药物预防。对于 DVT 高风险患者,预计手术时间较长、盆腔病灶较大、存在压迫髂血管时(尤其为卵巢癌及晚期子宫内膜癌患者),术中可考虑佩戴弹力袜预防血栓再发。

(八) 间歇充气加压装置

血栓进入慢性期者,脱落风险较低,可行间歇充气加压装置(intermittent air pressure device, IPC)治疗,可有效预防血栓的再生成。应注意,合并高血压患者、外阴皮瓣移植术后患者、术后出血风险高者不建议使用 IPC。

五、围手术期妇科肿瘤专科处理

(一) 术中充分止血

因抗凝治疗有增加出血的风险,故术中应严格止血。术后酌情给予伤口局部压迫。

(二) 止血药物的使用

如无特殊情况,建议术中、术后避免使用止血药物,若局部渗血或出血难以止血,可考虑使用止血材料覆盖创面。

六、术后重点监测内容

(一) 生命体征

血氧饱和度突然下降或持续低水平时,应警惕 PE 发生,若此时血压下降,升压药难以维持,排除内出血后,应高度怀疑 PE 发生。

(二) 下肢水肿及疼痛

术后一侧下肢的水肿或疼痛往往提示 DVT,术后每天体格检查应注意对比双下肢水肿程度、皮温等体征。

(三) 深静脉导管

妇科肿瘤患者常携带深静脉导管,经外周静脉置入的中心静脉导管(peripherally inserted central catheter,PICC)、完全植入式静脉输液港及颈内静脉或锁骨下静脉穿刺置管,应注意每天补液后使用肝素生理盐水脉冲式冲管,若局部发生红肿、补液不畅、通管压力,则应警惕导管血栓生成。拔出深静脉导管前建议常规行导管部位的血管彩超检查。

(四) 辅助检查

定期监测 D-二聚体是简单、快捷的手段,若发现 D-二聚体快速升高或持续高水平,应警惕 VTE 存在的可能。

(刘昀昀　吴妙芳　陈志波)

第五节　接受抗凝药物治疗患者的围手术期处理

目前,约有 10% 的外科手术患者正在接受长期抗凝治疗。在国内,广义的抗凝治疗往往包括抗凝药物及抗血小板药物的治疗。常用抗凝药物包括传统药物华法林,近年应用日益广泛的阿哌沙班、达比加群酯、依多沙班和利伐沙班等直接口服抗凝药(direct oral anticoagulants,DOAC),以及磺达肝癸钠。此外,在经皮冠状动脉介入治疗后,通常采用双重抗血小板药物对心肌梗死和支架血栓形成进行二级预防,如阿司匹林、氯吡格雷。这些药物的应用使得合并症的围手术期处理具有挑战性,如中断会暂时增加血栓栓塞的风险,如继续治疗会增加手术出血的风险。

由于盆腔的特殊解剖结构和恶性肿瘤的自身特点,接受妇科恶性肿瘤大手术的患者在围手术期发生 VTE 的风险很大,多发生在术后 4 周内,必须引起广大妇科肿瘤医师的充分重视。最近的研究表明,与良性肿瘤相比,接受恶性肿瘤手术的患者 VTE 发生率增加 2~3 倍。

因此,对于正在接受抗凝治疗的恶性肿瘤患者,仔细关注每位患者的具体临床情况,充分评估出血风险、血栓栓塞风险,制订术前衔接抗凝治疗方案及术后恢复抗凝药物治疗方案。在肿瘤综合治疗中,应把围手术期抗凝药物和抗血栓治疗管理与手术治疗、化疗、放疗、生物治疗放在同等重要的位置。

一、急诊手术

对于正在接受抗凝治疗的恶性肿瘤患者,如果接受急诊手术,则需要药物逆转抗凝作用后进行手术。

静脉注射鱼精蛋白可以有效和完全逆转普通肝

素(unfractionated heparin,UHF)。1mg 鱼精蛋白可逆转80~120U 的 UHF;由于 UHF 的半衰期(60~90 分钟)比鱼精蛋白(~7 分钟)更长,因此可能需要重复给药。

华法林等维生素 K 拮抗剂可以通过以下几种治疗方法逆转:口服/肠胃外维生素 K(植物二酮),凝血酶原复合浓缩物(prothrombin complex concentrate,PCC)和新鲜冰冻血浆(fresh frozen plasma,FFP)。静脉注射维生素 K 的剂量应在 30 分钟内以 1~10mg 的剂量给药。PCC 是凝血因子 Ⅱ、Ⅶ、Ⅸ 和 Ⅹ 处于非活动形式,以 25~50U/kg 的剂量给药。FFP 包含凝血因子 Ⅱ、Ⅶ 和 Ⅹ,其逆转 INR 的效用具有限制性,因为具有延迟起效、需要大剂量,以及无法将 INR 标准化到 1.6 以下。因此建议对华法林继发 INR 升高、活动性出血和/或需要紧急手术的患者,服用维生素 K 和 PCC。

DOAC 起效快且半衰期短,患者可以在 48~72 小时内清除该药物。在积极出血的患者和/或需要非选择性手术的患者中,通常采用多种策略来逆转 DOAC 的作用,目前仍无共识。达比加群是国内唯一具有解毒剂的 DOAC,并且是唯一通过血液透析有效地从循环系统中去除的DOAC,伊达珠单抗是经 FDA 批准用于在紧急手术情况下逆转达比加群的单克隆抗体。一次性 5g 剂量的伊达珠单抗通过 5 分钟的静脉输注,达比加群的作用立即持续得到逆转。

完成急诊手术后,需评估出血风险后进行抗凝治疗。同时,若术后 1 个月内发生静脉血栓栓塞性疾病,包括 DVT 或 PE,可考虑安装下腔静脉滤器。

二、非急诊手术

如果接受非急诊手术,围手术期处理应包括术前充分评估出血风险、血栓栓塞风险,制订术前衔接抗凝治疗方案及术后恢复抗凝药物治疗方案。

(一)评估出血风险

首先进行手术出血风险的评估。不同类型外科手术的出血风险评估分为 4 类:极高风险、高风险、低风险和极低风险。大多数的恶性肿瘤手术属于高风险,妇科恶性肿瘤的手术也属于高风险这一类。如果是极低风险者,可以在继续抗凝治疗下接受手术;低、高、极高风险者,必须进行围手术期血栓栓塞风险的评估后决定。此外存在 1 项或以上与基础疾病相关的危险因素即为出血高危,包括活动性出血、3 个月内有急性事件、严重肝肾功能衰竭、血小板计数 $<50 \times 10^9$/L、未控制的高血压、腰椎穿刺或硬膜外或椎管内麻醉术前 4 小时到术后 12 小时、同时使用抗凝药或抗血小板治疗或溶栓药物、凝血功能障碍、活动性消化道溃疡、已知或未治疗的出血性疾病。

(二)评估血栓栓塞风险

需谨慎评估围手术期停用抗凝药物发生血栓栓塞事件的风险。围手术期血栓形成的风险可能大于严重出血风险。

围手术期血栓栓塞风险分为 3 个风险组(高 >10%,中 5%~10%,低 <5%),主要包括动脉血栓和静脉血栓。动脉血栓栓塞风险,即评估伴有房颤或有心脏机械瓣膜的恶性肿瘤患者,根据不同的危险因素可分成 3 类:①高风险:有二尖瓣换瓣手术史、Starr-Edwards 或 Bjork-Shiley 主动脉瓣换瓣术史、在 6 个月内有卒中或 TIA 史、CHADS2 评分 5~6 分。②中风险:主动脉瓣双叶换瓣术史,同时合并有房颤、卒中史、TIA 史、高血压、糖尿病、充血性心力衰竭、年龄 ≥75 岁、CHADS2 评分 3~4 分。③低风险:仅有主动脉瓣双叶换瓣术史,而无其他引起脑卒中的风险,CHADS2 评分 0~2 分。

静脉血栓栓塞风险评估,恶性肿瘤患者根据不同的危险因素可分成 3 类:①高风险:3 个月内有 DVT 或 PE 史、抗凝亚临床治疗期间仍有 VTE 复发病史。②中风险:3~12

个月内有 DVT 或 PE 史、有复发性 DVT 或 PE 病史、6 个月内肿瘤恶化或接受过抗肿瘤治疗。③ 12 个月前有单一 VTE 事件史,以及没有其他危险因素。

此外,具有特殊并发症患者需要多学科制订具体方案,如遗传性血友病、冠状动脉疾病、脑卒中患者及外周动脉疾病患者等。高风险者强烈推荐抗凝衔接治疗,中风险者推荐抗凝衔接治疗,低风险者不建议抗凝衔接治疗。

(三) 抗凝衔接治疗方案的选择

抗凝衔接治疗是用短效抗凝剂替代长效抗凝剂,为侵入性手术作准备。围手术期肝素衔接疗法应用最广泛,具有丰富的临床使用经验。当使用肝素桥接治疗时,需密切监测肝素诱导的血小板减少及血栓形成。近年来由于低分子量肝素(low molecular weight heparin,LMWH)可以在门诊患者中安全使用,同时保持较低的出血风险,因此很大程度上取代了 UFH 作为衔接治疗的主要药物。

恶性肿瘤患者在手术前停止抗凝治疗后,需与患者及手术团队(外科医师和麻醉师)充分沟通,谨慎设计围手术期抗凝衔接治疗方案。经充分评估后接受手术治疗,术后在仔细评估手术出血风险的基础上继续给予抗凝治疗。

以下为常用抗凝药物围手术期用药方案,包括传统药物华法林,阿哌沙班、达比加群酯、依多沙班和利伐沙班等直接口服抗凝药(DOAC),以及磺达肝癸钠。

1. **华法林**　根据出血和血栓风险不同,接受长期华法林治疗的患者的抗凝衔接治疗方案不同。①对于极低出血风险,任何 TE 风险分类者:在住院和/或手术过程中建议继续进行华法林治疗,根据目标国际标准比值(INR)调整剂量。②对于所有其他出血风险分类者,华法林使用原则按照术前和术后常规程序为:TE 低风险不需要衔接治疗,如果术前 1~2 天 INR>1.5,给予维生素 K 1~2.5mg 口服;TE 中风险推荐衔接治疗,预防剂量或治疗剂量 LMWH(对于瓣膜病变和房颤患者推荐治疗剂量);TE 高风险给予治疗剂量 LMWH 或调整后治疗剂量 UFH 静脉用药。

术前停用华法林的时间根据手术出血风险不同而不同,手术出血为低风险者 5 天、中风险者 5~7 天、高风险者 7 天。术前华法林停药 2 天后需要"衔接"治疗方案,具体用药见表 4-12。

表 4-12 术前停止 LMWH/UFH 衔接治疗的停药时间

衔接药物	半衰期	剂量类型	出血风险类型	
			低风险	高或极高风险
达肝素钠	5h	预防性剂量	12h	24h
		治疗性[①]剂量	24h	48h
依诺肝素	7h	预防性剂量	12h	24h
		治疗性[②]剂量	24h	48h
UFH	0~1h	调整后治疗性剂量	6h	

注:[①]如果每天使用 1 次治疗剂量的依诺肝素(1.5mg/kg),那么最后一次剂量应该是 1mg/kg。[②]如果每天使用 1 次治疗剂量的达肝素钠,那么最后一次剂量应该是每天总量的 1/2

术后充分评估出血风险后,开始使用预防剂量 UFH/LMWH 的时间分别为:①低风险者为术后 12~24 小时、高或极高风险者为术后 24 小时。②如果预防剂量耐受,可以将 UFH/LMWH 升级至治疗剂量,但使用时间不能早于最早的用药时间(距离手术时间),见表 4-13。③一旦术后正常饮食恢复,患者可以开始使用维持剂量的华法林,在评估出血风险的基础上,但不能早于最早的用药时间(距离手术的时间)分别为低风险者为 24~48 小时、高风险者为 48~72 小时、极高风险者为 72 小时。

表 4-13 术后 UFH/LMWH 升级至治疗剂量的时间

TE 风险	出血风险类型		
	低风险	高风险	极高风险
低风险	N/A（不推荐升级剂量）		
中或高风险	24~48h	48~72h	72h

2. 阿哌沙班、达比加群酯、依多沙班、利伐沙班和磺达肝癸钠 目前常用的 DOAC 包括 3 种 Xa 因子抑制剂（阿哌沙班、依多沙班与利伐沙班）和一种直接凝血酶抑制剂（达比加群酯），均可作为维生素 K 拮抗剂（VKA）治疗的替代选择。DOAC 可替代华法林治疗各种各样的血栓性疾病，并且已经成为治疗静脉血栓形成（VTE）与房颤的一线选择。

磺达肝癸钠是纯化学合成的戊聚糖甲基衍生物（肝素、低分子肝素的活性片段），分子量 1 700kD。可用于预防和治疗静脉栓塞和肺动脉栓塞，并用于不稳定型心绞痛和心肌梗死患者。

对于极低出血风险及任何 TE 风险分类者，在住院和/或手术期间继续使用阿哌沙班、达比加群酯、依多沙班和利伐沙班。

对所有其他出血风险分类者，术前和术后使用药物的常规见表 4-14。若术前停用抗凝剂，停药时间的依据是药物的最终清除半衰期和不同风险状况下的半衰期决定的，而每个药物的半衰期取决于患者本身特点。

除高风险患者，大多数患者不需要 LMWH/UFH 衔接治疗；如果使用衔接治疗，要重视 LMWH 在肾功能损伤患者中的清除能力。

常规术后上述各种抗凝药物开始使用的时间原则，见表 4-15。

表 4-14　推荐术前停用药物的原则

药物	患者特点	最终消除半衰期	在低出血风险手术前停药的时间	在高/极高出血风险手术前停药的时间
阿哌沙班	18~45 岁男性	10~15h	40~60h (1.7~2.5d)	60~90h (2.5~3.8d)
	女性或老年男性 (>65 岁)	14~16h	56~64h (2.3~2.7d)	84~96h (3.5~4.0d)
	中重度肾损伤患者,CCR 15~50ml/min	17~18h	68~72h (2.8~3.0d)	102~108h (4.3~4.5d)
达比加群酯	肝肾功能正常	12~17h	48~68h (2.0~2.8d)	72~102h (3.0~4.3d)
	肾损伤患者 CCR			
	50~80ml/min	14~19h	56~76h (2.3~3.2d)	84~114h (3.5~4.8d)
	30~50ml/min	17~22h	68~88h (2.8~3.7d)	102~132h (4.3~5.5d)
	15~30ml/min	26~31h	104~124h (4.3~5.2d)	156~186h (6.5~7.8d)
依多沙班	所有患者[①]	10~14h	40~56h (1.7~2.3d)	60~84h (2.5~3.5d)
磺达肝癸钠	所有患者[②]	17~21h	68~84h (2.8~3.5d)	102~126h (4.3~5.3d)
利伐沙班	肝肾功能正常			
	男性,非老年 (<60 岁)	5~9h	20~36h (0.8~1.5d)	30~54h (1.5~2.3d)

续表

药物	患者特点	最终消除半衰期	在低出血风险手术前停药的时间	在高/极高出血风险手术前停药的时间
利伐沙班	女性(任何≥18岁)或老年男性(60~76岁)	11~13h	44~52h (1.8~2.2d)	66~78h (2.8~3.3d)
	轻/中/重肾损伤(CCR<80ml/min)或轻/中度肝损伤(Child-Pugh A/B)			
	男性,非老年(<60岁)	7~11h	28~44h (1.2~1.8d)	42~66h (1.8~2.8d)
	女性(≥18岁)或老年男性(60~76岁)	13~15h	52~60h (2.2~2.5d)	78~90h (3.3~3.8d)

注:肌酐清除率(creatinine clearance rate,CCR);Child-Pugh:是一种临床上常用的用以对肝硬化患者的肝脏储备功能进行量化评估的分级标准;[1]对于女性、老年人(65岁以上)或肾功能不全的患者,可用的半衰期数据不充分。[2]对于老年人(≥60岁),半衰期可能在这个范围的上界(即21小时),肾功能不全会延长药物半衰期

表 4-15　术后抗凝药物开始使用的时间推荐

药物使用时间	出血风险	
	低风险	高或极高风险
推荐术后使用预防剂量 UFH/LMWH 的时间	12~24h	24h
如果药物的预防剂量耐受,再开始使用治疗剂量 LMWH/UFH[1]时间不早于	48h	72h

141

药物使用时间	出血风险	
	低风险	高或极高风险
推荐再开始使用阿哌沙班、依多沙班、磺达肝葵钠、利伐沙班的时间不早于	72h	7d
如果预防剂量耐受,再开始使用达比加群酯[②]的时间不早于	48h	72h

注:[①]当具有高或极高出血风险的患者使用向治疗剂量抗凝剂过渡时,由于 UFH 或 LMWH 半衰期短或可使用解毒剂,所以在开始使用阿哌沙班前可能会推荐使用治疗剂量 UFH 或 LMWH。[②]当具有高或极高出血风险的患者使用向治疗剂量抗凝剂过渡时,由于 UFH 或 LMWH 半衰期短,所以在开始使用达比加群酯前可能会推荐使用治疗剂量 UFH 或 LMWH

(四) 抗血小板药物围手术期治疗方案的选择

抗血小板药物目前在心脑血管疾病的预防和治疗当中应用很广泛。

对于高心血管事件风险的患者,抗血小板治疗需要持续一段时间,手术需要择期安排。如使用双联抗血小板药物的冠脉支架植入患者,一般需要推迟手术至裸金属支架植入后 6 周以上,而对于药物洗脱支架植入者则需要 6 个月以上。理想情况下,择期手术都应推迟至冠脉支架植入后 1 年以上。

如果患者必须于支架植入后近期接受手术治疗,那么应尽量在围手术期保留双联抗血小板治疗,至少需要保留阿司匹林治疗。如果患者在裸金属支架植入 6 周或者药物洗脱支架植入 6 个月以后进行高出血风险手术,患者应持续不停用阿司匹林,但需要在术前择期停用氯吡格雷;对于术前需要保留双联抗血小板治疗的患者,可以选择在手术前输注血小板,以提供功能完整、不受抑制的血小板,优化止血。

对于低心血管事件风险的择期手术患者,应在术前停用阿司匹林和其他抗血小板药物足够长的时间,以使血小板功能恢复,降低术中出血风险。常规抗血小板药物的生物半衰期都相对比较长,一般需要术前 7~10 天停药。GPⅡb/Ⅲa 受体拮抗剂(如阿昔单抗、依替巴肽及替罗非班等)起效快,药效持续时间相对较短,术前药物停止时间可以相应缩短。通常情况下,一旦围手术期无出血风险,术后1 天应恢复使用双联抗血小板治疗。对于出血风险低的小手术患者,可以不停用抗血小板药物。

目前对这些长期服用抗血小板药物的患者是否能在围手术期进行肝素桥接抗凝仍缺乏证据。同时,对能否在围手术期应用药效持续时间相对较短的 GPⅡb/Ⅲa 受体拮抗剂进行衔接治疗,也还在研究当中。目前已有关于替罗非班和依替巴肽作为衔接方案的报道。坎格雷洛为新型静脉抗血小板药物,可逆地抑制 ADP 诱导的血小板聚集,发挥抗血小板作用,可以作为一种合适的衔接药物。

(五) 术后抗凝方案的选择

VTE 的预防措施包括基本预防、机械预防和药物预防,其中基本预防是其他预防措施的基础,机械预防是 VTE 预防的必不可少的措施之一,是药物预防的必要补充和特定情况下的替代手段。机械预防包括逐级加压袜、间歇充气加压装置和足底加压泵。在肿瘤患者中,不推荐单独应用机械预防,可选择药物联合机械预防,或单用药物预防;对于出血高危患者可单用机械预防,在出血风险降低后应当换用或者加用药物预防措施。禁忌证包括充血性心力衰竭、肺水肿、下肢局部异常、新发的 DVT 或血栓性静脉炎、下肢血管严重动脉硬化或其他缺血性血管病或下肢严重畸形,此外严重的下肢水肿慎用。在不影响手术区域的情况下,术中应选择机械预防、首选间歇充气加压装置,在麻醉开始前应用,直至术后恢复正常活动或出院。

来自美国胸科医师学会、美国临床肿瘤学会、国家综合癌症网络以及美国妇产科学院的关于 VTE 预防的循证指南均建议接受腹部或盆腔手术治疗恶性肿瘤的患者接受药物（LMWH）预防，并考虑术后持续长达 28 天。这些指南的宗旨在于对临床判断的增补，并非取而代之。必须强调在制定抗血栓药物管理决策时多学科协作的价值，团队式的护理和咨询至关重要，所有的管理决策应以患者为中心。

（凌小婷　李勇辉　王丽娟）

参 考 文 献

1. ELMARDI KHALID ABDELMUTALAB, ADAM ISHAG, MALIK ELFATIH MOHAMMED, et al. Prevalence and determinants of anaemia in women of reproductive age in sudan: analysis of a cross-sectional household survey. BMC public health, 2020, 20 (1): 1125.

2. SAMARENDRA DAS, AMRUTA DEVI, BIBHUTI MOHANTA, et al. Oral versus intravenous iron therapy in iron deficiency anemia: An observational study. Journal of family medicine and primary care, 2020, 9 (7): 3619-3622.

3. 狄文, 施君. NCCN 癌症相关性静脉血栓栓塞性疾病——围手术期抗凝药物和抗血栓治疗管理指南解读. 实用妇产科杂志, 2018, 08: 589-591.

4. HORNOR MA, DUANE TM, EHLERS AP, et al. American college of surgeons' guidelines for the perioperative management of antithrombotic medication. J Am Coll Surg, 2018, 227 (5): 521-536.

5. 闫伟国. 围手术期新型抗血小板及抗凝药物管理. 心血管病学进展, 2018, 39 (5): 776-780.

6. 王宜文, 胡孔旺. 普外科围手术期抗栓治疗管理进展. 中国普外基础与临床杂志, 2018, 25 (6): 754-760.

7. TAFUE A, DOUKETIS J. Perioperative management of anticoagulant and antiplatelet therapy. Heart, 2018, 104 (17): 1461-1467.

8. 中国健康促进基金会血栓与血管专项基金专家委员会. 静脉

血栓栓塞症机械预防中国专家共识．中华医学杂志，2020，100 (7)：484-492．

9. 徐漫漫，姚书忠．从妇科角度解读《肿瘤相关性贫血临床实践指南》．实用妇产科杂志，2018，34(3)：179-181．

10. 刘慧强，曾庆波，宋景春，等．血栓弹力图与 Centuryclot 凝血仪监测重症患者凝血功能比较研究．临床军医杂志，2019，47 (04)：387-389．

11. 宋景春，刘树元，朱峰，等．中国成人重症患者血小板减少诊疗专家共识．解放军医学杂志，2020，45(05)：457-474．

12. BAILEY LIANE J，SHEHATA NADINE，DE FRANCE BRYON，et al. Obstetric neuraxial anesthesia at low platelet counts in the context of immune thrombocytopenia：a systematic review and meta-analysis. Can J Anaesth，2019，66(11)：1396-1414．

13. 任思媔，金晶纯，金丽，等．国内外血小板输注现状的分析．临床输血与检验，2019，21(02)：217-221．

14. CUERVO DIANA M，ENCISO LEONARDO. A retrospective analysis of the treatment approach to immune thrombocytopenia in the real world. Cureus，2019，11(10)：e5894．

15. 林果为，王吉耀，葛均波，等．实用内科学．15 版．北京：人民卫生出版社，2017：1838-1891．

16. 万学红，卢雪峰，刘成玉，等．诊断学．9 版．北京：人民卫生出版社，2018：282-287．

17. 中华医学会血液学分会血栓与止血组，中国血友病协作组．血友病诊断与治疗中国专家共识(2017 版)．中华血液学杂志，2017，38(5)：364-370．

18. National Comprehensive Cancer Network.NCCN clinical practice guidelines in oncology：Cancer-Associated Venous Thromboembolic Disease，2019.1．

19. 中国临床肿瘤学会肿瘤与血栓专家委员会．肿瘤相关静脉血栓栓塞症预防与治疗指南(2019 版)．中国肿瘤临床，2019，46 (13)：653-660．

20. 中华医学会外科学分会血管外科学组．深静脉血栓形成的诊断和治疗指南．3 版．中国血管外科杂志(电子版)，2017，9(4)：250-257．

21. FATEMEH MOHEIMANI, DENISE E JACKSON. Venous thromboembolism: classification, risk factors, diagnosis, and management. Hematology, 2011: 124610.

22. WELLS PS, ANDERSON DR, RODGER M, et al. Evaluation of D-dimer in the diagnosis of suspected deep-vein thrombosis. N Engl J Med, 2003, 349: 1227-1235.

23. GEERSING GJ, ZUITHOFF NP, KEARON C, et al. Exclusion of deep vein thrombosis using the wells rule in clinically important subgroups: individual patient data meta-analysis. BMJ, 2014, 348: g1340.

第五章

内分泌、代谢及风湿性疾病患者的围手术期处理

第一节　甲状腺功能异常患者的围手术期处理

甲状腺疾病较常见,女性患病率高,研究报告指出女性中约 21% 有促甲状腺素(thyroid-stimulating hormone,TSH)异常,且发病率随着年龄的增长而增加。因为甲状腺激素在全身有多种作用,甲状腺功能异常增加了围手术期心血管系统、代谢系统和中枢神经系统并发症的风险。因此对术前已经有甲状腺疾病患者进行围手术期管理很重要。

一、术前筛查

对于既往没有甲状腺功能异常病史的患者,不建议在术前常规进行甲状腺功能的筛查,但是如果有临床表现和体格检查提示甲状腺疾病则建议进行甲状腺功能检查。

如果患者已经诊断甲状腺疾病,并且正在接受甲状腺疾病的药物治疗,定期内分泌科随诊,过去 3~6 个月内药物剂量稳定,入院时有 1 个月内甲状腺功能正常的化验单,则无需术前实施额外的检查;如果近期没有在内分泌科就诊,仍旧需要进行甲状腺功能检查。

二、围手术期管理

甲状腺疾病通常分两种:甲状腺功能减退症(简称"甲减")和甲状腺功能亢进症(简称"甲亢"),接下来分别就两种疾病的围手术期管理进行阐述。

(一)甲状腺功能减退症

甲状腺功能减退症通常表现为怕冷、乏力和黏液性水肿,不管是对怀疑有甲状腺功能减退症患者的筛查,还是监测左甲状腺素的治疗,都建议直接查 TSH 和游离 T_4(FT_4)。TSH 高、FT_4 正常称为亚临床甲状腺功能减退症;TSH 高、FT_4 降低称为显性甲状腺功能减退症。

1. 可能影响手术结局的临床表现

(1)心血管系统:心肌收缩力降低、心输出量减少、心律失常、心率降低、外周血管阻力增加、心动过缓、低血压和心功能障碍。

(2)呼吸系统:呼吸肌无力、对缺氧和高碳酸血症反应减弱导致通气不足。

(3)消化系统:肠道动力减弱、便秘、肠蠕动消失等。

(4)代谢系统:自由水清除率下降导致低钠血症、血清肌酐水平可逆性升高、部分药物的清除率降低(比如:抗癫痫药、抗凝药、催眠药和阿片类药物)。

(5)黏液性水肿昏迷:受寒冷、感染、手术、麻醉或镇静剂应用不当等应激诱发,出现低体温(T<35℃),呼吸减慢,心动过缓,血压下降,低钠血症,四肢肌力松弛,反应减弱或消失,甚至发生昏迷或休克。这种情况罕见,但是一旦发生,死亡率高达 80%。

2. 甲状腺功能减退症的严重程度 不同程度的基础甲状腺功能减退症患者,手术结局有差异,因此需要根据甲状腺功能减退症的严重程度做出决策,首先初步判断甲状腺功能减退症的程度,然后根据情况请内分泌科会诊。

（1）轻度：也就是亚临床甲状腺功能减退症（TSH 水平升高，FT_4 正常）。

（2）中度：包括有显性甲状腺功能减退症，但是没有黏液性水肿昏迷、神经改变、心包积液或心力衰竭等重度甲状腺功能减退症特征的其他所有患者；显性甲状腺功能减退症是指 TSH 升高、FT_4 水平低。

（3）重度：①黏液性水肿昏迷患者。②慢性甲状腺功能减退症的临床症状严重：神志改变、心包积液或心力衰竭。③总 T_4 或 FT_4 水平极低，如总 $T_4 < 1.0\mu g/dl$ 或 $FT_4 < 0.5ng/dl$。

3. 手术时机的选择和处理

（1）轻度甲状腺功能减退症（亚临床甲状腺功能减退症）：可进行手术，如果是重大手术才需要内分泌科会诊。

（2）中度甲状腺功能减退症：择期手术需要尽量推迟，待甲状腺功能恢复正常后再行手术；急诊或限期手术，请内分泌科会诊，尽快开始甲状腺激素补充治疗（左甲状腺素，$L\text{-}T_4$），同时注意可能会发生的轻微围手术期并发症。根据 2017 年中华医学会内分泌学分会发布的"成人甲状腺功能减退症诊治指南"建议，甲状腺功能减退症补充治疗药物的起始剂量和达到完全补充剂量所需的时间要根据病情、年龄、体重及心脏功能状态确定，要个体化；治疗目标是甲状腺功能减退症的症状和体征消失，血清 TSH 和 TT_4、FT_4 水平维持在正常范围。一般而言，年轻患者的 $L\text{-}T_4$ 初始剂量接近全剂量（$1.6\mu g/kg$），而中老年患者或心肺疾病患者的初始剂量为 $25\sim50\mu g/d$，每 $2\sim6$ 周加量 1 次，直至达到治疗目标。

（3）重度甲状腺功能减退症：择期手术尽量推迟，至甲状腺功能减退症控制平稳后再行手术；如果重症甲状腺功能减退症患者必须接受急诊或限期手术，请内分泌科会诊，必须尽快开始甲状腺激素补充治疗，以尽快恢复甲状腺功能。使用左甲状腺素（$L\text{-}T_4$）静脉注射，起始负荷剂量

200~400μg,之后 1.6μg/(kg·d),如果怀疑有黏液性水肿,建议同时静脉注射 L- 三碘甲状腺原氨酸(L-T_3),因为黏液性水肿患者由于组织器官的水肿,酶活性降低,T_4 转换为 T_3 存在障碍;如果怀疑合并肾上腺皮质功能减退症,在使用甲状腺激素前或者同时给予应激剂量的皮质类固醇。因为目前没有专门的指南讲述甲减患者的围手术期处理,L-T_3 的剂量与患者年龄和共存的心脏危险因素相关,建议按照内分泌医师的意见使用药物。

(4) 既往有甲状腺功能减退症病史,控制好,且甲状腺功能完全正常,可进行手术。

4. 围手术期监测　甲状腺功能减退症患者术中及术后要密切监测心率、心功能指标、肝肾功能、神经精神状态,及时给予针对性处理防止黏液性水肿昏迷。

5. 黏液性水肿昏迷及抢救　黏液性水肿昏迷是甲状腺功能减退症不能及时诊治,病情发展到晚期阶段的表现;患者受到感染、手术或镇静剂等诱发,病情加重也可能出现黏液性水肿昏迷。常发生在老年女性患者,虽然发生率不高,但是一旦发生,致死率高达 80%。主要临床表现为嗜睡、低体温(<35℃)、呼吸徐缓、心动过缓、血压降低、四肢肌肉松弛、反射减弱或消失,甚至昏迷、休克、肾功能不全危及生命。

黏液性水肿的抢救措施:①补充甲状腺激素:首选 L-T_4 静脉注射,起始负荷剂量为 200~400μg,以后 1.6μg/(kg·d);有条件时还需要静脉注射 L-T_3,起始剂量为 5~20μg 负荷剂量静脉注射,随后维持剂量为每 8 小时注射 2.5~10μg,对于年幼或老年患者以及有冠状动脉疾病或心律失常病史的患者需要更低剂量,直至患者症状改善后改为口服,如果医院没有注射剂使用,也可以使用含有 T_3 的甲状腺片替代,不能进食的用胃管给予甲状腺素片 40~60mg(甲状腺素片 30~40mg 约相当于 L-T_4 50μg+L-T_3 25μg),每 6~8 小时 1 次,好转后改为 60~120mg 维持。②指南强调黏液性水肿患者抢救一定要同时补充氢化可的松,200~400mg/d 持续静脉滴注,清醒后逐渐减量。③保温、供氧、保持呼吸道通畅,必要时行气管切开、机械通气等。④根据需要补液维持电解质平衡,但是入水量不宜过多,注意出入量平衡,防止肺水肿。⑤控制感染,治疗原发疾病。

6. 术后注意事项　①水电解质紊乱,尤其是低钠血症和低血糖。②长期肠梗阻,文献报道提示甲减患者的术后排气时间明显延长。③神经精神症状。④无发热的感染。⑤心功能异常,常见低血压和心动过缓。⑥肝肾功能异常。⑦甲状腺功能:术后尽早开始补充 L-T_4,如果术后禁食 5 天以上不能通过胃管补充,按照口服剂量的 70%~80% 静脉给药。

(二)甲状腺功能亢进症

甲状腺功能亢进症通常表现为怕热、出汗、心慌、食欲亢进、消瘦等,体检发现突眼、甲状腺肿大并触及震颤、听到血管杂音。甲亢筛查和治疗监测建议同时查 TSH、FT_3 和 FT_4。和甲状腺功能减退症一样,甲状腺功能亢进症也会影响人体多个系统,从而影响围手术期结局。

1. 可能影响围手术期结局的临床表现

(1) 心血管系统:心力衰竭、肺动脉高压、缺血性脑病、外周需氧量和心肌收缩力增加、外周血管阻力降低、心输出量增加,心率加快。

(2) 房颤:约 8% 甲亢患者出现,年龄较大患者更常见。

(3) 呼吸系统:呼吸困难(由于氧耗量和二氧化碳生成量增加、呼吸肌无力、甲状腺肿致气道梗阻、肺动脉收缩压增高等)。

(4) 神经精神系统症状:①行为和人格变化:焦虑、易激惹、情绪不稳;抑郁、嗜睡;失眠。②认知功能障碍:注意力不集中、意识模糊、定向力和即时回忆差、遗忘。③运动障碍:震颤、舞蹈病等。④周围神经系统表现:甲亢性肌病、周围神经病。

(5) 代谢系统:产热增加导致基础代谢率增加、体重减轻、负氮平衡、营养不良等。

(6) 甲状腺危象:通常发生在术中或术后 18 小时。

2. 甲状腺功能亢进症的严重程度

(1) 亚临床甲状腺功能亢进症:TSH 水平低,FT_4 和 FT_3 水平正常。

(2) 显性甲状腺功能亢进症:TSH 水平低,FT_4 和或 FT_3 水平升高。

3. 手术时机的选择和处理

(1) 既往甲状腺功能亢进症病史,控制良好,FT_3、FT_4、TSH 正常,可进行手术。

(2) 亚临床甲状腺功能亢进症:可进行手术,但是需要请内分泌科会诊,评估其他甲亢并发症;研究表明亚临床甲亢患者可进行择期或限期手术,只要没有禁忌证,可在术前为中老年患者(>50 岁),或存在心血管疾病(尤其是房性心律失常)的较年轻患者使用 β- 受体阻滞剂,并在手术恢复后逐渐停止。

(3) 显性甲状腺功能亢进症:建议推迟所有择期手术,直到甲状腺功能恢复正常再考虑手术,通常需要 3~8 周;对于急诊或限期的显性甲亢患者,尽快开始术前甲亢治疗,并密切监测心脏状况,请内分泌科协助术前准备,使用药物包括:β- 受体阻滞剂、抗甲状腺激素合成类药物(如硫脲类药物)、碘剂等。

4. 围手术期监测 甲状腺功能亢进症患者进行手术,术中主要危险在于心血管系统,患者处于高代谢状态,心排血量增加,手术应激时容易导致心力衰竭,需要麻醉科充分配合药物的使用。同时术中及术后需要密切监测血压、心律、心率和体温,及时给予针对性处理以防止甲状腺危象。

5. **甲状腺危象及抢救**　甲状腺危象多发生于术前甲亢未给予诊治或治疗不充分就进行手术,可能与循环中甲状腺激素水平增高有关。常见诱因有感染、手术、精神刺激等。诊断依据包括:①起病急,多汗、面色潮红、烦躁、食欲缺乏、恶心呕吐,短时间内出现体重明显减轻提示有甲状腺危象的先兆。②心率每分钟超过 140~160 次 /min。③体温达 39~40℃,甚至超过 41℃。④发生危象时伴有烦躁不安、谵妄、嗜睡、昏迷等精神症状。⑤电解质紊乱、酸碱平衡失调,严重出现谵妄、抽搐、心力衰竭,甚至休克昏迷。⑥少数患者神志淡漠、嗜睡、反射降低、体温低、心率慢、脉压小,最后陷入昏迷而死亡,称为淡漠型甲状腺危象。⑦实验室检查白细胞总数及中性粒细胞异常升高,血 T_3 和 T_4 升高,但不一定高于一般甲亢患者。

甲状腺危象的抢救措施:①降温:物理和药物降温,必要时行人工冬眠,禁用阿司匹林类解热药,因为阿司匹林能和 TGB 结合,置换出 T_3 和 T_4 使得游离甲状腺激素增多。②镇静:对兴奋、躁动、谵妄者给予镇静剂,首选苯巴比妥钠肌内注射,也可用冬眠合剂,加速血中 T_3 和 T_4 的代谢,降低血中甲状腺激素水平。③阻断甲状腺激素合成:丙基硫氧嘧啶(propylthiouracil,PTU)兼有抑制 T_4 向 T_3 转化,首选 PTU 口服或经胃管注入,继之 200mg,每 8 小时 1 次,一旦症状缓解及时减量。④阻止甲状腺激素释放:碘溶液能快速抑制与球蛋白结合的甲状腺激素水解,减少 TH 释放,服用 PTU 后 1 小时口服复方碘溶液 5 滴,每 6 小时 1 次。⑤抗交感神经药物:若无心功能不全,普萘洛尔 20~40mg,每 6 小时口服 1 次,同时注意监测心率及血压变化。⑥肾上腺皮质激素:如氢化可的松 50~100mg,每 6~8 小时静脉滴注一次。危象解除后可停用或改用泼尼松小剂量口服。⑦预防感染:大剂量抗生素。⑧支持对症处理:吸氧、纠正水和电解质紊乱。甲亢危象如果能及时控制,一般可在 1~2 天内明显好转,1

周内恢复,之后碘剂和糖皮质激素逐渐减量,直至停药。

6. 术后注意事项

（1）严密监护,包括心电监护,注意体温、呼吸、神志及肺部情况。

（2）加强营养支持,同时注意心脏并发症。

（3）对症处理,控制心率、体温,供氧等。

（4）预防感染,甲亢患者术前长期服用抗甲状腺药物,常有不同程度的白细胞减少。

（5）抗感染能力较差,术前、术后应使用广谱抗生素。

（6）甲状腺功能:术后尽快恢复抗甲状腺药物治疗。

三、小结

甲状腺激素缺乏和甲状腺激素过量在多个器官系统中的普遍影响,使患者容易出现特定的围手术期并发症。甲状腺功能亢进症与甲状腺功能减退症在尚未控制平稳时接受麻醉和手术刺激后可能出现甲状腺危象和黏液性水肿昏迷。因此,甲状腺功能异常患者围手术期的治疗目标是尽可能地在手术干预前使激素水平正常化,当情况紧急不可行时,使用其他措施,最大限度地提高血流动力学的稳定性和防止失代偿。围手术期需同麻醉科和内分泌科医师共同制订详细的监测和用药方案。

（李　惠　刘丽翼　王丽娟）

第二节　糖尿病患者的围手术期处理

糖尿病是内科常见病,患病率较高。近 40 年来,中国糖尿病患病率增长迅猛,已经从 1980 的 0.67% 升至 2013 年的 10.4%。目前中国已成为全球糖尿病人数最多的国家。约 50% 糖尿病患者无明显症状。妇科肿瘤好发于中老年,与糖尿病好发年龄相似,部分妇科肿瘤患者,特别是子宫内膜癌患者合并有糖尿病的比例较高。当伴有糖尿病的妇科肿瘤患者需要进行手术治疗时，其存在更高的围手术期不良情况发生率和致死率，其住院时间也相对更长。

因此，对于妇科肿瘤患者，围手术期识别其是否合并糖尿病，进行监测及管理，显得尤为重要。

一、糖尿病的诊断

围手术期高血糖患者包括：已知糖尿病患者，未被诊断的糖尿病患者（隐性糖尿病），发生应激性高血糖的患者以及因治疗引起的高血糖患者。对于既往已确诊的糖尿病患者通过病史采集可以识别，而既往未诊断糖尿病者通过初筛和确诊试验也可以被发现。此外，围手术期的麻醉、手术以及疾病本身也可能使非糖尿病患者发生应激性高血糖。某些治疗，比如静脉营养输注高糖、高糖热灌注也可以使机体血糖升高。

临床上常用的关于糖代谢异常的检查方法有空腹血糖（fasting plasma glucose，FPG），餐后血糖（postprandial blood glucose，PBG），糖化血红蛋白（glycosylated hemoglobin，Hb A1c），口服葡萄糖耐量试验（oral glucose tolerance test，OGTT）。不同的检查各有侧重，其中 FPG 是检测血糖水平最常用的方法，但是单纯检测 FPG 易漏诊，PBG 检测较 FPG 方便简易，HbA1c 反映一段时间内血糖的控制水平，而 OGTT 则广泛用于糖尿病的诊断，可将正常血糖、糖尿病前期、糖尿病区分开来，技术成熟简单。当 FPG、PBG、HbA1c 达到相应的截点时推荐使用 OGTT 进行确诊。无糖尿病病史者，"逸仙妇瘤"诊疗常规中使用 OGTT 来筛查血糖异常。

目前国内诊断糖尿病主要根据 WHO（1999 年）糖尿病诊断标准：①有糖尿病症状同时随机血糖≥11.1mg/L，典型的糖尿病症状包括多尿、多饮及不能解释的体重下降。②空腹血糖≥7.0mmol/L。③OGTT 2 小时血糖≥11.1mmol/L。符合以上标准之一并复查确认者可诊断为糖尿病,需予以相应的监测和治疗。

二、糖尿病围手术期处理不当的危害

围手术期高血糖或者血糖控制不佳,可能发生高渗性昏迷、酮症酸中毒、电解质紊乱、感染、伤口愈合不良,增加患者死亡风险,延长住院日,增加医患负担。

三、糖尿病围手术期的处理

(一) 术前评估及准备

1. 详细询问病史,明确有无糖尿病。既往无症状或者无糖尿病病史者详细询问有关病史及有无相关并发症和隐匿性感染灶。

2. 入院后及输液前留取静脉血及尿标本,进行血糖定量及尿糖定量检测。

3. 评估患者血糖控制情况,如前所述,HbA1c 可反映 8~12 周内糖尿病患者血糖控制的情况。因此,无论患者之前是否诊断糖尿病,有条件者均可查 HbA1c。

4. 完善电解质、酮体、肝功能、胸片、心电图检查,了解有无酮症、电解质紊乱、糖尿病并发症及合并症。若非急症,通常情况下合并糖尿病的妇科患者,就诊时多数不会合并酮症及电解质紊乱,因为有上述情况者通常会先就诊于内分泌科,待糖尿病控制稳定再转诊妇科。但作为评估患者一般情况的依据,上述检查不可忽略。

5. 营养科会诊,制订住院期间的饮食计划,这样做既可以保证患者有足够的能量摄入,但又不至于过量。因为有糖尿病病史或者入院后被告知有糖尿病的患者,饮食上可能会有所顾虑,导致进食过少,不能保证充足的能量应对手术及术后的康复。也有些患者,饮食无度,导致血糖过高,难以控制。所以,营养科所提供的糖尿病餐,给糖尿病患者提供合适的能量,并在此基础上进行血糖监控才是恰当有效的。

6. 内分泌科会诊,专科医师在于血糖监控、术中及术后用药及糖尿病急症处理方面给患者提供更加专业的指导。

7. 做好血糖监测,特别是既往血糖控制不佳、控制情况不详,或者初诊断者。建议先监测七段血糖(三餐前、三餐后2小时、睡前),若是血糖控制稳定可过渡到监测四段血糖(空腹及三餐后2小时),建议围手术期持续监测。

8. 根据患者手术大小、创伤严重性、禁食时间长短,择期手术或是急诊手术,需手术治疗的原发性疾病的严重性、病情控制情况等,选择用不用药以及用药类型。如若患者既往无病史,也没有隐匿的感染灶,仅仅只是入院时血糖稍高,术前可不做特殊处理,术中及术后再严密监测血糖,根据情况用药。如是小手术、创伤轻微、禁食时间短,病情不严重且既往血糖控制良好者可继续先前的用药方案,一般为口服降糖药即可。如是大手术、创伤严重、禁食时间长,病情严重或既往血糖控制不佳的则改用胰岛素控制血糖,一般使用"三短一长"方案。"三短一长"方案中,长效胰岛素提供一天基础胰岛素量,短效胰岛素控制每餐后胰岛素,这种方案更利于根据三餐后监测血糖情况调整用药剂量,达到理想的血糖控制目标。我们常用的短效胰岛素是门冬氨酸胰岛素,长效胰岛素是地特胰岛素、甘精胰岛素。胰岛素使用的起始量:每天每千克体重0.4~0.6U,长效胰岛素占总量的1/2,短效胰岛素占1/2。胰岛素剂量的调节:原则上每天增加量不超过总量的1/3,每个点增加量为1~4U,先调整白天量,再调整睡前量,每2~3天调整1次。

9. 对于血糖控制目标,也根据具体情况而定。择期手术,无酮症及酸中毒者,空腹血糖应<8mmol/L,餐后2小时血糖8~10mmol/L,糖化血红蛋白<8%(最好<7%)。急诊手术,无酮症或酸中毒者,空腹血糖<10mmol/L即可进行手

术;如有酮症或酸中毒,病情允许最好先处理 1~2 小时,此时一般为静脉应用胰岛素,最好有专科会诊意见,专科医师协助处理。特别需要注意避免低血糖,餐前和睡前血糖低于 4mmol/L,餐后 2 小时低于 5.6mmol/L,应减少降糖药物的剂量。

10. 停药时间。手术前一天停用原有的长效降糖药,以免手术禁食状态导致低血糖。这类药物包括长效磺脲类,长效、超长效胰岛素等。手术前 24 小时停用双胍类药物,以避免乳酸升高造成酸中毒。

11. GIK 液(5% 葡萄糖 500ml+ 胰岛素 10U+10% 氯化钾 10ml)的应用。1 型糖尿病,无论手术大小及血糖控制状况,手术日需静脉滴注 GIK 液,按血糖情况调整胰岛素用量。2 型糖尿病,如为大手术且血糖控制差的,同样要用 GIK 液;如为小手术,血糖控制良好,则只需监测好血糖,若血糖明显升高,酮症酸中毒、高渗昏迷风险增加可考虑使用。当需要使用 GIK 液时,一定要咨询专科医师意见。

(二) 术中处理

糖尿病患者的术中处理根据具体情况而定,分为如下几种情况:

1. 1 型糖尿病患者不管做什么手术,术日上午不进食早餐,不注射皮下胰岛素,改用标准 GIK 液。需每小时监测血糖 1 次,如血糖为 8~10mmol/L,继续使用标准 GIK。因手术中及术后短期,患者无意识,意识不清,不易察觉低血糖的发生,为避免低血糖的危险,不严格要求血糖控制在正常水平。如血糖 >11mmol/L,增加补液中胰岛素用量;如血糖 <6mmol/L,减少补液中胰岛素用量。如监测血糖稳定,可改为每 2 小时监测血糖 1 次。GIK 液一直用到术后恢复进食,改用皮下胰岛素为止。用 GIK 液期间,需每 4~6 小时查血糖、血钾、血钠,以了解有无电解质异常,及时做相应的处理。

2. 2 型糖尿病患者行大手术、小手术或中等大小手术，但血糖控制不良，可参照上述做法。

3. 2 型糖尿病血糖控制良好，行小手术者，术日上午不进食早餐，不注射皮下胰岛素，也不需使用 GIK 液，含糖补液按 (4~6)：1 的比例加入短效胰岛素（即 4~6g 葡萄糖需加入 1U 短效胰岛素），密切监测血糖，按需处理。

4. 对于急诊手术患者，若合并有糖尿病或术前发现高血糖，在情况允许下应充分了解患者血糖控制情况，血钾、血钠、酮体等全身水电解质情况，手术前应尽量纠正周围循环衰竭和水电解质紊乱的情况。如果情况危急，则应立即实施手术抢救，如抢救大出血等。

5. 对于高龄糖尿病患者，控制血糖时需注意：①血糖控制适当放宽。②选择对生理扰乱最小的麻醉方法。③缩短手术时间，减少创伤。④充分引流。⑤严格计算出入量，减少心肾负担。⑥给予有效抗生素。

（三）术后处理

1. 择期手术术后，2 型糖尿病患者术前血糖控制良好且小手术，不影响患者术后进食，可按术前方案进行血糖控制，但需监测血糖、尿糖、酮体等。对于术后不能进食，或术前、术中血糖控制不良的，需继续静脉补充胰岛素。血糖监测可以数小时 1 次，如果血糖过高可考虑用小剂量胰岛素静脉滴注，使血糖在目标范围内。恢复进食后可根据血糖情况逐渐改回术前方案，开始进食量不大，皮下胰岛素需从小剂量开始，若进食量恢复至术前，可增加至术前用量。注意根据血糖监测情况进行调整。对于入院前使用口服降糖药控制血糖的，术后可一直使用胰岛素至出院，也可在恢复正常进食后改为原口服降糖方案，同样强调根据血糖监测情况进行调整。

2. 急诊手术术后，1 型糖尿病患者术后即开始小剂量胰岛素，2 型糖尿病患者术后定时监测血糖、尿糖，含糖补液中加入适量胰岛素,停止补液后改用胰岛素皮下注射,每6小时或三餐前各1次。术后数天恢复原用药方案。尽量在术后3天使血糖控制在目标范围内。

3. 由于糖尿病患者血栓风险增加,必须早做肢体活动,对血栓高危患者可适当应用抗血小板聚集药或低分子肝素。

4. 合并感染的患者,严格控制血糖为首要措施,胰岛素治疗为首选,待感染控制后可根据患者病情改为口服药物治疗。

四、小结

糖尿病并非手术禁忌证,但由于患者存在代谢紊乱,使手术的复杂性和危险性相应增大。所以,调整好糖尿病患者围手术期血糖水平和确定合适的手术时机对于手术的成败有着十分重要的影响。

（王东雁　高海奇　王丽娟）

第三节　肥胖症患者的围手术期处理

肥胖的患病率不断升高,已经成为一种常见的疾病状态。WHO 在 2016 年全世界范围的调查发现,39% 的成年人（≥18 岁）超重,而 13% 的成年人被诊断为肥胖。肥胖与遗传、环境、膳食等多种因素有关,其中起决定作用的是遗传因素,相关基因主要位于第 2、10、11 和 20 号染色体上,但目前尚未发现共有的"肥胖基因"。肥胖与很多慢性疾病相关,如高胆固醇/高脂血症、高血压、冠心病、2 型糖尿病、肿瘤（如子宫内膜癌）等,围手术期的发病率和死亡率较高,是外科手术不良结局的高危因素。

一、超重与肥胖

美国国立卫生研究院（National Institutes of Health, NIH）

建议应用 BMI、腰围和腰臀比来评估体重。

(一) 体重指数(body mass index, BMI)

BMI= 体重(kg)/ 身高平方(m²)。WHO 对成人做出的超重和肥胖定义如下:25~29.9kg/m² 为超重,$\geqslant$30kg/m² 为肥胖。根据 2013 年国家卫生和计划生育委员会《中华人民共和国卫生行业标准——成人体重判定》(标准号 WS/T428-2013)制定的标准,我国诊断女性肥胖的标准:BMI 24~27.9kg/m² 为超重,$\geqslant$28kg/m² 为肥胖。

BMI 对评估超重和肥胖非常有用,可以判断身体脂肪含量,并预测与脂肪过多相关的疾病风险。BMI 越高,某些疾病的发病风险越高,如心脏病、高血压、2 型糖尿病、胆囊结石、呼吸系统疾病和某些肿瘤。但是 BMI 并非完美,可能高估运动员及其他具有良好肌肉锻炼者的脂肪含量,也会低估老年人和其他肌肉丢失者的脂肪含量。

(二) 腰围和腰臀比

腰围的测定有助于筛查与超重、肥胖相关的健康问题。如果腰部比臀部的脂肪分布明显增多,则心脏病和 2 型糖尿病的风险增高。NIH 的女性腹型肥胖(中心性肥胖)的诊断标准为腰围 >88.9cm(35 英寸)。结合亚洲人群的种族特点,腹型肥胖的腰围切点为女性$\geqslant$85cm,也有研究者认为腰围$\geqslant$80cm 即为腹型肥胖。

腰臀比(腰围 / 臀围)介于 0.81~0.85 之间时,与肥胖相关的风险开始升高;当腰臀比 >0.85(苹果体型)时,风险明显升高。

二、肥胖引起的病理生理变化及术前管理

80% 的超重、肥胖患者有糖尿病、高血压、心脏病,在施行手术前,需要对伴发的疾病进行诊治。目标是纠正代谢异常,改善重要脏器功能,增强麻醉和手术的耐受性,减轻创伤、出血、感染等应激反应。

（一）对心血管系统的影响

因为代谢需求的异常增加,肾素-血管紧张素-醛固酮系统活性增强,血容量、心排血量和交感神经张力增加,但血管阻力降低,易伴发高血压,并可引起心房和心室肌肥厚,诱发急性心脏病。当左心室肥大伴有高血压时,传导系统的脂肪浸润易引起心律失常,有猝死风险。因此,术前需做心电图检查,必要时做超声心动图等检查,以排除潜在的心脏疾病。术前血压控制的目标为 140~150/80~90mmHg。药物以 α-受体阻滞剂、钙通道阻滞剂和血管紧张素转换酶抑制剂为首选,慎用 β-受体阻滞剂。

（二）对呼吸系统的影响

术前应对呼吸系统进行全面评估,包括采集病史、体格检查、血常规(排除有无红细胞增多症)、胸片、血气分析、肺功能、肺 CT 等。此外,对术前即有肺功能不全者,需注意防止低 PaO_2 导致的心律失常,甚至死亡。

（三）对内分泌系统的影响

肥胖患者胰岛细胞增生,血胰岛素水平高于正常,但胰岛素的敏感性下降,糖耐量降低,故常伴有非胰岛素依赖性糖尿病。当这类患者需要手术时,应及时检查血糖、尿糖和酮体等。术前控制血糖的目标为:①酮血症阴性、尿酮体阴性。②空腹血糖 8.3mmol/L,最高不超过 11.1mmol/L。③尿糖阴性或弱阳性,24 小时尿糖 0.5g/dl 以下。术前可采用口服降糖药、皮下注射或埋植胰岛素泵等方法控制血糖。需要注意的是,术前禁食使肥胖患者能量不足,脂肪分解过多,容易诱发酮症酸中毒。另外,也要警惕低血糖的发生。

（四）对消化系统的影响

肥胖患者容易伴发脂肪肝、胆石症、胃食管反流和膈疝,出现血脂异常或脂代谢紊乱,增加了误吸和肺炎的风险。如果时间允许,应在术前通过饮食与运动减轻体重,改善术前的病理生理状态。特别是过度肥胖患者,即使轻度减轻体重,也可减少手术和麻醉的风险。

(五)其他术前注意事项

1. 术前应作肠道准备,肠胀气可导致手术操作空间狭小,甚至影响手术操作。麻醉对肠管情况也有明显影响,好的麻醉可使肠管蠕动减少,盆腔容易暴露,操作空间增大。

2. 患者应该禁酒、戒烟;纠正水电解质、代谢异常;纠正甲状腺功能异常。必要时由妇产科、内科、麻醉科、ICU、营养科等相关科室组成多学科协作组,对病态肥胖患者进行系统评估,严格控制手术适应证,作好术前准备。

3. 阿片类药物和镇静类药物有抑制呼吸的作用,如需术前应用,建议给予小剂量,如地西泮 10mg、哌替啶 50mg。

4. 肥胖患者肌内注射阿片类药物往往达不到预期效果,不宜采用;间断静脉注射阿片类药,用药剂量应根据理想体重而非绝对体重计算。肌内注射药物的吸收难以预计,应尽量避免。

5. 提前 1~2 周停用阿司匹林、华法林等抗凝药物。

三、术中处理

(一)术中注意事项

1. 检查手术台,使肥胖患者变换体位时不至于滑脱或移位。

2. 腹腔镜的腹壁穿刺。某些患者腹壁脂肪异常增厚,常规气腹针、穿刺针难以进入腹腔,可用手或布巾钳提起下腹壁,缩短穿刺针经过腹壁的长度,尽量避免误充气进入腹膜前间隙。

3. 因脂肪堆积,组织较脆,术野显露困难,操作空间小,解剖层次不清,手术难度增加。手术操作要轻柔,因为过分牵拉容易损伤组织和血管,切断的血管易回缩,慌乱中止血可能损伤周围脏器。如采用腹腔镜手术,出血使术野显露不清,可能需要中转开腹,可以对血管丰富的组织先用双极电凝,再使用超声刀切开。

(二) 电解质紊乱及感染

手术应激时容易出现电解质紊乱和假性糖尿病等。脂肪组织"动员"水分较少,有脱水倾向。患者钠钾 ATP 酶的活性减弱,钠泵功能欠佳,给予过多水分容易导致组织间质水肿。因为手术时钾的丢失和钠的潴留,容易发生低钾血症。肥胖可能导致机体免疫功能异常,围手术期感染发生率及病死率增高,应给予高效、广谱抗生素预防感染。低蛋白血症可促使液体进入第三间隙,有效血容量不足,诱发肺炎、血栓、胸腔积液、肾功能受损,甚至危及患者生命,需要及时纠正。

(三) 手术入路的选择

肥胖是手术预后不良的危险因素,患者腹壁、肠系膜、大网膜均肥厚,对手术的耐受性较差。在进行妇科恶性肿瘤手术时,肥胖在手术时间、出血量、手术范围、术后伤口愈合和血栓形成等方面的影响尤为明显。

作为传统的手术入路,开腹手术积累了最多的经验。但当需要较大切口(特别是恶性肿瘤)时,与腹腔镜手术相比,患者容易出现一些并发症:①切口愈合不良。②疼痛导致活动减少,术后出现肺炎、肠梗阻、血栓发病率升高。③住院时间延长。

肥胖患者腹腔镜的优势:①采用腹部小切口,术后恢复快,疼痛度轻,利于早活动,减少如肺部感染、肠梗阻、血栓等并发症的发生。②镜下视野清晰,有放大效果,与开放手术相比,解剖结构更易暴露,并能够相对准确地止血。

腹腔镜可能的劣势:①术中头低脚高位和气腹压力使患者膈肌抬高,肺部受压,肺顺应性下降,影响呼吸功能。②腹腔镜手术需要一定的学习时间,如不够熟练或手术难度大,会明显延长手术时间,相关并发症如血栓、出血和感染风险增加。所以,在开展腹腔镜恶性肿瘤手术初期,应坚持将恶性肿瘤治疗的无瘤原则及手术的安全性放在首位,选择 BMI<25kg/m^2 的非肥胖病例。如果手术操作熟练,基于腹腔镜手术的特点,有研究认为腹腔镜手术是肥胖患者的首选手术入路。

(四) 麻醉注意事项

1. 异常堆积的脂肪容易导致上气道梗阻,呼吸功能受损,并且患者往往存在阻塞性睡眠呼吸暂停、低通气综合征、慢性阻塞性肺疾病或哮喘等合并症,导致插管和通气困难,有时须借助于纤维支气管镜。

2. 大手术时除了常规监测外,应该测定动脉压和中心静脉压,但皮下脂肪肥厚增加了动静脉穿刺的难度。

3. 肥胖患者的胃残余量高,胃内 pH 低,增加了吸入性肺炎的风险,必要时留置胃管。

4. 腹腔镜手术时,头低脚高位可影响通气,并可能压迫下腔静脉和主动脉。必要时调整患者体位。

四、术后处理

1. 胸腹部异常堆积的脂肪使肺顺应性降低、换气效率低下,而术后疼痛使患者呼吸幅度减小,容易出现肺部并发症如肺不张等。术后应给予适当吸氧,鼓励半卧位,使膈肌下降,增大胸腔容积和通气量。肥胖患者常合并哮喘、慢性阻塞性肺疾病、阻塞性睡眠呼吸暂停和 / 或肥胖性通气不足综合征,这些并发症可诱发心肺疾病,必要时术后应于重症监护室监测。加强夜间对睡眠性呼吸暂停综合征患者的观察,除了呼吸节律、打鼾情况外,还应警惕心脑血管疾病的发生。督促患者取侧卧位,注意血压情况。

2. 术后过多的葡萄糖静脉补液会诱发高血糖和高渗透压性非酮性昏迷。术后第 1 天给予 200g 葡萄糖(加用适量胰岛素)既可满足生理需要,又可抑制酮体的产生。此外,术后按照 60~120mmol/d 钠和 30~60mmol/d 钾的补充为宜,但要根据每小时尿量来调整静脉补钾量。

3. 肥胖患者术后生存率降低，可能原因为合并的基础疾病较多，术后血栓的发生率也增高。另一个可能原因是肥胖与癌症的发生、发展有共同的传导通路，脂肪细胞分泌的多种激素可促进癌细胞增殖。

4. 肺部并发症。腹部手术后肺功能减退较为常见。如果合并有呼吸系统的基础疾病，术后发生率可达 33%，而无呼吸疾病者为 12%。预防是关键，需要及早发现和治疗。

5. 血栓栓塞性疾病。深静脉血栓形成和肺栓塞的发生率是非肥胖患者的 2 倍。卧床、肿瘤压迫、下肢静脉曲张等可使下肢静脉内血流缓慢；手术对组织的破坏引起了纤维蛋白原和凝血因子Ⅷ的增多，使血液凝固性增高；手术对静脉血管壁的损伤可导致下肢深静脉血栓的形成。其他可能原因包括：红细胞增多、出血多、手术时间长、腹腔镜手术时气腹压迫下腔静脉致静脉内血流淤滞等。血栓可导致严重后果，需要积极预防，围手术期给予降血脂、降血糖、降血压治疗，穿着长筒弹力袜、皮下注射低分子肝素是有效的预防措施。必要时可放置下腔静脉滤过器，以防肺栓塞的发生。术后要鼓励患者尽早下床活动，卧床时加强床上活动，如进行腓肠肌的主动或被动锻炼、踝关节伸屈运动等，还可给予下肢的间断气囊压迫、腓肠肌电刺激等治疗。如出现肺栓塞，需要及早进行溶栓治疗（可应用尿激酶）。

6. 伤口并发症。伤口脂肪液化和感染裂开常见，医院获得性感染发生率也升高。有研究发现，与非肥胖患者相比，肥胖患者的伤口感染率由 8.4% 增加到了 15.3%，伴发糖尿病时更高。可能原因是手术时间长，腹壁肥厚脂肪的血液供应差，缝合较为困难，胰岛素不耐受和高血糖等。开放性手术特别是妇科恶性肿瘤的切口长，且用电刀切开皮下脂肪组织，更易引起切口问题。故手术时应避免电刀的过度烧灼，缩短手术时间。有些患者可做下腹部横切口，以利于术后愈合。贫血患者应积极纠正,注意无菌观念,止血要彻底。如术后发现切口周围触痛结节,可给予青霉素和普鲁卡因局部封闭治疗,并加用热敷或理疗。对脂肪液化或已经感染化脓者,应拆除局部缝线并清创,减轻切口张力,充分引流,待新鲜肉芽生长后可二次缝合,或用蝶形胶布牵拉对合伤口。怀疑深部脓肿形成时,可穿刺抽出脓液,确诊后需要彻底清创引流,并应用静脉抗生素治疗。"逸仙妇瘤"推荐以下措施,可以有效减少脂肪液化和感染率:术毕皮下脂肪层不予缝合,可放置多孔引流管,接负压引流,待术后引流量 <10ml/d 后拔除,一般的拔除时间为术后 2~4天。术后应在营养师的指导下合理膳食,控制总热量摄入,预防低血糖发生。

(梁金晓　王丽娟)

第四节　水电解质和酸碱平衡紊乱患者的围手术期处理

　　水、电解质平衡是围手术期治疗的重要组成部分,维持体液平衡被认为是减少发病率及妇科肿瘤术后相关并发症的重要因素。近年来,随着快速康复外科(Enhanced Recovery After Surgery,ERAS)的发展,传统的围手术期液体管理及处理受到了挑战,对于围手术期患者,既应避免因低血容量导致的组织灌注不足和器官功能损害,也应注意容量负荷过多所致的组织水肿。临床上,应针对患者个体化制订、实施合理的液体治疗方案并反复评估,根据不同的治疗目的、疾病状态及阶段不断进行调整和修正。

一、围手术期液体治疗的目的及原则

　　妇科围手术期电解质的处理原则及目的与外科一致,围手术期液体治疗可分为针对脱水的补液治疗及有效循环血量减少所致血流动力学改变的复苏治疗,在补充细胞外液及有效循环血量的同时,纠正并发的电解质紊乱。我国外科围手术期液体管理专家共识(2015)将围手术期液体管理原则归纳为:复苏(resuscitation)、常规维持(routine maintenance)、纠正失衡(replacement)与重分布(redistribution)及再评估(reassessment)。

(一) 复苏

对存在低血容量、血流动力学异常、组织灌注不足及器官功能不全的患者及时行液体复苏治疗。液体复苏的临床适应证包括:收缩压<100mmHg(1mmHg=0.133kPa),心率>90次/min,毛细血管再充盈时间>2秒,被动抬腿试验阳性(将平卧患者的腿抬高45°,30~90秒内血流动力学指标改善),中心静脉压(central venous pressure,CVP)<4cmH₂O。值得关注的是,低灌注的程度在各个器官并不一致,当心率和血压正常时,仍可能存在某个或某些器官的低灌注,处于隐匿性休克状态,导致相应器官出现功能障碍。妇科肿瘤常见的晚期卵巢癌患者,因为大量腹水或肿瘤压迫导致难以正常进食,术前常伴有水电解质紊乱。有严重感染患者亦会出现隐匿性休克状态。

液体复苏推荐给予钠浓度130~154mmol/L的平衡盐液或胶体液,在15分钟内快速输注500ml。对于严重脓毒症患者,特别是低蛋白血症时,可考虑使用5%的白蛋白溶液进行扩容治疗。

(二) 常规维持

对禁食水但不存在低血容量的患者,可根据病史、体格检查、临床监测和实验室检查结果,确定液体和电解质的需要量。如患者不存在体液异常丢失、异常分布等情况,则给予维持性液体治疗。维持性液体治疗即补充患者生理需要量:25~30ml/(kg·d)液体,1mmol/(kg·d)的Na⁺、K⁺、Cl⁻,50~100g/d葡萄糖。对于肥胖患者,应根据实际体重计算,一般不超过 3L/d。对于心肺功能不全、营养不良或再营养综合征风险患者,可适当减少液体量[如 20~25ml/(kg·d)]。

(三) 纠正失衡与重分布

当患者因原发疾病、手术或外科并发症导致水电解质失衡、消化液丢失或体液异常分布时,在维持性液体治疗的基础上,应补充体液丢失、纠正电解质失衡与体液异常分布。显性的液体丢失如胃肠减压和腹腔引流量等较易识别,应关注发热、消化道内瘘等非显性丢失量。液体异常分布的情况包括水肿、严重脓毒症、高钠或低钠血症,肾、肝、心功能受损、术后液体积聚或再分布、营养不良和再营养综合征等,患者总体液量可呈过负荷表现,但有效循环血量仍存在不足,液体治疗时应注意纠正。

(四) 再评估

液体治疗的目的及方案需随患者病情演变而不断调整,出血、感染、代谢异常与器官功能障碍等均可随时影响对液体的治疗需求。因此,对接受静脉液体治疗的患者须进行反复再评估,及时调整液体治疗方案。对于液体复苏的患者,在复苏治疗后应再次分析患者的心率、血压、CVP、组织灌注、血乳酸水平、血 pH、碱剩余和尿量等,评估容量状态。

二、围手术期容量状态的评估

包括病史、体格检查、临床症状和实验室检查等。

(一) 病史

既往史及现病史对患者液体状态的评估极为重要,不同病史可反映出患者不同的容量状态,对液体治疗方案的制订有指导意义。

(二) 体格检查

通过详细的查体,可简单、快速、直观地获得择期手术患者术前、术中及术后的容量状态,经验性地判断液体容量并指导液体治疗。体格检查可为进一步完善后续临床及实验室检查提供参考及指导。

(三) 临床指标

包括无创检查和有创检查。对于一般择期手术患者多采用无创检查,如心电监护、血氧饱和度监测(SpO_2 吸空气 >90%,吸氧情况下 >95%)、血压(>90/60mmHg)、脉搏(60~100 次 /min)、呼吸(12~20 次 /min)等,在多数情况下可完成对一般患者的容量评估。少数择期大手术患者可能需要有创检查,这些指标包括 CVP、每搏输出量(stroke volume,SV,50~80ml)、心排血量(cardiac output,CO,4 500~6 000ml)、每搏量变异度(variation of stroke volume,SVV,<13%)、脉压变异度(pulse pressure variability,PPV,10.5%) 和中心静脉血氧饱和度($ScvO_2$,60%~80%)等。

(四) 实验室检查

常规检查包括血常规、凝血功能、肝肾功能、电解质和 pH(7.35~7.45)等,评估患者的血红蛋白、电解质平衡、酸碱平衡、凝血功能状态等。术前须完善对患者的实验室检查,避免术前准备不充分影响术中及术后液体治疗方案。术中需要检测的特殊指标包括:乳酸含量(0.5~1.7mmol/L)、动脉血二氧化碳分压($PaCO_2$,33~46mmHg,平均 40mmHg)、标准碳酸氢盐(standard bicarbonate,SB,22~27mmol) 和尿量等,术后需要检测的指标有电解质、血红蛋白、红细胞、白细胞和白蛋白水平等。

三、常见水电解质紊乱及处理

(一) 关于容量稳定

术前注意低容量的纠正:许多手术患者术前存在着低容量。除各种病伤所致内、外出血以外,诸如消化液的丧失、创面与引流液的丢失、体腔或肠腔积液及体液在创伤或感染区的渗出,即第三间隙体液隔离等都是造成低钠性脱水的常见因素,致细胞外液量(extracellular fluid volume,ECFV)及有效循环容量(effective circulatory volume,ECV)的减少。ECV 减少不足 10% 时,通过神经体液因素代偿,可不被察觉。ECV 的维护是内环境稳定中具有优先性的首要因素。

术后要防止容量扩张,对液体及钠盐输入应特别慎重,尤其当患者心肾潜在功能不足则可出现严重并发症。液体过负荷可致肺水肿,主要原因为肺泡毛细血管内压力升高导致肺泡液体渗出增加,肺间质或肺泡积液,影响血氧交换。临床表现根据病程不同而有所差异。肺水肿间质期,患者可主诉咳嗽、胸闷及呼吸困难,只表现轻度呼吸浅速,可无啰音。肺水肿液体渗至肺泡后,可出现咳白色或血性泡沫痰,表现为严重的呼吸困难,两肺满布湿啰音,血气分析可示低氧血症加重,甚至出现 CO_2 潴留和混合性酸中毒等。临床治疗可采用吸氧、强心、利尿、β_2- 受体激动剂、肾上腺糖皮质激素、减少肺循环血量等方法,必要时应用呼吸机及肾脏替代治疗。

(二) 关于电解质紊乱

围手术期电解质紊乱以钾、钠异常为主,尤以高钾血症和稀释性低钠血症(水中毒)为最紧急、最危险的两种情况。

低钾血症可因 K^+ 入量不足或丢失过多所致。轻度可表现为精神萎靡、神情淡漠、倦怠、四肢无力及心律失常等,严重可致呼吸肌及肌张力下降,腱反射减弱或消失,甚至出现因骨骼肌供血不足导致的肌肉痉挛、缺血坏死及横纹肌溶解等。根据低钾情况可选择经口服或静脉补充钾盐。静脉补充通常不超过 10~20mmol/h,若 >10mmol/h 时须进行心脏监护。纠正低钾血症的同时须注意监测尿量并治疗伴随的水电解质及酸碱平衡紊乱。

高钾血症,血清钾 >5.5mmol/L。围手术期严重的高钾血症常见原因为进入体内钾太多或排出减少,包括组织损伤(挤压综合征)、溶血、短时大量输入保存期较久的库血、静脉滴注含钾药物、严重酸中毒导致细胞内钾外移，以及各种原因的少尿型肾衰竭。严重时可出现微循环障碍(皮肤苍白、湿冷、麻木、酸痛等)，更严重的是可致心搏骤停意外发生。心电图早期出现高尖的 T 波,P 波波幅下降,随后出现 QRS 波群变宽。发现后立即停用含钾药物,予以紧急处理同时密切监测。常见方法包括：①10% 葡萄糖酸钙 10~20ml 稀释后缓慢静脉注射。②50% 葡萄糖液 50~100ml+ 普通胰岛素 6~12U(4~6g 葡萄糖加 1U 胰岛素)缓慢静脉注射。③肾功能正常时静脉或肌内注射呋塞米 40~80mg。④肾衰竭伴严重高钾血症(>6.5mmol/L)者,以紧急血液透析为最佳。

稀释性低钠(水中毒)在妇科多发生于宫腔镜手术患者。血 Na^+ 降至 135mmol/L 以下时,水向细胞内转移,依渗透压的平衡而分布于各种体液中,因血浆容量只占总体液 8%~9%,故循环血量增加不显著而主要为脑细胞肿胀引致的神经精神症状。血浆 $Na^+<120$mmol/L 时出现头痛、嗜睡、谵语、抽搐,血浆 $Na^+<110$mmol/L 常致死亡。轻症水中毒限制入水即可自行调节恢复,重症必须紧急救治,3% NaCl 1~2ml/(kg·h)可以 1~2mmol/(L·h) 的速度提升血钠,达 120mmol/L 后再缓慢在数天内提升至正常,血钠纠正过快可使中枢神经发生脱髓鞘损害。补钠同时应用袢利尿剂促使水分排出。

(三)关于酸碱平衡

代谢性酸中毒是因细胞外液中 H^+ 增加或 HCO_3^- 丢失导致的以 HCO_3^- 浓度降低为特征的酸碱平衡紊乱。轻度代谢性酸中毒无需特殊治疗,补充葡萄糖或生理盐水后多可自行缓解。采用乳酸林格液或醋酸平衡盐溶液作为载体溶液有助于避免高氯性代谢性酸中毒等不良反应。重度患者可输注 $NaHCO_3$ 纠正酸中毒。羟乙基淀粉(130/0.4)醋酸平衡盐溶液中的 Cl^- 浓度为 110mmol/L,羟乙基淀粉(130/0.4)

氯化钠注射液中 Cl^- 浓度为 154mmol/L,因此建议使用平衡型羟乙基淀粉(130/0.4)替代非平衡的羟乙基淀粉(130/0.4)氯化钠注射液,在纠正患者血容量不足的同时,避免继发代谢性酸中毒的风险。

在酸碱紊乱的处理中,外科医师通常对酸中毒注意较多而对碱中毒往往相对不够熟悉,实则代谢性碱中毒、呼吸性碱中毒都是围手术期常见的酸碱紊乱,其重要性毫不亚于酸中毒。胃肠道 H^+、Cl^-、K^+ 离子丢失,低容量、大量输血、利尿剂及抗酸剂应用,内、外源性皮质激素增多都是常见的围手术期代谢性碱中毒的成因。而严重感染特别是内毒素血症、重症肺炎及 ARDS、肝硬化与肝衰竭(肝肺综合征、肝性脑病)、甲状腺功能亢进症、焦虑乃至疼痛、高热、碱性药使用不当等都是围手术期常见的呼吸性碱中毒原因。碱中毒对机体的危害尤甚。轻症代谢性碱中毒经输注生理盐水、氯化钾可以恢复,纠正低氯低钾可使 pH 恢复正常,中等的代谢性碱中毒可口服氯化铵(1mol 的 NH_4Cl 经肝脏代谢生成尿素及 1mol HCl)以降低 HCO_3^-,而严重代谢性碱中毒当血浆 $HCO_3^- > 45mmol/L$、pH>7.6 时术前应尽快去除过多的 HCO_3^- 使 pH 降至 7.5 方属安全,可输入 0.1mmol/L 的 HCl 溶液。

四、小结

液体治疗的规范化是降低外科患者围手术期全身及局部并发症发生率的关键途径。近年来,随着加速康复外科理念的发展,更多提倡限制性补液方案。与传统观念的差异主要在于是否需要补充应激状态下渗入第三间隙的液体量。临床实践中,开放性与限制性液体治疗往往难以界定,标准不一,目标导向的围手术期液体治疗更有助于对治疗方案的确定。目标导向液体治疗(goal-directed fluid therapy,GDFT)指根据患者性别、年龄、体重、疾病特点、术前全身状况和血液循环容量状态等指标,采取个体化补液方案,更有利于术后快速康复及减少并发症。

(徐国才 金少文 王丽娟)

第五节 系统性红斑狼疮患者的围手术期处理

系统性红斑狼疮(systemic lupus erythematosus,SLE)是自身免疫介导的,以免疫性炎症为突出表现的弥漫性结缔组织病。血清中出现以抗核抗体为代表的多种自身抗体和多系统受累是 SLE 的两个主要临床特征,病情多表现为缓解与加重交替。SLE 好发于生育年龄女性,多见于 15~45 岁年龄段,虽然 SLE 合并妇科肿瘤的发病率总体较低,但临床上还是可以碰到这类患者。由于其病情常常累及多器官多系统,糖皮质激素和免疫抑制剂的长期使用,加上手术本身也可诱发和加重狼疮活动,进而加重器官损害,因此导致患者围手术期的耐受性差,并发症发生率高。结合以上临床特点,我们更需要对这部分患者采取更为细致全面的围手术期管理,以减少手术相关并发症。

一、术前准备

(一)病情评估

1. 尽量在 SLE 的病情缓解期手术。对于病情的活动性判断标准,现国际上最常用的就是系统性红斑狼疮疾病活动指数(systemic lupus erythematosus disease activity index,SLEDAI)评分系统,该评分系统是由各器官系统的表现组成,由医师判定在过去 10 天内不同系统的临床表现存在与否,并按规定给分,总分即为最终得分,它是目前狼疮随机临床试验最常用的评估工具之一,也是临床应用最广泛的 SLE 活动性评分系统。该系统也存在一定的局限性,如仅关注新近出现的器官损害或复发症状,对持续性损伤关注度不高,对疗效的评估敏感性较差。2002 年,更新发布了 SLEDAI-2000 评分系统,对蛋白尿、皮疹及脱发等内容进行调整,也对持续性损害给予了积分评价。新版评分系统内容包括:白细胞减少、血小板降低、发热、抗 ds-DNA 抗体增加、低补体、心包炎、胸膜炎、黏膜溃疡、脱发、皮疹、脓尿、蛋白尿、血尿、管型尿、肌炎、关节炎、血管炎、脑血管意外、狼疮性头痛、脑神经异常、视力受损、器质性脑病综合征、精神症状及癫痫发作,具体每项的分值由 1~8 分不等。根据该评分系统,可大致划分对应不同病情的轻重度。基于 SLEDAI-2000 评分标准,可将疾病活动分为轻度活动(SLEDAI-2000≤6 分)、中度活动(SLEDAI-2000 7~12 分)和重度活动(SLEDAI-2000>12 分)。术前评估,建议以 SLEDAI≤6 分及维持治疗的泼尼松 <10mg/d 为宜,考虑病情基本无活动。另外,实验室检查若血清抗双链 DNA 抗体滴度升高、血常规提示三系减少、红细胞沉降率增快、低补体血症(补体 C3、C4 下降),也提示病情活动。

2. 重要脏器的评估。包括脑、肾、心、肺及肝脏等,结合手术范围,全面判断患者的身体状态。

3. 凝血系统及血栓风险的评估。术前需完善凝血常规、血常规及下肢血管彩超结果,判断凝血功能。妇科恶性肿瘤患者本身多表现为高凝倾向,而 SLE 患者由于全身炎症反应和血管纤维蛋白样变性的病理改变,其内环境也常表现为高凝状态,因此术前需要结合以上检查全面评估血栓发生风险。

术前需要多学科联合会诊,包括风湿免疫科、麻醉科及重症监护病房,以全面评估患者围手术期的安全性及相关风险,制订围手术期管理治疗方案。

(二)用药评估

1. **糖皮质激素**　长期使用糖皮质激素会通过负反馈作用抑制患者的下丘脑 - 垂体 - 肾上腺轴,使肾上腺皮质萎缩变薄、脂肪变性、分泌激素的功能严重受损。手术应激容易导致出现急性肾上腺皮质功能不全的症状，如头晕、恶心、呕吐、低血压、低血糖，严重时出现急性肾上腺皮质功能衰竭而死亡。肾上腺皮质功能受抑制程度与皮质激素使用的量和时间有关，剂量越大，持续时间越长，激素治疗距手术的时间越近，肾上腺皮质应激能力受损的程度越大。根据 SLE 围手术期处理指南，长期使用糖皮质激素的患者围手术期需改用激素冲击治疗，剂量及时间根据手术大小而定：①小手术，如腹壁整形术或结肠镜检查，手术当天改用 25mg 氢化可的松或 5mg 甲泼尼龙单次用药。②中型手术，如胆囊切除术或部分结肠切除术，手术当天改用 50~75mg 氢化可的松或 10~15mg 甲泼尼龙单次用药，术后 24 小时恢复原剂量用药。③大型手术，如心胸外科大手术或胰十二指肠切除术，手术当天改用 100~150mg 氢化可的松或 20~30mg 甲泼尼龙单次用药，术后 24 小时恢复原剂量用药。

妇科肿瘤手术大多数为中~大型手术，笔者结合其科室情况，推荐剂量为甲泼尼龙 20mg 静脉注射，分别于术前 1 天、手术当天及术后第 1 天给药，连用 3 天后停药，恢复原术前口服激素用量，用药期间可适当加用 PPI 抑制剂保护胃黏膜，同时注意维持水电解质平衡。具体用药方案需术前经风湿免疫科及麻醉科共同协商后确定。

2. **免疫调节药**　根据 2017 年美国风湿病学会／美国髋关节和膝关节外科医师协会风湿性疾病患者择期全髋或全膝关节置换术围手术期抗风湿药物治疗指南，围手术期还是推荐继续沿用原剂量的甲氨蝶呤、羟氯喹、来氟米特及柳氮磺胺吡啶，对于严重 SLE 患者，也推荐继续使用当前剂量的甲氨蝶呤、吗替麦考酚酯、硫唑嘌呤、环孢素和他克莫司，但此类患者具体围手术期用药风险尚不明确。如为非严重 SLE 患者，术前 1 周停用吗替麦考酚酯、硫唑嘌呤、环孢素及他克莫司，如术后伤口愈合良好，无感染等异常，可于术后 3~5 天恢复原先用药。如 SLE 患者接受生物制剂治疗，如阿达木单抗、英夫利昔单抗、利妥昔单抗及贝利木单抗等，则推荐术前停用所有生物制剂，手术应安排在该生物制剂用药周期末进行，即在生物制剂药效最低时手术，以尽量减轻药物对围手术期的影响，如贝利木单抗推荐用法为每 4 周 1 次，则手术需在用药的第 5 周进行。如术后拆线或拆除皮肤钉后见伤口愈合良好，无红肿、渗液，也无其他部位感染征象，可重新恢复术前的生物制剂用药，通常为术后 14 天左右即可以重新用药。

值得注意的是，围手术期使用免疫抑制剂可导致严重的肝肾功能损害和骨髓抑制，从而增加围手术期并发症发生率及死亡率，其继续用药的安全性需要个体化考虑，建议以风湿免疫专科医师的意见为主制订用药方案。

3. **抗凝药**　根据具体药物的作用机制及手术的出血风险高低不同有相应的停药方案。①阿司匹林：术前停药 7~10 天，术后 12~24 小时继续用药。②氯吡格雷：术前停药 5 天，彻底止血后 12~24 小时可恢复用药。③口服抗凝药：如利伐沙班、达比加群酯及阿哌沙班，当术前评估术中及术后出血风险极低或较低时，如外阴活检、诊刮或宫颈活检等操作，可不给予停药，只需手术当天暂停口服抗凝药或延缓服用即可；当评估手术相关出血风险为中度时，如宫腔镜检查、冷刀锥切、腹腔镜探查或 45 分钟内的小手术，术前 24 小时停药，术后 12~24 小时内恢复原先用药；当手术相关出血风险较高时，如妇科恶性肿瘤手术、剖腹探查、卵巢癌减灭术或手术时间超过 45 分钟，术前至少停药 48 小时，术后 24 小时开始给予预防量低分子肝素桥接抗凝，直至术后 48~72 小时恢复原先口服用药。④普通肝素：术前 4~6 小时停药。⑤低分子肝素：术前至少停药 12~18 小时，绝大多数中度出血风险患者，术后 12~24 小时恢复用药，而高度出血风险患者，需推迟至术后 48~72 小时再恢复用药。

⑥华法林:术前停药5天,对于择期手术,要求用药患者的INR值≤1.4,如INR值超过1.5,需静脉注射1.0~2.5mg维生素K,对于合并妇科肿瘤的SLE患者,由于围手术期血栓发生风险较高,需在华法林末次用药后的1~2天内开始给予低分子肝素或普通肝素桥接抗凝,如术中止血彻底,则术后24~72小时开始恢复华法林原用药剂量,联用肝素抗凝治疗,直至PT/INR值为2~3,再停止肝素用药。⑦对于需要接受大手术但未服用抗凝药的患者,推荐在手术前12小时开始使用低分子肝素预防血栓直至术后35天。

4. **抗生素**　术前抗生素的选择遵循妇科手术的用药原则,妇科肿瘤手术多为Ⅱ类切口手术,推荐选择第2代头孢菌素类抗生素 + 甲硝唑,如有过敏史改用克林霉素,原则上第三代头孢菌素不用于围手术期预防感染用药,另外,青霉素会导致药物性狼疮,故SLE患者围手术期需避免使用青霉素类抗菌药物。

二、术中处理

由于SLE的患者常有多器官功能受损,如术前已有脑和肾的损害,手术时间应尽量缩短,术中麻醉用药、监护及脏器保护尤其重要。应选用对心、肝、肾损害及抑制肾上腺皮质功能较弱的麻醉药,尽量减少药物对重要器官的影响。同时采用浅低温部分体外循环,以保证重要器官的灌注。术中给予甲泼尼龙20mg静脉注射以渡过创伤应激反应阶段。

SLE患者长期使用糖皮质激素及免疫抑制剂,其本身的免疫系统对感染的抵抗力较低,术前需做好切口的消毒及严格执行手术过程中的无菌操作,同时在切皮前30分钟开始使用抗生素预防感染。

SLE患者术中创面及血管断端的结扎止血需彻底牢靠,多数患者合并低蛋白血症,组织水肿、质脆,电凝过度容易造成周围正常组织的副损伤,分离组织间隙过程中,注意尽量动作轻柔,中大型手术后要放置手术部位的引流管,有利于术后病情的观察和及时处理相关并发症。

三、术后处理

由于 SLE 患者基础病情的特殊性,其术后的处理尤其重要,相比普通的妇科肿瘤患者,有以下注意事项:

1. 术后需继续行糖皮质激素治疗,以应对手术应激,直至术后第 2 天恢复原激素用量,同时注意应用质子泵抑制剂保护胃黏膜,由于老年 SLE 患者使用苯并咪唑、兰索拉唑及泮托拉唑也可能诱导药物性狼疮,故需慎重选择用药。

2. SLE 患者通常基础病程较长,且疾病可累及全身多个系统,就算病情处于静止期,患者一般情况也较差,加上长期服用激素及免疫抑制剂,可抑制机体的免疫功能,常可诱发感染或加重感染,故推荐术后适当延长抗生素使用时间,如延长至术后 5~7 天。当术后发生感染时,可由于长期服用糖皮质激素掩盖了感染发展的症状,表现为不典型的腹膜刺激征,导致无法早期识别处理,因此对这部分患者术后需加强监护,密切注意其一般情况及专科情况。另外,由于 SLE 活动期常表现为发热,易与术后感染发热相混淆,可结合血常规及风湿相关检查鉴别,如活动期可出现白细胞减少,狼疮相关抗体明显升高、补体下降,而术后感染多为细菌感染,常表现为白细胞升高,抗生素治疗有效,因此这部分患者的术后症状需综合辨证分析处理,以免延误治疗。

3. SLE 患者本身就是血栓高发人群,术后应鼓励患者尽早下床活动以预防血栓及恢复胃肠道功能,常规应用抗凝药,密切注意引流液性状,如引流颜色变红,量明显增多,需注意凝血功能及血小板有无异常,及时停用抗凝药,或减量,同时给予输注红细胞、新鲜冰冻血浆及血小板等对症处理。

4. 妇科肿瘤手术多数为下腹部开放切口,以纵切口常见,常规拆线时间为术后 7 天,绝大多数伤口可以达到Ⅰ期愈合,而 SLE 患者由于皮肤受累,出现血管炎性反应,可有皮疹、溃疡或水肿等改变,长期应用的糖皮质激素可干扰或抑制与伤口愈合有关的生长因子的表达,且抑制蛋白质的合成,促进其分解,从而延缓 SLE 患者的伤口愈合或导致愈合不良,故对此类患者术后需增强营养,加强蛋白质摄入,必要时静脉滴注人血白蛋白,促进伤口愈合,根据伤口大小,适当延长拆线时间,建议术后 10~14 天拆线为宜。如出现伤口感染,应积极清创处理,同时行伤口分泌物培养及药敏试验,根据药敏结果选择相应抗生素治疗。

四、小结

SLE 患者作为妇科肿瘤患者中的特殊人群,由于其基础病程通常较长,可累及多器官系统,长期使用免疫抑制剂及激素,机体耐受力较差,围手术期不仅需要关注妇科肿瘤疾病本身,更要格外关注患者的基础病状况,推荐术前请麻醉科及风湿免疫专科医师全面评估病情及麻醉风险后,积极完善以上围手术期处理,尽量减少手术相关并发症,以平稳渡过围手术危险期。

(谢玲玲 梁锦坚 王丽娟)

参 考 文 献

1. GLADMAN DD, IBAÑEZ D, UROWITZ MB. Systemic lupus erythematosus disease activity index 2000. J Rheumatol, 2002, 29 (2): 288-291.

2. FANOURIAKIS A, KOSTOPOULOU M, ALUNNO A, et al. 2019 update of the EULAR recommendations for the management of systemic lupus erythematosus. Ann Rheum Dis, 2019, 78 (6):

736-745.

3. 陈志东.我国围手术期预防性使用抗菌药物中应关注的一些问题.上海医药,2016,37(05):15-20.

4. GOODMAN SM,SPRINGER B,GUYATT G,et al. 2017 American college of rheumatology/american association of hip and knee surgeons guideline for the perioperative management of antirheumatic medication in patients with rheumatic diseases undergoing elective total hip or total knee arthroplasty. The Journal of Arthroplasty,2017,32(9):2628-2638.

5. FAGER AM,DEANS E,JAMES AH. Perioperative Management of the gynecologic patient on long-term anticoagulation. Clinical obstetrics and gynecology,2018,61(2):278-293.

6. YLLI D,KLUBO-GWIEZDZINSKA J,WARTOFSKY L. Thyroid emergencies. Polish archives of internal medicine,2019,129(7-8):526-534.

7. PALACE MR. Perioperative management of thyroid dysfunction. Health services insights,2017,10:598613235.

8. 陈兵,陈璐璐,高鑫,等.成人甲状腺功能减退症诊治指南.中华内分泌代谢杂志,2017,33(02):167-180.

9. PEETERS RP. Subclinical Hypothyroidism. The New England journal of medicine,2017,376(26):2556-2565.

10. ROSS DS,BURCH HB,COOPER DS,et al. 2016 American thyroid association guidelines for diagnosis and management of hyperthyroidism and other causes of thyrotoxicosis. Thyroid:Official Journal of the American Thyroid Association,2016,26(10):1343-1421.

11. KRAVETS I. Hyperthyroidism:Diagnosis and treatment. American family physician,2016,93(5):363-370.

12. De LEO S,LEE SY,BRAVERMAN LE. Hyperthyroidism. Lancet (London,England),2016,388(10047):906-918.

13. JONKLAAS J. Update on the treatment of hypothyroidism. Current opinion in oncology,2016,28(1):18-25.

14. 葛均波,徐永健,王辰,等.内科学.9版.北京:人民卫生出版社,2018.

15. 中华医学会糖尿病学分会. 中国 2 型糖尿病指南(2017 版). 中国实用内科杂志, 2018, 38(4): 292-344.

16. 卢淮武, 陈勍, 周晖, 等. 妇科肿瘤诊治流程. 北京: 人民卫生出版社, 2019.

17. World Health Organization. Obesity and Overweight Fact Sheet, 2020.

18. 王海波, 逯彩虹, 李萍, 等. 女性肥胖患者妇科腹腔镜手术围手术期评估及管理初探. 腹腔镜外科杂志, 2015, 20: 233-236.

19. 赵玉沛, 杨尹默, 楼文晖, 等. 外科患者围手术期液体治疗专家共识(2015). 中国实用外科杂志, 2015, 35(09): 960-966.

20. 申振亚, 周发春, 杨洁. 围手术期水电解质紊乱临床诊治. 中国实用外科杂志, 2014, 34(02): 145-149.

21. PADHI S, BULLOCK I, LI L, et al. Intravenous fluid therapy for adults in hospital: summary of NICE guidance. BMJ, 2013, 347: f7073.

22. DELLINGER RP, LEVY MM, RHODES A, et al. Surviving sepsis campaign: international guidelines for management of severe sepsisand septic shock, 2012. Intensive Care Med, 2013, 39(2): 165-228.

第六章

其他异常情况的围手术期处理

第一节　妇科肿瘤合并妊娠患者的围手术期处理

　　妊娠期附件肿物的发生率为 0.05%~2.4%，常在专科检查或 B 超检查时发现，由于 B 超在产前检查中的普遍应用，本病常于妊娠中期前被发现。而妊娠中、晚期的子宫明显增大，会影响 B 超对附件区的探查。其他常见的妇科疾病包括子宫肌瘤、宫颈病变等。最常见的妇科恶性肿瘤是宫颈癌。因为涉及到胎儿发育，妊娠合并妇科肿瘤的处理颇为棘手。需要多学科团队的合作，尽量考虑到可能的治疗选择和规避风险。虽然孕妇身体的改变对围手术期的处理有较大影响，但是大多数孕期手术可以安全地实施，对某些特定病例，可以将手术推迟到分娩后。通常要根据肿瘤类型和孕周来决定手术方式。绝大多数的化疗药物可以用于孕 14 周后的妇女，但是不建议孕 35 周后应用。合并恶性肿瘤时，如患者不要求维持妊娠，则治疗原则与非妊娠期基本相同。以下对各类疾病分别进行详述。

一、妊娠合并附件包块

(一) 术前处理

1. 手术适应证 ①妊娠中期(14周)后仍持续存在或逐渐增大的卵巢包块,直径≥10cm。②卵巢包块直径<10cm,但包块持续存在,影像学检查提示肿物性质可能为恶性(如肿物内有实性成分或囊壁不光滑),伴或不伴肿瘤标志物升高。③附件囊肿发生扭转、破裂等需要急诊手术者。④肿瘤可能于分娩时阻塞产道。⑤出现严重的并发症,如压迫周围脏器并引起并发症等。可考虑开腹或者腹腔镜手术治疗,通常可以保留胎儿。但如果临床高度怀疑为卵巢恶性肿瘤,则建议直接开腹手术,甚至同时终止妊娠。大约50%的附件区良性包块为功能性囊肿(如黄体囊肿、卵泡膜黄素化囊肿等),其次为畸胎瘤、巧克力囊肿、浆液/黏液性囊腺瘤等。

2. 手术时机 整个孕期都可实施手术,但一般选择在孕10~18周,“逸仙妇瘤”推荐孕12周后处理。原因为妊娠中期时子宫和胚胎都处于相对稳定的状态(胎盘屏障已形成),子宫不易激惹,且增大的子宫不至于影响必要的手术视野,此时手术相关的流产率低,致畸率也较低,术中、术后并发症相对较少。早孕期发现的囊肿可能为功能性(如黄体囊肿等),通常于妊娠4个月前自然消退,如果囊肿持续存在,且>10cm,需要警惕赘生性肿瘤的可能性。同时,随着孕周的增加,肿瘤压迫引起流产相关症状、肿物造成产道梗阻等的发生率也相应增大,并且可能存在蒂扭转、破裂、感染,甚至恶变等并发症。

早孕期流产和药物致畸性风险相对较高,所以此时一般仅行急诊手术(如附件肿瘤扭转、破裂)。此外,随着辅助生育技术的普及,宫内早期妊娠合并异位妊娠(常为输卵管妊娠,自然情况下极其罕见)的发病率也增高,为了预防异位妊娠破裂大出血,一般也需要在早期妊娠时及时手术。孕晚期因为明显增大的子宫阻挡了手术视野,难度明显增大。急诊手术时,如妊娠晚期胎儿肺发育已经成熟,宜先行剖宫产,取出胎儿后再同时切除或剥除良性肿瘤。如果不需要急诊处理,一般建议推迟到剖宫产时或阴道分娩后再处理。

3. 术前检查和用药

(1) 影像学检查:胎儿的致死性放射剂量为 100mGy,在合适遮挡了孕妇腹部后,胎儿放射暴露 <0.1mGy,故 X 线检查是允许的。与 CT 相比,术前检查优先选用 MRI 和超声检查。

(2) 建议查肿瘤相关标志物,如 CA125、人附睾蛋白 4、癌胚抗原、CA19-9、乳酸脱氢酶等。但需要注意的是妊娠期甲胎蛋白、hCG 和 CA125 会出现生理性的升高。

(3) 抗生素应用:根据手术切口分类规范使用抗菌药物。Ⅰ类切口手术可短程预防用药,于手术前 30 分钟静脉应用,预防用药时间一般不超过 24 小时。头孢菌素类抗生素为首选,一般不用喹诺酮类药物。

(4) 预防流产和早产:手术的主要风险为早产、流产和胎儿窘迫。早孕期需用外源性孕激素保胎,中晚期妊娠时,如出现宫缩可用宫缩抑制剂(但不常规预防性使用)。若术前有先兆流产/早产征象,除有急诊手术适应证外,应根据孕周选用黄体酮、硫酸镁、利托君、阿托西班等药物安胎治疗,待病情稳定后再实施手术。

(二) 术中处理

1. 手术注意事项　　进腹后应详细探查盆腹腔,了解卵巢包块与子宫及其他盆腔脏器的关系,尽量不触碰子宫体。根据探查情况决定手术方式,如囊肿剥除术、囊肿穿刺术、附件切除术、囊肿扭转复位术等。妊娠子宫增大、充血明显,手术时需要尽量避免牵拉子宫。与非孕期相比,手术野明显受影响,手术难度增加。如果需要继续妊娠,为了母儿安全,需要尽量缩短手术时间。如果附件肿物在增大的子宫后方,首先小心牵出,如为卵巢/系膜囊肿或巧克力囊肿,无扭转,无恶性表现,则切开卵巢或囊肿包膜,予以剥除;如为囊肿扭转导致卵巢坏死,则切除附件;若粘连严重,则手术野外的粘连可不给予分离,以减少出血,降低手术难度,缩短手术时间;同时,为避免分离周围粘连过度刺激子宫,可仅穿刺抽吸囊液,缩小卵巢肿物,并行活检术,必要时术中送冷冻切片病理检查,如为良性病变可关腹,如为恶性病变,则需要扩大手术范围,参照下面妊娠合并妇科恶性肿瘤的内容进行处理。

2. **开腹手术**　如果肿瘤较大,特别是怀疑恶性肿瘤时,应行开腹手术,且要选择纵切口,足够大。

3. **腹腔镜**　由于妊娠期的特殊性,良性疾病需要手术治疗时,腹腔镜通常比开腹手术更具有优势,且一般不影响母儿结局。优点如下:①腹腔镜视野清晰、开阔,术中可详细探查盆腹腔,尤其对开腹手术中的探查"盲区"(如肝脏、膈下等)可详细检查,有助于诊断及发现隐匿病灶。②无需传统手术的开、关腹,缩短了手术和麻醉的时间;且降低了伤口感染率。③术中对子宫的刺激更少、术后疼痛更轻。有助于术后更早下床活动,缩短了术后排气时间,降低了血栓性疾病的风险。④除外手术野有致密粘连的患者,术中几乎可以不触碰肠管,术后更快恢复排气,发生肠粘连的风险降低。⑤因为上述优势,使得麻醉药物、止痛药物和宫缩抑制剂的使用减少,降低了早产/流产等母儿并发症的发生率,减少了平均住院日。

腹腔镜注意事项:①标准的气腹压(12mmHg)、体位(为仰卧位,左侧倾斜 15°~30°)、合理的呼气末 CO_2 分压和严格的血压控制在基础压 20% 内波动,为麻醉和手术的成功提供了基础,可以明显降低孕妇酸中毒及胎儿缺氧的风险。②为避免损伤增大的子宫(损伤多为第 1 个 Trocar 盲穿所致),应当根据包块和子宫大小选择不同的穿刺点。如子宫底位于脐下≥4cm,可在脐孔进行穿刺;中晚孕期可于宫底或卵巢包块上方 5~6cm 脐与剑突连线上放第一个 Trocar,也可选择锁骨中线上、肋缘下 2~3cm 处穿刺。若患者有腹部手术史,置镜孔应至少距旧瘢痕边缘 4~5cm,此时建议小切口开放性切开腹壁全层,指腹探明光滑腹膜后再置入 Trocar。其他穿刺孔也应适当上移,但操作孔不建议超过脐水平,否则常规操作器械的长度难以到达盆底部位。穿刺时应提高腹壁以加大子宫与腹壁间的距离。③术中尽量用双极电凝止血,少用单极(易致热损伤),术毕用温生理盐水冲洗盆腹腔(避免冷的液体刺激子宫)。④也可选用单孔腹腔镜或无气腹腹腔镜手术,前者的优点是穿刺孔较大,有助于取出切除的标本;后者可避免 CO_2 气腹产生的影响。但缺点是对操作技术要求更高,需要更长的学习曲线,手术时间可能延长,对子宫和胎儿的损伤可能增加。

4. **麻醉** 妊娠早期胎儿器官尚未形成,需要关注麻醉药物的致畸性问题。在妊娠中期以后,由于胎儿器官已相对发育完成,麻醉药物较为安全。开腹手术采用腰/硬膜外麻醉,腹腔镜通常需要在全身麻醉下进行。只要选择得当,麻醉对母胎预后的影响并无明显差异。麻醉时需注意:①存在困难气道的风险较高,术中气道管理需谨慎。妊娠期会出现症状性或无症状的胃食管反流,全身麻醉诱导前建议给予胃酸抑制剂和 5-HT$_3$ 抑制剂。②诱导时可以使用中等剂量的阿片类药物和神经肌肉阻滞剂,维持血流动力学状态稳定。③病情严重者剖宫产手术期间需要将血压维持在接近基础值的相对较窄的范围内,避免先兆子痫的风险。

5. 术中其他注意事项

（1）手术体位：增大的子宫压迫了下腔静脉，使心脏的回流血量下降，心输出量下降，可能导致孕妇低血压、术中胎盘血流灌注减少。因此，建议中晚孕患者取仰卧位时向左倾斜 15°~30°。

（2）手术开始前及清醒后常规监测胎心率，晚孕期给予胎心监护。

（三）术后处理

1. 术后给予常规吸氧　吸氧时间为 4~6 小时，如为良性的卵巢肿瘤，可于术后 6 小时拔除尿管。根据孕周的不同，术后可给予超声、胎心监护等了解胎儿情况，出院后应按照高危孕妇的管理于门诊规律产前检查。

2. 术后抗生素应用　Ⅰ类切口术后可不追加抗生素。若手术难度大、耗时长，如伴有感染等高危因素，或恶性肿瘤分期 / 细胞减灭术，手术时间 >3 小时，出血量 >1 500ml 等，除了术中追加抗生素 1 次外，术后可延长使用 24~48 小时，污染手术可根据患者情况酌量延长。

3. 预防流产和早产　术后可以继续给予安胎药物维持治疗 2~3 天，抑制子宫收缩。

4. 预防血栓　妊娠期有高凝倾向，为预防深静脉血栓甚至肺栓塞，建议术后及早活动，必要时皮下应用预防量的低分子肝素。

5. 心理干预　患者要承受对手术效果的担心和对胎儿可能影响的双重心理压力，引起自主神经功能、内分泌功能和免疫功能的紊乱，应给予相应的心理干预。

6. 随访　术后随访多无流产或早产发生，可顺利分娩，新生儿窒息、畸形发生率无差别。随访至婴幼儿期（3 岁内），在大动作、精细动作、语言、认知能力、社交行为等方面无明显区别。但子代预后尤其是远期预后仍然是手术最大的顾虑之一。

二、妊娠合并宫颈病变

(一)宫颈息肉

常见由富含血管的结缔组织组成,被覆柱/鳞状上皮,可表现为妊娠期出血。绝大多数是良性病变(恶变率约1.7%),特别是有"宫颈息肉"病史的患者。一般采用期待疗法,即每次产前检查时行阴道窥视检查,如息肉无色泽、大小、外观的明显改变,可以等待生产后处理。如果发现息肉增大、菜花样外观等怀疑恶变时可以摘除或者活检,但因为孕期充血明显,需要明确止血。亦有研究认为息肉的冷冻治疗较为安全。

(二)宫颈上皮内瘤变(cervical intraepithelial neoplasia, CIN)

孕期宫颈细胞学异常的发生率为5%~8%。诊断过程与非妊娠期类似,如孕妇未行定期宫颈癌筛查,且有异常阴道流血,可行宫颈细胞学和/或HPV检查。如细胞学为低级别病变,可推迟至产后再行进一步检查、处理。如肉眼可见宫颈外观异常,或细胞学为高级别病变(high-grade squamous intraepithelial lesion, HSIL)、非典型腺细胞(atypical glandular cells, AGC)、原位腺癌(adenocarcinoma in situ, AIS),则需行阴道镜下活检,排除浸润性癌。为避免流产,孕期禁止宫颈管搔刮。一旦排除浸润性癌,宫颈癌前病变可推迟至产后再处理,但需要每隔1~2个月进行细胞学和/或阴道镜检查。"逸仙妇瘤"推荐妊娠期宫颈锥切只用于细胞学或组织学可疑浸润癌时,可于孕14~20周进行,目的是获取足够的标本进行病理学检查。妊娠期间高雌激素状态使得鳞柱交界明显外移,锥切不需要很深,应仔细缝合,彻底止血,避免损伤宫颈管内口,减少术后出血、流产/早产的发生。妊娠合并CIN不是剖宫产的适应证,可以经过阴道分娩。产后6周应用阴道镜评估宫颈病变。

三、妊娠合并子宫肌瘤

子宫肌瘤是最常见的女性生殖道良性肿瘤,一般不会对妊娠产生不良影响,并且罕见恶变。妊娠期大约50%~70%的子宫肌瘤大小改变不明显,22%~32%会增大,另有8%~27%反而缩小。在产后3~6个月复查时,大约有90%的肌瘤会比早孕期检查时的体积缩小。所以,绝大多数妊娠期子宫肌瘤仅需要严密监测,了解肿瘤变化情况及是否引起并发症。一般不建议妊娠期行子宫肌瘤剔除术,或者因为子宫肌瘤终止妊娠。妊娠期子宫肌瘤红色变性引起的疼痛,多可以通过药物保守治疗后好转。如怀疑恶变,围手术期处理可参考妊娠合并妇科恶性肿瘤。

四、妊娠合并妇科恶性肿瘤

罕见,应该由妇科肿瘤专科、产科、麻醉科、儿科、放疗科和相关的外科医师共同商议决定个体化的治疗方案。

(一)术前处理

1. 手术时机

(1)手术干预与产科治疗时机的选择主要取决于症状、孕周、肿瘤的组织学类型与分期。无论是否保留胎儿,原则上恶性肿瘤应该尽早手术治疗。对于卵巢癌来说,孕22周左右通常可以进行充分的术中评估,虽然分娩后再手术可避免麻醉药物对胎儿的影响,但推迟手术时机并不可取。如果子宫过大,术中不能充分评估腹膜和直肠子宫陷凹的情况,可于产后行再分期手术。如果是孕中期或孕晚期诊断的低度恶性肿瘤,手术甚至可以推迟到产后。对于进展期的上皮性癌来说,孕20周前建议直接终止妊娠;若患者极力要求继续妊娠,应该进行活检或者附件切除术,明确诊断后给予铂为基础的化疗,产后需进行肿瘤细胞减灭术。

(2)病情严重者,如肿瘤晚期、进展快、预后差,或急症患者,不管孕周如何,均应立即终止妊娠,同时行相应的手术和 / 或其他治疗。

(3) 孕中、晚期在终止妊娠前进行手术治疗,则手术难度、出血风险及麻醉风险都会增加。如果产科干预后再手术,则因为激素水平逐渐恢复正常,肿瘤血供减少,肿瘤体积缩小,使得上述风险降低。

2. 术前检查和用药　参考妊娠合并妇科良性肿瘤。术前可给予 B 超、MRI 等相对安全的检查,以了解病变范围及胎儿状态。

(二) 术中及术后注意事项

1. 绝大多数的宫颈癌和外阴癌建议采用剖宫产终止妊娠,而绝大多数卵巢癌患者可以采用阴道试产。可参考妊娠合并妇科良性肿瘤。

2. 麻醉主要取决于母体的基础情况,妊娠合并妇科恶性肿瘤,对于病情严重、操作配合欠佳的患者首选全身麻醉。需要注意的是,妇科恶性肿瘤围手术期并发症发生的风险和严重程度会增加。

3. 如果需要采用后续治疗,如化疗、内分泌治疗、靶向治疗和 / 或免疫治疗,则不建议母乳喂养。如不再继续进行化疗或靶向治疗,且距离上次治疗时间达到 3 周,可以进行母乳喂养。

4. 随访参考妇科恶性肿瘤各自标准,主要目的是检查肿瘤有无复发,处理可能存在的并发症。如果保留了胚胎或者胎儿,应按照高危妊娠到产科医师处产前检查,严密监测,并且决定分娩方式。复查内容可能包括体格检查、影像学检查、实验室检查。

(梁金晓　王丽娟)

第二节　胸腹腔积液患者的
围手术期处理

妇科肿瘤合并胸腹腔积液，临床上时可遇见。

正常情况下，胸膜壁层和脏层之间有微量液体，使两层胸膜保持润滑，减轻呼吸运动时的摩擦。胸腔液体不断产生，又不断吸收，处于动态平衡。任何病理因素使其产生加速和吸收减少时，就会形成胸腔积液。胸腔积液的病理因素，通常有胸膜毛细血管静水压增高（如充血性心力衰竭、缩窄性心包炎、上腔静脉受阻等）、胸膜毛细血管壁通透性增加（如胸膜炎症、结缔组织病、胸膜肿瘤、肺梗死、膈下疾病等）、胸膜毛细血管内胶体渗透压降低（如低蛋白血症、肝硬化、肾病综合征等）、壁层胸膜淋巴引流功能障碍（如癌性淋巴管受阻）和损伤（如肋骨骨折、主动脉破裂等）。

正常腹腔内仅有少量液体，一般不超过 200ml，腹腔内积聚过量液体即为腹水。它可由多种不同性质疾病引起，亦可能为全身水肿的突出表现。一般腹水达 1 000~1 500ml以上时，可经移动性浊音检查发现。腹水的病理性因素通常为血液静脉压增高（如心力衰竭、肝硬化等）、胶体渗透压降低（白蛋白下降）、淋巴回流受阻（如肿瘤压迫）和肾脏损伤（肾血流减少、肾小球滤过率下降）等。

胸腹腔积液，需考虑为合并内科相关疾病所致还是肿瘤本身引起。内科相关疾病，比如心功能不全、肾功能不全、肝硬化、低蛋白血症等。肿瘤本身相关，多见于卵巢肿瘤患者。良性卵巢肿瘤如卵巢纤维瘤，可同时合并胸腹腔积液，称之为"Meigs 综合征"。此类患者，进行手术切除肿瘤后，胸腹腔积液往往可自行消退。更多时候，由于肿瘤细胞在盆腹腔、胸腔内种植播散，直接损伤胸腹膜毛细血管，使血管通透性增加，导致液体及蛋白渗入胸腹腔。所以，胸腹腔积液也常为晚期卵巢癌患者的表现之一。

一、完善相关病史采集和检查,进行相应鉴别

仔细询问患者:有无肝炎、高血压、糖尿病、肾病、心脏病等内科疾病,如果有,进行过什么治疗,此次发病之前,控制情况如何,是否有病情加重。然后完善全腹 MRI/CT、胸部 X 线/CT,或者胸腹部 B 超,有条件者可完善 PET-CT;完善生化、凝血、血常规、肝功、肿瘤标志物等相关检查。最后,需要根据病史、体格检查和实验室检查,明确几个问题:

(一)有无胸腹腔积液,如果有,程度如何

对于胸腔积液患者来说,少量积液,症状多不明显,常无明显体征,或仅见患侧胸廓呼吸运动度减弱。中等量以上积液,患者可有气短、胸闷;大量积液因纵隔脏器受压而出现心悸,呼吸困难甚至端坐呼吸并出现发绀。查体常见呼吸浅快,呼吸运动受限,肋间隙丰满,心尖冲动及气管移向健侧,语音震颤和语音共振减弱或消失,在积液区可叩得浊音,听诊积液区呼吸音减弱或消失。如大量积液伴胸膜增厚和粘连,则叩诊为实音。从胸片上来看,少量积液主要表现为患侧肋膈角变钝。中量积液为积液量超过整个膈面,立位后前位胸片主要表现为患侧肋膈角消失,患侧下肺野均匀致密,上缘呈外高内低的弧线影,膈肌显示不清。大量积液指积液面内上缘超过肺门角水平,表现为患侧肋间隙增宽,患侧肺野大部分均匀致密,纵隔向健侧移位。

对于腹腔积液来说,需排除其他原因引起的腹部膨隆,如肥胖、胃肠充气、卵巢或其他脏器囊肿等。对于患者而言,少量腹腔积液其症状及体征通常不明显,行水坑试验可判断 120ml 以上的腹水存在。中量及以上腹腔积液,患者腹部一般会有膨隆的外形,侧卧位或坐位时,叩诊移动性浊音等于或少于脐水平线。如果大量腹腔积液,患者可能会有呼吸困难、下肢水肿、心悸等表现,而侧卧位或坐位时,叩诊

移动性浊音在脐水平以上。如果积液量达 3 000~4 000ml 以上,可以出现液波震颤的体征。相对于查体,影像学检查一般能够给我们提供更加具体和详细的信息。

(二)肿瘤的相应情况

肿瘤是多发转移,考虑为晚期?还是局限于卵巢,考虑为早期?如果影像学考虑腹膜、大网膜、肠系膜、胸膜等增厚,盆腹腔多个脏器受累,肺部已经看到结节,血清肿瘤标志物明显升高,那么胸腹腔积液往往是恶性肿瘤转移的表现之一。如果影像学仅仅考虑卵巢部位肿瘤,无其他部位转移迹象,却同时伴有胸腹腔积液,患者一般情况尚可,则要考虑卵巢纤维瘤的"Meigs 综合征"可能。

(三)有无合并内科疾病情况

①有无结核可能?如发热、盗汗、PPD 试验(+)等。②有无肝脏疾病?如面色灰暗,皮肤、巩膜黄染,肝掌、蜘蛛痣、脾大、恶心、食欲缺乏、腹壁静脉曲张,转氨酶及胆红素异常等。③有无肾病的表现?如少尿,眼睑水肿,尿蛋白阳性,肌酐、尿素氮升高等。④有无心脏疾病?如心悸、心律不齐、瓣膜杂音、心室扩大、颈静脉怒张、肝颈静脉回流征阳性、其他部位水肿等。⑤有无水电解质失衡?⑥有无低蛋白血症?⑦有无血液浓缩和高凝状态?

二、胸腹腔积液对于妇科肿瘤患者围手术期的影响

如果患者合并少量胸腹腔积液,一般无明显自觉症状,如其生命体征平稳,水电解质平衡,白蛋白不低或稍低,此时一般不需要特殊处理。如为术前和术中出现此种情况,患者往往可耐受麻醉和手术。如为术后出现,需考虑是否手术创伤后、炎症性反应等表现,多数可先观察,视情况 1~3 天后复查胸部 X 线、B 超、生化等指标。

如果患者有大量胸腹腔积液,则情况往往比较复杂。

对于胸腔大量积液患者：①如果是术前，患者可能有胸闷、咳嗽、气促、心悸等表现；往往会增加气管内麻醉风险，甚至无法行气管内麻醉。②对于术后突然出现大量胸腔积液的患者，需要警惕补液过快过多造成的心力衰竭、肺部感染造成的炎性渗出的情况。同时因手术创伤、免疫力低下等情况，患者往往更加容易出现胸闷、气促、血氧下降、肺部感染，甚至败血症的严重情况。

对于腹腔大量积液患者：①术前患者有明显腹胀、食欲缺乏、恶心、呕吐，甚至气促的可能。大量腹水压迫肾脏，患者还可出现尿少，甚至血压下降、表情淡漠等情况。②在术中抽吸腹水时，如果速度太快，大量腹水短时间内吸走，会使原本受压的血管迅速扩张后造成相对血容量不足、血压下降，甚至休克可能。③至于术后，因为常规放置引流管的缘故，患者较少出现大量腹水的情况。如果没有放置引流管，或本没有腹水或术中已经吸尽腹水的患者突然出现大量腹水，需警惕术中损伤的可能。如行盆腹腔淋巴结切除术后的淋巴回流障碍、损伤输尿管后造成腹腔内漏尿、损伤血管或止血不彻底造成出血等可能。此时患者可能有腹痛、腹胀、腹膜刺激征（+）、发热、血压下降，甚至休克等相关表现。

三、围手术期胸腹腔积液患者的处理

1. 完善病史、体查、辅助检查后，进行相应鉴别，明确患者胸腹腔积液的病因，是妇科肿瘤相关，还是内科合并症相关。如果为内科合并症，请相应科室医师会诊，积极治疗原发病。

2. 需要手术医师与麻醉科医师、相应内科医师（如考虑为相应内科合并症者）协同会诊。根据患者年龄、一般情况、病情、治疗情况、实验室检查结果、手术类别、麻醉方式等制订合理治疗方案。一般来说，妇科肿瘤患者进行的多

是限期的中、大型手术。如果综合评估后可耐受麻醉和手术操作，则可考虑先行手术处理，围手术期加强监护。如果综合评估后患者目前一般情况不适合麻醉和手术，则先进行相关合并症处理，待一般情况改善后再考虑手术治疗或视肿瘤情况考虑改行放化疗、姑息治疗等其他治疗。

3. 如果患者胸腹腔积液已经有明显症状，或影响麻醉、手术，可进行 B 超引导下胸腔 / 腹腔穿刺置管引流术。对于胸腔穿刺减压抽液，首次不超过 600ml，以后每次不超过 1 000ml，以防止第一次大量迅速抽液后出现复张后肺水肿。如为脓胸，每次尽量抽尽，并行细菌培养和药敏试验。对于恶性胸腔积液，可注射抗肿瘤药物或硬化剂诱发化学性胸膜炎，促使脏层与壁层胸膜粘连，闭合胸腔，防止液体重新积聚。对于腹腔穿刺抽液，放液不宜过快、过多，尤其肝硬化患者，一次放液不能超过 3 000ml，过多放液可诱发肝性脑病和电解质紊乱。但在维持大量静脉输入白蛋白（40~60g/L 腹水）的基础上，也可大量放液，可于 1~2 小时内排出 4 000~6 000ml 腹水，甚至放尽。如为血性腹水，仅留取标本送检，不宜放液。留取胸腹腔积液，可进行胸腹腔积液常规、生化、细胞学等相关检查，寻找恶性肿瘤转移的细胞学证据。如果是手术当中放胸腔积液、腹水，应及时与麻醉医师沟通，注意严密监测生命体征。

4. 围手术期注意及时发现和纠正水电解质紊乱、低蛋白血症等相关情况。血清白蛋白较低者，可视情况每天补充 20~60g 白蛋白，尽量维持白蛋白在 35g/L 以上。因妇科肿瘤患者多年纪大，合并症多，一般情况较差，补液时需注意速度不可太快，补充白蛋白时注意适当利尿。如有条件，可在中心静脉压监测下进行补液。

5. 根据术中情况，留置腹腔引流管，每天注意腹腔引流液的量和性状。如果考虑为术中损伤所致引流液大量增多，可考虑根据引流液性状，行引流液肌酐、乳糜实验等相关检查进行相应鉴别。术中考虑患者为较多粟粒样病灶,难以切除干净,有条件者可考虑术中放置腹腔热灌注管,术后行腹腔热灌注治疗,对控制恶性腹水也有较好的效果。

(谢晓飞 王丽娟)

第三节 儿童患者的围手术期处理

国际上界定儿童是指 18 岁以下的任何人。儿科学中对儿童的界定分 7 个期,包括胎儿期(在母亲体内的时期)、新生儿期(0~28 天)、婴儿期(1 周岁之内)、幼儿期(1~3 岁)、学龄前期(3~7 岁)、学龄期(7 岁到青春期)及青春期(10~20 岁左右),年龄跨度从 0 岁到 20 岁左右。而临床上儿科医师主要负责的年龄跨度一般为 0~14 岁。

与成人相比,儿童的妇科肿瘤患者有其不同的特点,因为儿童时期是机体处于不断生长发育的阶段,因此表现出的基本特点有三方面:

1. 个体差异、性别差异和年龄差异都非常大,无论是对健康状态的评价,还是对疾病的临床诊断都不宜用单一标准衡量。

2. 对疾病造成损伤的恢复能力较强,常常在生长发育的过程中对比较严重损伤的转归可以为自然改善或完全修复,因此,只要渡过危重期,常可满意恢复,适宜的康复治疗常有事半功倍的效果。

3. 自身防护能力较弱,易受各种不良因素影响导致疾病发生和性格行为的偏离,而且一旦造成损伤,往往影响一生。

在儿童妇科肿瘤患儿的围手术期管理时,我们不使用治疗的字眼,因为管理确实不是单纯的治疗,还需要对患儿进行心理辅导。肿瘤很可能是一个长期的治疗过程,术者应该与可以交流的患儿和家长充分沟通，获得患儿的信任，让他明白疾病。当患儿明白疾病并不神秘，并不可怕，对围手术期的恢复和依从性大有帮助。"逸仙妇瘤"收治不少的儿童妇科肿瘤患儿，我们的医师和护士都对孩子有加倍的耐心，虽然有时候疾病的预后并不尽如人意，但是孩子在这一过程中并不会产生强烈的抗拒。

以下将从心理管理、肠道管理、液体管理、输血管理、术后止痛、术后护理与术后饮食几方面简述儿童妇科肿瘤的围手术期处理。

一、心理管理

儿童心理对疾病的影响常被忽视，特别是新生儿，更不被重视，觉得新生儿的痛觉是很不敏感的。随着医学模式从生物医学模式向生物 - 心理 - 社会医学模式的转换，心理因素已列为手术决定性条件之一。为了减少对患儿的精神打击，有人把吸入麻醉剂灌入玩具娃娃中，使婴儿抱着玩具不知不觉地入睡，然后再从母亲怀中将患儿抱入手术室。在母亲怀中或嬉戏下注射睡眠麻醉剂，患儿在母亲怀中睡着后送入手术室，远比把孩子强行拖入手术室，任其在手术台上哭闹好得多。这种强行拖入手术室的方法对患儿不好，对家长也不好，对医护人员的情绪也有影响。"安静接送患儿"应视为现代儿童手术的基本要求。当然，把麻醉剂灌入玩具娃娃中这个事情作为妇科肿瘤医师并不能完成，而且也不推荐妇科肿瘤医师在没有新生儿科医师的密切帮助下对新生儿进行手术治疗。对于年长儿，尤其注意心理保护，避免刺激性语言。手术前夜，应尽量创造温馨、安静的环境，使患儿能够得到充分休息。呵护患儿，明白他们有感受并且受到了打击以后远远比成人软弱得多，这是我们在对儿童妇科肿瘤患儿进行围手术期管理的时候必须明白的事情。

二、肠道管理

(一) 术前消化道准备

1. **术前饮食及禁食**　手术前晚改为半流质或流质饮食。新生儿及婴幼儿因胃排空时间较快,禁食时间不必过长,除了确有必要禁食者外,婴儿仍应维持每 4 小时喂奶 1 次的习惯,术前 4 小时开始禁食。较大儿童与成人一样,应在术前夜 12 点后禁食、水,以防在麻醉时出现呕吐和误吸。

2. **胃肠减压**　妇科肿瘤手术,尤其是估计手术范围影响到胃的,一般于术前应常规放置胃肠减压管。

3. **灌肠**　妇科肿瘤手术,特别是卵巢肿瘤的手术,估计术中需切除部分消化道或造瘘等,术前应清除肠腔粪便,应用等渗温盐水灌肠,不宜用大量肥皂水或清水灌肠,以防发生水中毒。

(二) 术后腹胀的处理

儿童妇科肿瘤手术常经腹部进行,术后常常发生腹胀。由于长时间腹胀,使膈肌上升影响呼吸,也可增加心脏的负担,还会影响腹部切口的愈合。引起腹胀的主要原因是疾病本身,如腹膜炎时引起肠麻痹;其次是水、电解质平衡紊乱,如血钾低可导致肠壁肌肉松弛,出现腹胀;另外,术中肠道神经不同程度的损伤,如手术时肠管暴露时间过久,操作中过度刺激肠管,均可引起肠麻痹而致腹胀;再有患儿哭闹,吞咽大量空气,肠腔内氮气潴留,也是造成腹胀的原因。应针对引起腹胀的原因,采取适当的措施进行预防和治疗:①术前小儿适当镇静、麻醉诱导过程平稳,勿使哭闹而吞入大量气体。②手术操作轻柔,减少肠管暴露和损伤。③持续有效的胃肠减压。④及时纠正水电解质紊乱,低钾者及时补钾。⑤有腹膜炎时,须经静脉给予足量广谱抗生素控制感染。⑥高浓度氧气(含氧 90%~95%)吸入,可取代肠腔内的氮气,经过一定时间氧气被吸收,腹胀即可减轻。⑦使用 5% 高渗盐水 50~100ml 灌肠,可增加肠蠕动。⑧为排出结肠内积气,可留置肛管。

在治疗腹胀过程中,应严密观察病情的发展,若选用以上方法处理无效时,要随时拍摄腹部卧直立位 X 线片,必要时 6~12 小时重复摄片,以作比较。经上述保守治疗无好转,应剖腹探查。

在置入胃管的时候有一个特别需要注意的是儿童胃壁薄,不耐受小面积持续高负压的吸引。结肠胀气使用胃管减压无效,需使用肛管排气,但是排气的同时也要非常小心,以免造成肠穿孔。

三、小儿液体管理

要实现小儿液体的正确管理,须首先了解小儿的生理特点,以及伴随其生长发育所发生的变化。

(一) 体液总量和分布

体液占人体体重的 1/2 以上,胎儿期到儿童期的生长发育过程中,机体体液的比例发生着巨大的变化。年龄越小,体液所占体重比例越大,主要是间质液量的比例较高,而血浆和细胞内液量的比例与成人相近。

既然要管理体液,我们就应该知道循环量异常时候的表现。第一,循环血量过多时,患儿可能出现心率增快,甚至心力衰竭的表现。第二,循环血量过少时,患儿可能出现脱水的表现。脱水分为轻度、中度和重度脱水。不同程度脱水的临床表现如下:

• 轻度脱水:失水量占体重的 5% 以下 (30~50ml/kg)。患儿精神正常或稍差;皮肤稍干燥,弹性尚可;眼窝、前囟轻度凹陷;哭时有泪;口唇黏膜稍干;尿量稍减少。

• 中度脱水:失水量占体重的 5%~10% (50~100ml/kg)。患儿精神萎靡或烦躁不安,皮肤干燥,弹性差;眼窝、前囟明显凹陷;哭时少泪;口唇黏膜干燥;四肢稍凉,尿量明显减少。

• 重度脱水：失水量占体重的 10% 以上（100~120ml/kg）。患儿呈重病容，精神极度萎靡，表情淡漠，昏睡甚至昏迷；皮肤灰白或有花纹，干燥，失去弹性；眼窝、前囟深度凹陷，闭目露睛；哭时无泪；舌无津，口唇黏膜极干燥；因血容量明显减少可出现休克症状如心音低钝、脉细而快、血压下降、四肢厥冷、尿极少或无尿等。

1. **新生儿** 新生儿心血管代偿能力差，新生儿肾脏发育尚未完善，肾小球滤过率仅为成人的 15%~30%，肾小管未充分发育，肾脏维持水和电解质正常的能力比成人差。我们认为妇科肿瘤医师不应该在没有小儿外科学的专业医师指导下对新生儿进行治疗。

2. **婴儿期** 对容量过多的耐受性仍然较差，虽然发生全心衰竭的概率比新生儿低，但仍易发生心力衰竭。肾脏对水、电解质的调节能力较差。婴儿体内液体不足时，易致代谢性酸中毒和高渗性脱水。我们同样认为妇科肿瘤医师不应该在没有小儿外科学的专业医师指导下对新生儿进行治疗。

3. **幼儿期** 机体各器官的功能逐步接近成人水平，在不同前、后负荷情况下，维持正常心排血量的能力，以及肾小球的滤过率和肾小管的浓缩功能已接近成人，对液体的管理与成人相似。

（二）围手术期输液

小儿围手术期液体治疗的目的在于提供基础代谢的需要（生理需要量），补充术前禁食和围手术期的损失量，维持电解质、血容量、器官灌注和组织氧合正常。

1. **维持性输液** 补充生理需要量，可根据体重、热卡消耗和体表面积计算。手术期间根据患儿体重按小时计算液体量，见表 6-1。

表 6-1　小儿维持液体需要量

体重	每小时液体需要量	每天液体需要量
0~10kg	4ml/kg	100ml/kg
10~20kg	40ml+2ml/kg*	1 000ml+50ml/kg*
>20kg	60ml+1ml/kg**	1 500ml+25ml/kg**

注:*(体重 –10)部分,每千克增加量;**(体重 –20)部分,每千克增加量
例如:15kg 小儿,每小时水需要量 =40+［2×(15–10)]=50ml/h
每天水需要量 =1 000+［50×(15–10)]=1 250ml/24h

正常条件下每代谢 1kcal 热量需 1ml 水。因此,清醒儿童的热卡和水消耗是相等的。10kg 以下婴儿对于热卡的生理需要量为 100cal/(kg·d),其中 50% 用于维持基础代谢,另 50% 用于生长发育。10kg 以上婴儿生长发育减缓,热卡需要相应减少为 50cal/(kg·d),即 1 000cal+50cal/(kg·d)。20kg 以上幼儿生长进一步减缓,热卡需要减至 25cal/(kg·d),即 1 500cal+25cal/(kg·d)。

儿童出现以下情况时液体维持需要量增加:发热(体温每升高 1℃,热卡消耗增加 10%~12%)、多汗、呼吸急促、处于暖箱中或光照治疗中的儿童,失水量将明显增加,在计算需求量时应考虑增加补液量。临床治疗必须参考计算结果并根据患儿对液体治疗的反应来决定补液方案。

2. **补充性输液**　补充不正常的失水,包括禁食、消化液丢失(腹泻、呕吐、胃肠引流等)、手术创伤等导致的局部液体丢失或失血。

补充因术前禁食引起的缺失量:按禁饮时间计算需补充的缺失量,即生理需要量 × 禁饮时间。计算得出缺失量,在手术第 1 个小时补充半量,余下液量在随后 2 小时内输完。

补充不同手术创伤引起的液体丢失(如体腔开放、浆膜下液体积聚等):一般小手术 2ml/(kg·h)、中等手术 4ml/

(kg·h)和大手术 6ml/(kg·h),腹腔大手术和大面积创伤时
失液量可高达 15ml/(kg·h)。

围手术期可供选择的液体包括晶体液和胶体液,应根
据患儿的需要,并考虑液体的电解质、含糖量和渗透浓度进
行选择。通常,小儿围手术期使用无糖等渗平衡盐溶液是
比较理想的,而较小的婴幼儿可以酌情使用含 1%~2.5% 葡
萄糖的平衡盐溶液。

四、围手术期输血

进行儿童妇科肿瘤手术的围手术期管理时,除了补液
方案特别,输血方案也和成人不同。手术较复杂,估计术中
出血量较多时,应于术前作好备血准备。特殊患者如血友
病、血小板减少等,术前需要备好相应的凝血因子、血小板
等。因为儿童的体重差别大,如果不以合适的量进行输血
容易导致患儿心力衰竭等并发症的发生。围手术期输血建
议分多次适量进行。

择期手术患儿要求血红蛋白 >100g/L(新生儿 140g/L),
低于此标准时患儿手术危险性可能增加。

贫血患儿应在纠正贫血后进行择期手术,某些贫血患
儿需行急症手术时,术前可输浓缩红细胞。输注 4ml/kg 的
浓缩红细胞可大约增高血红蛋白 5g/L。对低血容量或术中
可能需大量输血者,应预先置入中心静脉导管。

在围手术期管理的时候我们要了解患儿的特点。成
人的血容量和儿童的血容量相差巨大,平日我们习惯了
成人的手术,术中出血 100~200ml 并不影响患者血容量。
但是同样数量的失血对小儿来说影响明显高于成人。例
如,1 000g 的早产儿,失血 45ml 已相当于其循环血容量的
50%。所以在围手术期观察引流的时候要提醒自己,这是
一个小儿,其血容量和成人是大不相同的。

五、术后止痛

术后如果有伤口疼痛,患儿可能出现不配合和试图撕开伤口敷料等行为,这是可以劝导的,同时要取得家长帮助,暂时转移患儿的注意力。术后推荐使用镇痛泵。如疼痛严重,可使用止痛药,可按照体重使用布洛芬、异丙嗪和曲马多等,如为肿瘤引起的疼痛,可使用芬太尼透皮贴。下面举例说明一些药物在患儿无禁忌证情况下的使用方法,供参考:布洛芬 5~10mg/kg,异丙嗪 0.5~1mg/kg,曲马多 0.5~1mg/kg(1 岁以上使用)。使用镇痛药时强烈建议再次请儿科医师会诊。

六、术后护理

儿童妇科肿瘤患者的术后护理和成人有较多的不同,主要原因在于儿童没有成人的控制力和忍耐力。妇科肿瘤专科医师与护士接触儿科患者相对比较少,因此,各位术者在知道怎么开医嘱的同时还要知道怎样去护理,这样就可以正确指导妇科肿瘤专科的护士。

1. **呼吸监测**　儿童特别是幼儿期以下儿童的呼吸道较狭窄,气管插管全麻后容易出现喉痉挛,术后要去枕平卧,头偏向一侧,保持呼吸道通畅,防止呕吐物误吸,常规进行吸氧及血氧饱和度监测,叮嘱家长观察患儿面色有否变青紫,时常听诊双肺并且对比,严防急性会厌炎、声门下水肿等并发症的发生。

2. **卧床体位**　卧床体位也是一个和成人患者不同的方面。一些外阴恶性肿瘤的手术需要固定体位,但是小儿无法固定,术后一般需要将患儿的全身和四肢固定在小床上。固定的方法随年龄而异:新生儿一般是用布单将全身卷起(襁褓),只露头部或必要时露出肢体。婴幼儿一般需四肢固定在床栏上。较大的患儿一般只固定双手,而且多限于神志不清的患儿。清醒且能合作的患儿不必固定或按需要只固定局部,如分开固定双足暴露会阴。任何固定体位的患儿均需睡硬板床(用褥子垫好)。床的高低也有不同要求。小婴儿、新生儿为了便于医护操作,一般睡高床。较大的患儿为便于下地建议睡低床。

3. **静脉输液**　儿童的静脉输液和成人不同,由于儿童的血容量较成人明显少,所以建议患儿使用输液泵,滴速宜慢,因为只要几个小时不注意,婴儿就可能出现心力衰竭。

4. **引流管**　术后留置各种引流管,均应妥善固定,保持通畅,防止脱落和扭曲受压,要随时观察,并记录出量及其性质,尤其要警惕患儿意外拔管等情况。有的引流管拔出后很难再插入,甚至引起严重危险。所以只要术后有引流管,包括鼻胃管、尿管,就应警惕发生意外拔管的情况,特别是在患儿半醒时。所以,小儿术后有插管时必须将双手固定在床栏上。注意是固定双手,不是双腕。因为只要手能活动,头或身体即可移到手活动的范围将管拔出。为防止较大的患儿下意识拔管,可以将肘伸直固定,使手不能弯回,不必固定在床栏,便于孩子翻身活动。小儿自身体重较小,引流管特别是全套接管加连接袋相对很重,也是自然拔管或脱管的原因,常常需将接管固定在床上及患儿身上。如果患儿无自制力,或家长无法长期在病床旁护理时,建议使用约束带。较大的患儿可以不使用,但是要告知家长必须小心观察,谨防患儿无意识拔管。

七、术后饮食

妇科肿瘤手术未牵涉到胃肠道的患儿,一般术后 4~6 小时可以进食。婴儿可先给糖水,儿童先饮水,后服少量流质食物,逐渐恢复正常饮食。牵涉到胃肠道等较大手术,如肠切除吻合术,应在消化道功能恢复(一般要 2~3 天),拔出胃肠减压管后,才开始试饮少量水,如无呕吐、腹胀,逐渐给予流质、半流质饮食。

八、小结

本节简单地介绍了儿童妇科肿瘤患儿的围手术期处理及管理。对儿童围手术期管理需要特殊的护理、特殊的心理辅导、特殊的麻醉及特殊的治疗。还有一个更加重要的方面没有展开描述,就是并发症的治疗。儿童手术并发症的治疗属于儿科学和儿童外科学的范围,专业性强并且病种繁多,因此,需儿科医师进行专业的处理。最后强调一点,妇科肿瘤患儿的围手术期处理必须邀请儿科医师,最好是小儿外科医师协助,进行多学科的术前会诊和讨论以作好术前评估和准备。手术既要敢做,又要慎做,特别是出现跨专业问题的时候更应慎重。

（刘畅浩　曾乐祥　王丽娟）

第四节　老年患者的围手术期处理

按照国际规定,65 周岁以上的人确定为老年。我国《老年人权益保障法》第 2 条规定老年人的年龄起点标准是 60 周岁,即凡年满 60 周岁的中华人民共和国公民都属于老年人。

随着社会老龄化的日益加重,中国的老年人越来越多,所占人口比例也越来越高。2010 年,我国老年人口（≥65 岁）占总人口比重 8.9%;2011 年,我国老年人口比重达 9.1%;2012 年,我国老年人口比重达 9.4%。截至 2014 年年底,我国 80 岁以上的老年人达 2 400 多万,失能、半失能老人近 4 000 万人。随着老年人口数量的不断增加,老年人面临的手术和临床护理问题值得我们关注,肿瘤的高发年龄多数在 60 岁左右,因此妇科肿瘤医师尤其要关注这部分人群。

妇科手术主要是腹部手术和阴式手术。老年患者手术并发症发生率较高。发生并发症的主要原因可归纳为以下5点：①手术范围（手术范围越大，手术时间越长，发生并发症的可能性越大）。②急诊手术（急诊手术比择期手术发生手术并发症的发生率大幅增加）。③就诊时机（在疾病早期进行手术，并发症较少，在疾病的中或晚期进行手术者发生并发症可能性增加）。④年龄（年龄越大并发症发生的可能性一般越大）。⑤手术前诊断的内科疾病数目和种类（内科合并症越多，发生手术并发症的风险越高）。老年人由于主要脏器功能随着年龄增大而减退，当发生创伤性手术等应激时，其自身调节能力降低，感染机会增加。妇科肿瘤患者治疗的决策受多种因素牵制，其中既有技术问题，又有社会问题及伦理道德问题等。所以，对于老年人的妇科肿瘤手术，主诊医师必须谨慎、周详，不能急于手术（完成尽可能多的重要器官的功能检测），量力而行，并且要与患者及家属充分沟通，告知其手术的风险、获益、预期生存时间，让患者能充分考虑是否值得进行手术治疗。

如何安全地为老年人进行手术，是广大手术医师面临的重要问题。主要应从减少手术并发症和降低手术死亡率着手。具体从以下几方面入手：

一、术前处理

1. 组织由麻醉科、心内科、呼吸内科、神经内科或必要时多学科会诊以排除手术的禁忌证，并且认真核查以尽早明确较大可能发生的风险，尽早预防。当今重视多学科讨论，妇科肿瘤医师可以请求多学科帮助。

2. 术者对手术患者的全面情况做到准确判断。详细来讲，包括妇科肿瘤主病及心、肺、肝、肾以及凝血功能，建议通过进行切实有效的术前讨论制度来达到。只有集思广益,使参加手术的医师都清楚了解患者大部分主要器官的状态,才可以最大限度地保障手术安全。

二、术中处理

1. 预防感染并发症　①严格外科无菌技术。②术前对全身性感染性疾病进行治疗。由于术后有些并发症是难以预料的,所以,如果术前的感染没有排除,且因老年人的免疫力低下,一旦术后感染发作扩散,很容易发生菌血症、脓毒血症,并发心、肺、肾功能障碍。老年妇科患者,若无局部和全身感染并发症,往往可以顺利恢复,一旦发生感染,病情急转直下,尽快多学科会诊,升级抗生素,不可迟疑。

2. 术前需明确手术范围,特别在进行卵巢癌手术的时候,医师要懂得适可而止,不可只追求手术的切净率,从而不断扩大手术范围。因为老年人的承受能力有限,术者应该在疾病的生存期和人均的预期寿命中取得一个平衡。这需要通过和患者及家属进行良好深入的沟通,并且在术前和术中谨慎地思考而最终确定。

三、术后处理

1. 对老年人创伤、大手术时应激反应的生理病理知识应有深入了解,以使创伤反应对全身重要脏器的影响降到最低限度。

(1) 老年妇科大手术后(特别是卵巢癌减灭术、广泛全子宫切除、淋巴结切除等)应做血气分析,多数患者存在代谢性酸中毒、呼吸性碱中毒,轻症多可自然调整,重症应给予纠正。有低氧血症应及时输氧治疗,动脉血氧分压低于8kPa(60mmHg),重复测定无改善,则应考虑辅助呼吸。同时需要排除肺动脉栓塞(行胸部 CT 血管成像检查及凝血功能检测)。老年妇女加上患恶性肿瘤是典型的血栓高危人群,妇科肿瘤医师一定要对血栓形成一种条件反射般的反应,当有早期症状的时候要予以重视,早期的治疗和抗凝预防患者预后良好。一旦没有警惕血栓的发生,血栓进展造成大面积的肺动脉栓塞后则抢救困难。

(2) 补液要平衡,切忌补液过多,否则会造成急性的心力衰竭、肺水肿。手术当天的输液量要同时计算术中的丢失量做参考。过多的补液非常危险,特别对于年老或者有基础心脏病、高血压的患者。过少的补液同样会导致心率增快,血容量不足,恢复缓慢。

(3) 心脏方面的问题是老年妇科肿瘤患者围手术期的重要问题。术前需行超声心动图检查,了解是否有心脏的基础疾病及射血分数是否足够(一般 >50% 可以耐受腹部手术),同时了解病史,了解患者的心功能状态。术后需小心了解心脏情况,如心率持续升高 >130 次 /min,必须仔细查明原因(包括是否有发热、腹胀、肺炎、肺不张、栓塞等),同时动态监测心功能,可以行包括 GOT、乳酸脱氢酶(LD 或 LDH)、CK 及同工酶、α- 羟丁酸脱氢酶(α-HBD)、肌钙蛋白 T、肌钙蛋白 I,血钾、血钙等抽血检查和床边心电图以排除急性心肌缺血。同时请内科协助诊断。

(4) 监测血压:过高的血压(>160/120mmHg)容易导致心脑血管意外。当术后发生高血压时可给予硝苯地平 1 片舌下含服。如血压仍然过高可以静脉使用硝酸甘油控制血压,降压不能过急,根据血压调整硝酸甘油滴速。

(5) 肺部并发症的预防:监测心血管系统的同时,还需要注意肺部的并发症管理。老年患者术后肺部感染是常见的手术并发症。有研究统计约占术后并发症的 40% 左右。而老年患者的肺部感染很容易出现呼吸衰竭并发心力衰竭,再继而加重肺水肿,出现肺部感染加重,会形成一个恶性循环。在围手术期处理的时候,需要避免这个恶性循环的出现,早期预防。预防的方法主要是千方百计促使患者主动咳嗽、排痰,从手术前即开始训练患者咳嗽、排痰方法,术后鼓励翻身、叩背、雾化吸入,同时要取得家属的积极配合,并且告知家属严重性。如果患者为吸烟者,如时间允许应至少停止吸烟 4 周再安排手术。

2. 预防切口裂开 有不少的老年人患有慢性支气管炎,相当一部分老年人有便秘,因此,预防切口裂开应在术前开始。①在较大手术时,特别是术中需要干扰到肠道的手术,如卵巢癌手术、腹主动脉旁淋巴结切除的手术,术前清洁肠道,服用缓泻剂,辅以灌肠。可考虑使用快速康复方法进行肠道准备。②可以考虑应用牢靠的减张缝合法。③术后加用腹带,减少伤口张力。

3. 早期活动 手术清醒后即鼓励患者在床上活动肢体,病情许可即鼓励患者离床活动,从而尽量避免术后发生下肢静脉栓塞或急性肺栓塞等并发症。同时早期活动也利于肠道运动的恢复,减少腹胀。

4. 手术后营养支持 老年患者如因卵巢癌行肠切除手术,适宜应用中心静脉进行补液。因为老年人的外周静脉脆性大,高渗溶液难耐受,特别是进行术后辅助化疗的时候更需要中心静脉。可以考虑在术后继续使用术中的颈内或锁骨下静脉导管。

老年人妇科肿瘤手术中,存在不变的因素和变化的因素,术者既要敢做,也要慎做。不变的是手术当中的解剖位置、手术方法等基本不变(当然,因为年龄增大,解剖位置也会稍改变,不过这不是本节所讨论的主要问题),术者不能因为畏惧并发症和未知的风险而不做手术。变化的是围手术期老年患者的病理生理变化、器官老化、免疫力低下、各种调节能力减低、这是围手术期处理的重点,也是难点。术者必须要知道这是一个困难的过程,从而要事事小心,全方位了解评估,方能尽可能让老年妇科肿瘤患者术后安全出院。避免因心急,未完成全面评估就草率进行手术。

老年妇科肿瘤患者的并发症各种各样,主要包括脑、心、肺、肾、消化系统等,每位患者可能发生一种或多种并发症,在此不再一一列举。每位老年妇科患者都必须面对的围手术期处理问题——补液,现简单回顾如下。

液体治疗是外科患者围手术期治疗的重要组成部分,目的在于维持电解质平衡,纠正液体失衡和异常分布等。研究表明,液体治疗能够影响外科患者的预后。对于围手术期患者,既应避免因低血容量导致的组织灌注不足和器官功能损害,也应注意容量负荷过多所致的组织水肿。临床上,应针对患者个体化制订、实施合理的液体治疗方案并反复评估,根据不同的治疗目的、疾病状态及阶段不断进行调整和修正。根据笔者的经验,对老年患者在外科补液治疗原则之外还有一个重点——宁少勿多。对禁食水但不存在低血容量的患者,可根据病史、体格检查、临床监测和实验室检查结果,确定液体和电解质的需要量(按检查决定补液的成分与多少)。如患者不存在体液异常丢失、异常分布等情况,则给予维持性液体治疗。如果妇科手术中没有特殊的液体丢失,则普通患者的生理需要量为:$25\sim30ml/(kg\cdot d)$ 液体,$1mmol/(kg\cdot d)$ 的 Na^+、K^+、Cl^-,$50\sim100g/d$ 葡萄糖。肥胖患者,应根据实际体重计算,一般不超过 $3L/d$。在此要特别注意,对于老年患者,要适当减少液体量[如 $20\sim25ml/(kg\cdot d)$],但没有固定的量,需根据患者的一般情况结合临床指标调整。临床指标包括:心电监护和脉搏血氧饱和度监测(SpO_2 不吸氧情况下 $>90\%$,吸氧情况下 $>95\%$)、血压($>90/60mmHg$)、脉搏($60\sim100$ 次 $/min$)、呼吸($12\sim20$ 次 $/min$)、血氧饱和度等。随着患者年龄增大,补液量应进一步减少,如有条件,重症患者最好是在有中心静脉压监测的情况下调整液体的用量。

四、医患沟通

在本节的最后,需要谈到的是手术知情的问题。签署知情同意书,是围手术处理的一个关键步骤,虽然不是医疗技术问题,却是整个治疗的关键。老年患者的手术和普通手术存在一些特殊的伦理问题。主要矛盾大多数集中在是否需要手术治疗。年龄较大的妇科肿瘤患者,必须要与患者讲述病情、可以选择的治疗方案和疾病预后,此举对患者的心理支持、家属的预期和对并发症的理解有极其重要的意义。与老年患者和家属的良好沟通,术者自我的谨慎评估,遇到并发症时的果断处理,是妇科肿瘤老年患者围手术期处理的 3 个重要部分。

(刘畅浩　王丽娟)

第五节　妊娠滋养细胞肿瘤患者的围手术期处理

妊娠滋养细胞肿瘤(gestational trophoblastic neoplasia, GTN)是与妊娠相关的一组罕见恶性肿瘤,其治疗方式采用以化疗为主、手术及放疗为辅的综合治疗。然而,约 50% 的高危型 GTN 患者需要手术干预才能达到治愈,手术联合化疗可使复发及耐药 GTN 患者的缓解率达 76%。可见,手术在 GTN 治疗中的作用不容忽视。

一、不同情况下 GTN 的处理

(一) 意外发现的 GTN 的处理

根据 FIGO 及 NCCN 指南,GTN 是目前唯一无需组织病理学证据即可作出临床诊断的一种妇科恶性肿瘤。典型的 GTN 通过对患者的临床病史、超声检查和 hCG 水平综合分析常能够确诊。但有时不典型病例与不全流产、胎盘残留、异位妊娠等疾病难以鉴别,需要通过手术(包括刮宫术、开腹手术、宫腔镜手术、腹腔镜手术、宫腹腔镜联合手术)取得组织学标本或切除病灶后才能明确诊断。对于这类患者,如术中高度怀疑 GTN,可在术中将标本送冷冻病理检查。如能明确诊断,则术后根据分期和评分尽快给予合适的化疗。如术中不能明确诊断,待术后石蜡切片诊断后,尽快进行后续处理。

由于术前存在诊断的不确定性,因此术前与患者及家属的充分沟通非常重要。需着重交代以下几个方面:①术中冷冻病理的局限性。虽然各级医院病理科之间存在差异,但术中冷冻病理与最终石蜡切片诊断的符合率多数在 70% 左右,因此要客观看待术中冷冻病理结果。②如术后病理诊断为胎盘部位滋养细胞肿瘤(placental-site trophoblastic tumour,PSTT)或上皮样滋养细胞肿瘤(epithelioid trophoblastic tumour,ETT),由于这两种类型肿瘤治疗的特殊性,可能需要二次手术行全子宫切除术或其他转移病灶切除,有高危因素者需辅助化疗。③病理诊断明确为 GTN 后,充分地评估非常重要,根据妊娠滋养细胞肿瘤的 FIGO 分期和基于预后因素的 WHO 评分系统给患者准确的分期和评分,作为后续选择恰当的化疗方案的依据。

(二) 急诊 GTN 的处理

主要包括两种情况:①子宫病灶或转移瘤破裂,出现危及生命的出血。②颅内病灶出血导致颅内压增高,濒临形成脑疝。

1. 子宫病灶或转移瘤破裂　子宫病灶或转移瘤发生大出血,危及生命者应行急诊手术,也可通过选择性动脉栓塞术控制 GTN 病灶大出血,或者两者结合。大部分患者出现病灶破裂前尚未开始治疗,也有患者在开始化疗后因肿瘤组织快速破坏而导致病灶破裂。

术前需充分备血,开通中心静脉通道,通畅补液。

术中可根据患者是否有保留生育功能的要求及术中病灶情况,决定行子宫病灶切除术、全子宫切除术或转移瘤病灶切除术。无卵巢癌家族史者,患者如尚未绝经,卵巢外观正常,可以保留卵巢。

如术前尚未明确诊断者,术后根据病理情况决定后续处理[同"(一)意外发现 GTN 的处理"]。也有研究提示,如术中未将病灶完全切除,只是做了止血的缝合处理,残留肿瘤病灶较大。为避免标准化疗方案导致的大量肿瘤细胞坏死、再次发生子宫破裂,可以先用低剂量的 EP 方案诱导化疗 2~3 周期,然后再用标准化疗方案进行治疗。这一方案通常应用于超高危患者,可以将此类患者的死亡率从 7.8% 降至 0.7%。

2. 颅内病灶出血　急诊开颅手术是挽救濒临脑疝形成患者生命的最后手段,通过开颅减压及肿瘤切除,可避免脑疝形成,从而为脑转移患者争取治疗时间。

术前妇产科医师要加强与脑外科医师的沟通,使其认识到 GTN 的特殊性,即使已经发生脑转移、濒临脑疝,仍然有手术适应证。如有条件,GTN 多学科合作团队中应有脑外科医师的参与。

术后应尽早开始多药联合化疗,不仅能够挽救患者的生命,还有治愈的可能。对于脑转移患者,2018 年 FIGO 指南及 2020 年第 1 版 NCCN 指南均指出将 EMA/CO 方案中甲氨蝶呤输注剂量增加至 $1g/m^2$,有助于药物通过血脑屏障。有些中心在使用 EMA/CO 方案的 CO 时或使用 EP/EMA 方案的 EP 时可能会给予甲氨蝶呤 12.5mg 鞘内注射。有些中心会在化疗同时给予全脑放疗,总剂量为 3 000cGy,每天给予 200cGy 的分割剂量,或者给予立体定向放疗或 γ 刀放疗来治疗化疗后仍残存的脑转移。EMA/CO 方案化疗失败者大多可以用 TE/TP 方案或 EP/EMA 方案挽救。FIGO 指南还提到,在中国,以 5-FU 为基础的 FAEV 方案也是一个有效的挽救治疗方案。

(三) 病灶局限于子宫的 GTN 的初始处理

对于经充分评估病灶局限于子宫的低危型葡萄胎后GTN 患者,NCCN 指南及 2020 年 4 月最新版的欧洲滋养细胞疾病治疗组织(the European Organisation for Treatment of TrophoblGOTic Diseases,EOTTD)妊娠滋养细胞疾病治疗和转诊的临床实践指南均指出,可以考虑再次扩宫和刮宫或者全子宫切除术。有研究表明,对低危型患者行子宫切除术治愈率可达 82%。因此,如患者年龄较大,且无生育要求,可与患者讨论这一治疗方案。

行子宫切除术者,建议同时切除双侧输卵管。"逸仙妇瘤"的经验为:如子宫大小在孕 3 个月以下,且活动度好,可以采用腹腔镜的方法切除子宫,减少开腹术中对子宫的挤压导致的医源性播散。术中可以举宫,但建议选用蘑菇头的举宫器,以减少对子宫及病灶的刺激。术中先将双侧输卵管峡部凝闭,减少病灶从输卵管溢出到盆腹腔的机会。充分分离阔韧带前后叶,裸化双侧子宫动脉后再分别钳夹切断,减少出血。子宫切除后在腹腔内用标本袋从宫底部将子宫装入袋内,袋口向下从阴道拉出,避免子宫从阴道拉出时挤压导致的病灶破溃污染周围组织。

手术治疗后,应定期监测。如出现转移病灶,或组织病理学诊断为绒毛膜癌,或 hCG 持续升高(平台或上升),推荐直接按照 GTN 处理。

(四) GTN 耐药病灶的处理

1. 耐药病灶位于子宫 病灶局限于子宫且对化疗耐药或复发者可在化疗过程中手术切除子宫。由于滋养细胞的亲血管性和对子宫肌层的侵袭性,极易在早期就通过血液转移,尤其是宫旁的血管丛常常受累,在手术操作过程中可能被挤压而加快血行播散。有学者主张在手术前给予几个疗程的化疗作为预防血行播散的手段并可以减少子宫充血及肿瘤的血供。如果能够在手术前使血 hCG 降至接近正常水平是最理想的。

对于迫切希望保留生育功能而子宫又存在明显病灶的患者,可以选择性实施子宫病灶切除术。选择该术式的适应证是:①患者强烈要求保留生育功能。②血 hCG 水平尽可能低。③子宫局限性病灶。④无子宫外转移证据。⑤有子宫外转移,但在术前已经通过化疗得到控制。术中应送冷冻切片以评估病灶的切缘是否有肿瘤残存,以确保手术的彻底性。如果病灶局限于宫腔内,可以通过清宫术减少肿瘤负荷、缩短疗程数,也是可供选择的保守性手术治疗手段之一。

术后继续完成化疗,定期监测血 hCG。

2. 耐药病灶位于肺部　肺部是 GTN 最常见的转移部位。绝大多数患者经化疗药物治疗后效果较好,少数出现耐药及复发病灶者,需要手术干预。

早在 1965 年 Thomford 就提出了肺部转移灶切除的适应证:①技术上可行。②患者能够耐受手术。③原发灶已经控制。④排除了胸部以外的转移灶。1980 年,Tomoda 提出了以下可以达到成功肺部耐药病灶切除的标准:①患者适合手术。②原发灶已控制。③没有广泛播散转移的证据。④病灶位于一侧肺部。⑤尿液 hCG ≤ 1 000mU/ml。其他的一些预测结局良好的指标包括:①术前血清 hCG < 1 000mU/ml。②孤立肺部病灶。③患者对术前化疗反应好。④肺部手术后血 hCG 在 2 周内降至正常。然而,并不是所有的肺部结节都有活性病灶。因此,有时可能需要在术前行 PET/CT 确认病灶性质,了解是有活性的肿瘤组织还是坏死组织或纤维结节。也有学者提出术前血 hCG 水平尽可能控制在正常或者接近正常水平。因此,必须严格掌握手术的适应证。

术中尽量切净肺部耐药病灶。多个研究表明,尽管

GTN是一个化疗敏感性疾病,但是如果手术未达到病灶完全切除,而是有残留,即使术后辅助化疗,其治疗结局也远差于能够达到病灶完全切除的患者。不管对于何种病理类型的GTN,也不管是急诊手术还是择期手术,完全切净病灶都可以使患者获益。因此,择期手术的患者,术前应当通过影像学评估,将手术对象限定在有孤立病灶或者手术可以完全切除病灶的患者。

术后继续完成化疗,定期监测血hCG。

(五) 特殊类型GTN的处理(PSTT和ETT)

PSTT和ETT是相对化疗耐药的GTN,因此手术干预在其治疗中扮演着非常重要的角色。PSTT和ETT的治疗方案主要取决于是否有远处转移,以及是否合并有高危因素。FIGO指南指出,对于大多数患者,子宫切除术是主要的治疗手段,即使对于转移病灶,手术也有重要的作用。NCCN指南中对于病灶局限者,推荐行全子宫切除术和淋巴结切除术,但是考虑到即使临床I期的患者,其发生盆腔淋巴结转移的概率为5%~15%。因此,建议在进行全子宫切除术时应当进行淋巴结活检,尤其是对于病灶较大、深肌层浸润者。对于孤立的转移病灶,尤其是肺转移者,应当行转移病灶切除术。

对于有转移病灶者应当给予化疗,而无转移但合并有任何不良预后因素者应当考虑行化疗。最重要的不良预后因素包括疾病晚期、与末次已知妊娠事件间隔≥48个月。其他不良预后相关的危险因素包括年龄较大、深肌层浸润、肿瘤坏死、肿瘤较大和有丝分裂指数>5/10高倍视野(high-power fields,HPFs)。

二、几种需要说明的情况

(一) 耐药和复发的定义

鉴于对化疗耐药性和GTN治疗后复发缺乏统一的定

义,EOTTD 临床工作组在 2016 年 5 月的临床指南工作会议上致力于解决这一问题,最终达成共识。以下情况定义为复发:①治疗(包括巩固治疗)结束且 hCG 水平正常后再次升高。②hCG 水平连续测定 2 次(至少间隔 1 周)均高于 GTD 中心的参考值。③患者应该定期复查(除非证实妊娠)。低危疾病 MTX 耐药包括以下情况:①原发耐药。在最初治疗 2 个疗程后,如 hCG 水平上升,则需更换方案;如 hCG 水平处于平台(变化 <10%),则继续用第 3 个疗程,若还是处于平台,则更换方案。②继发耐药。初始治疗有反应,但之后 hCG 水平处于平台(变化 <10%)超过 2 个疗程(4 周)或上升至少超过 2 周。诊断患者耐药时,应考虑排除导致 hCG 持续性低水平升高的其他原因。

(二) 化疗方案的选择及巩固治疗

1. **低危型 GTN 患者**　低危 GTN 指 FIGO 预后评分 <7 分者,标准的一线治疗方案是 MTX 或 Act-D 单药化疗。在 FIGO 指南中,指出 WHO 危险因素评分较高(WHO 评分 5~6 分)和临床病理学诊断为绒癌者对单药化疗产生耐药的风险增加,建议这些患者可以考虑降低使用联合化疗的门槛。hCG 水平正常后,给予 2~3 个疗程的巩固化疗以降低复发风险。

2. **高危型 GTN 患者**　高危 GTN 指预后评分 ≥7 分的 FIGO Ⅱ~Ⅲ 期患者和任何评分的 FIGO Ⅳ 期患者。对于高危型 GTN 患者,给予 EMA/CO 方案治疗。对 EMA/CO 耐药者改为 EMA/EP 治疗后疾病完全反应 / 缓解率在 75% 和 85% 之间。其他的包括依托泊苷和一种铂类联合的化疗方案对于含有 MTX 方案耐药者有效。在中国,也可以选择以 5-FU 为基础的 FAEV 方案作为挽救治疗方案。hCG 水平正常后,建议接受时长为 4~8 周的巩固治疗。

3. **超高危型 GTN 患者**　应根据临床情况考虑先给予低剂量的 EP 方案诱导化疗 1~3 周期,然后再行 EMA/CO

或 EMA/EP 方案化疗。hCG 水平正常后,建议接受时长为 8 周的巩固化疗。

4. PSTT 和 ETT 患者　要选择含铂/依托泊苷的方案,如 EMA/EP 或 TP/TE。

以上各方案具体用法参见李晶、张丙忠主编的《妇科恶性肿瘤化疗手册》。

(三) 随访

1. **低危型 GTN 患者**　hCG 水平正常后,对先前已知的转移部位进行影像学检查,作为后续随访的基线资料。对于那些治疗后影像学异常而 hCG 正常的患者不建议继续治疗,因为 hCG 是反映肿瘤活动的可靠指标。在随后的每次妊娠后 6 周行 hCG 检查,并考虑将胎盘组织送病理检查。

2. **高危型及超高危型 GTN 患者**　hCG 水平正常后,至少每周监测 1 次,共 6 周;之后每月 1 次,连续 12 个月;然后降低监测频率。目前的证据表明治疗结束 7 年后再复发非常罕见,因此建议至少随访 5 年。治疗后全身影像学检查可作为任何残留病灶或变化的基线水平,当出现疾病复发时,有助于新的影像学检查定位活动性病灶。

3. PSTT 和 ETT 患者　没有证据支持最佳的随访计划。若患者就诊时 hCG 仅轻微升高或正常,则仅依据该标志物来监测疾病复发是不可靠的,此时应考虑行影像学随访。但若就诊时 hCG 明显升高,则行 hCG 监测有价值。EOTTD 指南建议 hCG 水平正常后,至少每周检测 1 次,共 6 周;再改为至少每月 1 次,共 12 个月;然后降低检测频率,至少随访 10 年。

三、小结

GTN 虽然是一类以化疗为主要治疗手段的疾病,但是对于合适的患者,选择合适的手术,可以明显改善患者预后,提高治疗效果。对于术后的患者,选择恰当的化疗方案,定期随访,是治疗成功的另一大保障。

(林海雪 王丽娟)

第六节 常用妇科肿瘤围手术期
特殊检查注意事项

妇科肿瘤术前需要明确肿瘤的侵犯或转移的范围,术后出现并发症需要了解副损伤情况。这些特殊的检查包括:了解宫颈、阴道和宫腔情况的阴道镜检查和宫腔镜检查;了解消化道情况的胃镜肠镜检查;了解泌尿系统情况的静脉肾盂造影;了解肿物情况及全身状况的影像学检查,包括CT、MRI、PET/CT 等。

一、阴道镜检查

(一)阴道镜检查的适应证

①宫颈细胞学异常:巴氏分级≥ⅡB 级。②宫颈细胞学异常 Bethesda 系统诊断:意义不明的不典型鳞状细胞(同时 HPV16/18 型)、不除外高度病变的不典型鳞状上皮、低度鳞状上皮内病变、高度鳞状上皮内病变、鳞状细胞癌、不典型腺细胞、腺原位癌、腺癌。③持续性高危型 HPV 阳性。④肉眼观察见宫颈肿块、溃疡,怀疑宫颈浸润癌者。⑤肉眼观察醋酸染色及复方碘染色阳性者。⑥阴道细胞学异常。⑦肉眼观察见阴道肿块、溃疡等可疑病变。⑧外阴、肛周病变可疑外阴上皮内瘤变 / 癌变者。

(二)阴道镜检查的禁忌证

①月经期:影响检查结果。除非必要,避免在经期检查。②急性生殖道炎症:除了影响结果外,还有可能加重炎症。应在炎症治疗之后再检查。

(三)检查时间

最佳时间是在月经干净后 7~10 天内。如果必要,也可以在月经期的任何时间内进行,但不应在月经量最大出血期进行。

(四) 检查前准备

阴道镜检查前 24 小时内禁止阴道冲洗、上药和性生活。

(五) 检查中注意事项

①全面评估下生殖道情况,包括宫颈、阴道穹窿、阴道其他部位和外阴,而不仅仅是宫颈。②根据宫颈转化区的可见程度,分为转化区Ⅰ、Ⅱ、Ⅲ型,阴道镜图像分为满意和不满意阴道镜图像。不同的阴道镜图像治疗策略有所不同。③阴道镜指引下活检,根据转化区的分型和宫颈细胞学结果决定是否进行宫颈管搔刮。或者宫颈管搔刮作为常规必做项目。

(六) 检查后注意事项

①活检后需有可靠的止血措施。②必要的预防性抗生素和止血药物。③ 1 个月内避免性生活。④取得组织病理结果后决定后续的治疗方案。

(七) 阴道镜检查后的临床综合评估与医疗决策

①满意阴道镜图像,组织学病理与宫颈细胞学结果一致,则按照相应的组织病理结果处理。②不满意阴道镜图像,则可能存在宫颈管病变得不到准确评估的可能。需要综合宫颈细胞学结果、症状等因素进行考虑。如果不能排除宫颈内高度病变甚至宫颈管内的浸润癌,则需要进行宫颈锥切手术,甚至还要借助宫腔镜检查,排除宫腔内和宫颈管内的病变。③准备进行全子宫切除的病例,需要注意阴道穹窿部位有无阴道上皮内瘤变。否则,阴道残端的阴道上皮内瘤变可能最终发展为浸润癌。子宫切除后随访过程中,如果持续的阴道细胞学高度鳞状上皮内病变且病变可能在残端,处理起来非常棘手。

二、宫腔镜检查

宫腔镜能直接检视子宫腔,对大多数子宫腔内疾病可迅速作出精确的诊断。对有适应证的患者做宫腔镜检查,与其他传统方法相比,可使子宫腔内疾病的检出率从28.9%提高到70%。

(一)适应证

①绝经前及绝经后异常子宫出血。②异常宫腔影像学所见(B超、宫腔输卵管造影术等),可疑息肉、肌瘤等。③怀疑子宫畸形,如单角子宫、双腔子宫。④探查不孕症、习惯性流产和妊娠失败的宫颈管和/或子宫因素。⑤月经过少或闭经。⑥迷失的宫内节育器定位或试行取出。⑦诊断宫腔畸形、宫腔粘连并试行分离。⑧宫腔镜手术后的疗效观察。⑨宫颈管型子宫颈癌和子宫内膜癌的早期诊断。⑩评估药物对子宫内膜的影响。

(二)禁忌证

1. 绝对禁忌证　急性和亚急性生殖器官炎症及盆腔感染。

2. 相对禁忌证　①大量子宫出血或月经期。②宫内早孕且欲继续妊娠者。③6个月内曾有子宫穿孔修补术。④宫腔过度狭小或宫颈过硬,难以扩张者。⑤浸润性宫颈癌。⑥患有严重的心、肺、肝、肾等内科疾患,难以耐受膨宫操作者。⑦生殖道结核,未经抗结核治疗者。

(三)术前检查

①常规检查:包括全身检查及局部检查。②妇科检查:确定没有妇科急性炎症才能检查,如果有炎症需要先治疗后检查。③心电图:了解心脏情况,看能否耐受手术。④血常规,凝血功能分析,尿常规及白带常规。⑤传染病常规检查。⑥如果患者年龄偏大,合并糖尿病、高血压等慢性病,需要检查肝肾功能、血脂分析、血糖等项目。

(四) 其他注意事项

检查前一般需要提前预约,在确定大概检查时间后,如果选择静脉麻醉下无痛检查,需要提前禁饮食 4~6 小时。

(五) 检查时间

除特殊情况外,一般选在月经干净后 3~7 天内。对于不规则出血患者,在止血后任何时间均可。如在出血时间检查,应酌情给予抗生素治疗后检查。①怀疑内膜息肉、子宫肌瘤:只要不是月经期,均可以检查。②怀疑子宫畸形:最好选择在月经刚刚干净的时候。③不孕症:如果同时行通液术,选择在月经干净 3~7 天,而且当月不可以有性生活。④了解内膜发育情况:选择在月经中后期,当月不能有性生活或者严格工具避孕。

(六) 术后处理

①抗生素:常规检查无子宫出血者,一般无需抗生素治疗。对于阴道不规则出血或检查时间较长的患者,应预防性给予抗生素,并对原发病进行处理。②术后可能有数天时间出血,一般无需治疗。酌情休息 3~5 天。③术后禁止性生活 2 周。

(七) 并发症及处理

1. **损伤**　宫颈裂伤,多见于宫颈钳撕脱或扩宫棒暴力扩张引起。子宫穿孔,一旦发现,应立即停止操作,并严密观察患者的一般情况,记录生命体征。

2. **出血**　根据出血部位进行相应的治疗。如宫颈上皮撕脱出血,可以压迫止血;宫颈裂伤严重时可能需要缝合止血。

3. **膨宫介质进入血液**　生理盐水或甘露醇作为介质,少量进入血管内一般不产生严重的后果。但大量液体进入血管内,则有水中毒风险。如应用二氧化碳气体膨宫,压力过高,则有气体栓塞风险。

4. **感染**　生殖系统炎症未愈;器械消毒不严;操作过

程中无菌观念不强,需进行抗感染治疗。

5. 心脑综合征　由于宫颈扩张导致迷走神经兴奋,引起的迷走神经综合征。临床上可出现头晕、胸闷、恶心、流汗、面色苍白、脉搏和心率减慢等症状。即时停止操作,静脉或肌内注射阿托品 0.5~1.0mg。

6. 过敏反应　多见于膨宫液过敏。应用激素治疗或根据是否出现喉头水肿,进行相应的急救治疗。

7. 罕见并发症　一过性失明、死亡、肺栓塞。

三、胃镜检查

胃镜是通过插管,检查食管、胃、十二指肠最清楚、最直接的检查手段。大部分的上消化道疾病可以通过胃镜检查得到明确诊断,如上消化道炎症、溃疡、息肉以及肿瘤等。

(一)胃镜检查的适应证

包括:①原因不明的消瘦。②可疑消化道出血。③上腹部不适,上腹部疼痛,或者伴有恶心、呕吐等症状。④X线钡餐造影或 CT、B 超检查怀疑食管、胃、十二指肠形态改变或局部增厚改变。⑤需要长期随诊患者,如胃溃疡、胃息肉、萎缩性胃炎、Barrett 食管等癌前病变。⑥ 40 岁以上有肿瘤家族史的正常人也可每年进行一次上消化道内镜检查,以便及时发现并治疗早期的癌前病变。⑦上消化道狭窄、息肉、良性肿瘤及食管静脉曲张、食管异物等。

部分妇科肿瘤与消化道关系密切。如盆腔肿块合并腹水,需要排除消化道的转移性肿瘤。因此,卵巢癌患者常需要在术前进行胃镜检查。

(二)胃镜检查的禁忌证

1. 相对禁忌证　①心肺功能不全。②消化道出血,血压波动较大或不稳定。③严重高血压患者,血压偏高。④严重出血倾向,血红蛋白低于 50g/L 或凝血酶原时间(PT)延长超过 1.5 秒以上。⑤高度脊柱畸形。⑥消化道巨大憩室。⑦70 岁及以上患者。

2. 绝对禁忌证　①严重心肺疾患,如严重心律失常、心肌梗死活动期、重度心力衰竭及哮喘、呼吸衰竭不能平卧者,无法耐受内镜检查。②怀疑有休克或消化道穿孔等危重患者。③患有精神疾病或严重智力障碍者等不能配合内镜检查者。④消化道急性炎症,尤其是腐蚀性炎症患者。⑤明显的胸腹主动脉瘤。⑥脑卒中患者。⑦急性重症咽喉疾患内镜不能插入者。⑧严重凝血功能异常者。

(三) 检查前注意事项

①检查当日必须空腹,禁食、禁饮 6 小时。②无痛胃镜需要有家属陪同。③有高血压、心脏病等疾病患者,需提前告知医务人员。④60 岁以上需要完善心电图检查。

(四) 检查后注意事项

①检查后少数患者可能出现咽喉疼痛、腹痛、腹胀等症状,属于正常现象,严重者需要留院观察。②取活检或息肉摘除后,可能出现少量的出血,一般可以自愈。若腹痛剧烈或出现黑便,必须立即到医院就诊。③饮食:普通胃镜检查后即刻便可进食,避免生、冷、硬及刺激性食物;无痛胃镜检查后 1 小时可以饮水,2 小时可以清淡饮食,避免生、冷、硬及刺激性食物;取活检或息肉摘除者,2 天内建议半流质软饮食,避免生、冷、硬及刺激性食物。④行无痛胃镜检查患者,麻醉结束后 3 小时内需有人陪同,术后 24 小时禁止饮酒及从事危险工作,如骑车、驾驶、高空作业或者进行精细工作等。⑤检查后出现不适感及不良反应及时就医。

四、结肠镜检查

妇科肿瘤与结肠疾病关系密切。除了可能原发于结肠肿瘤转移至卵巢外,部分的子宫内膜癌患者治疗后随访过程中发现结肠癌的发生率增加。因此,怀疑卵巢癌患者需常规在术前做结肠镜检查,以排除原发于结肠的肿瘤或卵巢癌侵犯结肠。内膜癌患者治疗后随访根据需要行结肠镜检查,排除结肠肿瘤。深部浸润型子宫内膜异位症有侵犯直肠,术前容易被误认为原发结肠的肿瘤。再者,结肠癌是高发的肿瘤,有家族史者应在 50 岁之后定期检查。

(一)结肠镜检查的适应证

①原因不明的腹泻、腹痛、便血、黑便、大便检查潜血阳性、大便习惯改变、腹部包块、消瘦、贫血,怀疑有末段回肠、结肠、直肠病变者。②钡灌肠发现有狭窄、溃疡、息肉、肿瘤、憩室等病变,需活检进一步明确病变性质者。③转移性腺癌,寻找原发病者。④溃疡性结肠炎、克罗恩病等的诊断与随访者。⑤行止血、息肉摘除等治疗。⑥结肠癌高危人群普查。⑦结肠癌及结肠息肉术后复查等。

(二)结肠镜检查禁忌证

①肛门、直肠严重狭窄、肛周脓肿、肛裂。②有腹膜炎或肠穿孔症状者。③严重的心、脑、血管病变者。④活动性出血性结肠病变。⑤急性放射性结直肠炎。⑥晚期癌肿伴盆腔转移或明显腹水者。⑦腹部或盆腔手术后有严重和广泛肠粘连者。⑧女性月经期。⑨严重出、凝血功能异常者。⑩患有精神疾病或严重智力障碍等不能配合内镜检查者。

(三)肠镜检查前准备

①检查前 1 天,不吃富含纤维的食物,检查当天禁食。②肠道清洁:检查前晚上 8 点,第一次口服泻药(复方聚乙二醇电解质散 1 袋,137.15g/ 袋),并饮水 2 000ml, 在 1.5~2 小时内喝完;喝完后再服 1 000~1 500ml 水,直至排出无色或黄色透明水样清便即可;有便秘史者,可在前 1 晚服用果导片 2 片。第二次服泻药时间为检查日晨 5 点,口服甘露醇 125ml 以上,服后即饮水 2 000ml 以上,1.5~2 小时服完;或复方聚乙二醇电解质散半袋,加温水 2 000ml 服用,1.5~2 小时

服完;必要时清洁灌肠。检查前2小时,以温开水或温生理盐水800~1 000ml灌肠,灌洗2~3次。清洁灌肠一般用于不宜服用泻药导泻的患者,如不完全肠梗阻、年老体弱或急性下消化道出血者。③肠镜室提交病历和检查单。年老者需有心电图。④检查当天需有陪护人或医院的陪护人员在场。⑤避免月经期做肠镜检查。

(四) 检查后注意事项

同胃镜。

五、静脉肾盂造影检查

静脉肾盂造影(intravenous pyelography,IVP)是经静脉注射有机碘液,其几乎全部经肾小球滤过排入尿道从而使肾盏、肾盂、输尿管及膀胱显影的一种方法。它不但可显示尿路的形态,还可以了解肾脏的排泄功能。此法简单,患者痛苦少。因此,凡需了解泌尿系统器官功能、形态、位置、通畅情况及其与周围结构关系者,均适用于该检查。妇科肿瘤手术与泌尿道关系非常密切,而输尿管损伤也是妇科医师最关心的问题之一。

IVP用的有机碘分为离子型和非离子型两类,前者可能引起副作用,使用前应做碘过敏试验,常用药有复方泛影葡胺注射液。后者现已进入临床的药物有碘普罗胺注射液、碘葡酰胺、三碘三酰苯等,基本无副作用,使用前一般不必做过敏试验。

(一) 适应证

①肾脏、输尿管及膀胱结核、肿瘤等。②原因不明的血尿。③泌尿系统结石并确定结石的部位,了解有无不显影的"阴性结石"。④了解输尿管、膀胱有无损伤或漏尿。

(二) IVP检查前注意事项

①一般在造影前3天,应禁食产气的食物,如奶类、豆制品、面食、糖类等。②造影前一天晚上,将医师开的泻药

如番泻叶泡水饮用,可多次饮用,有粪便随时排出。其目的是为了将肠道内的残渣排出,清洁肠道。③造影前 6 小时禁饮水。④检查前根据造影剂类型做碘过敏试验。

(三)禁忌证

①肾功能衰竭:由于尿液内造影剂浓度低、显影差,以及可能对肾脏产生毒性,导致肾功能恶化,故肾功能衰竭患者不宜作此项检查。②碘过敏:对碘过敏的患者,造影前应用脱敏药物。若碘过敏试验为阴性,仍有过敏反应的可能,在造影过程中需密切观察。③怀孕妇女:为了避免 X 线对胚胎发育的影响,故孕妇需严格控制。对生育期妇女的造影检查,应在月经后 10 天内进行。④多发性骨髓瘤:本病患者作静脉尿路造影时,可能发生排尿困难,特别是在少尿患者中更易发生,故不宜进行此项检查。

(四)常规检查步骤

常规拍腹部仰卧位平片,准备好腹部压迫带,静脉注射 20ml 造影剂(复方泛影葡胺注射液,最大剂量不超过 40ml)。现在一般选择非离子型造影剂),同时腹部加压(具体压力因人而异),注射完毕后保留静脉通道并开始计时(保留静脉通道是为了万一出现过敏反应以便急救),分别于 15、25、35 分钟拍片,尤其注意拍摄肾区,解压后马上再拍 KUB,每次拍片注意让患者一定憋好气,尤其最后一张,可以连续拍摄数张,检查完毕后嘱患者多饮水。

(五)妇科手术后输尿管损伤的 IVP 评估价值

妇科手术后泌尿道损伤漏尿,这一项检查有助于定位。如腹腔引流管大量的水样液体引出,可以同时将血液、尿液和引流物送去做肌酐检测。尿肌酐是血肌酐的 100 倍以上,如果引流液的肌酐值接近尿肌酐值,则泌尿道损伤,发生尿液漏出可能性大。其次,判断漏出部位在膀胱还是输尿管,可以进行膀胱亚甲蓝试验。亚甲蓝试验阳性,则支持膀胱漏尿。反之,不支持膀胱漏尿。手术后输尿管损伤往往存在不同程度的狭窄,加上显影剂浓度不高,有时会出现 IVP 检查的假阴性。在输尿管镜下放置输尿管支架,可以促进漏尿部位自行愈合。

六、CT 检查

由于盆腔器官组织间的密度相差不大,CT 在诊断子宫内病变或鉴别软组织肿块的性质方面,不如彩超和 MRI。淋巴结与邻近的血管、骨盆的密度差别较大,CT 可以较好地显示淋巴结的情况。所以,妇科肿瘤常常采用盆腔 MRI 检查,上中腹部和胸部采用增强 CT 检查。

(一) 适应证

1. **神经系统病变**　颅脑外伤、脑梗死、脑肿瘤、炎症、神经变性病、先天畸形等神经系统病变较早应用,尤其在创伤性颅脑急症诊断中属于常规和首选检查方法,可清楚显示脑挫裂伤、急性颅内血肿、硬膜外及硬膜下血肿、颅面骨骨折、颅内金属异物等,而且比其他任何方法都要敏感。CT 诊断急性脑血管疾病如高血压脑出血、蛛网膜下腔出血、脑动脉瘤及动静脉畸形破裂出血、脑梗死等有很高价值。急性出血时可考虑将 CT 作为首选检查,但急性脑梗死特别是发病 6 小时内者,CT 不如 MRI 敏感。

2. **心血管系统**　可用于心包肿瘤、心包积液等的诊断,对于急性主动脉夹层动脉瘤 CT 有肯定的诊断意义,特别是增强扫描具有特征性表现,并可作定性诊断。

3. **胸部病变**　对于显示肺部病变有非常满意的效果,对肺部创伤、感染性病变、肿瘤等均有很高的诊断价值。对于纵隔内的肿物、淋巴结,以及胸膜病变等的显示也令人满意,可以显示肺内团块与纵隔的关系等。

4. **腹部器官**　对于实质性器官肝脏、胆囊、脾脏、胰腺、肾脏、肾上腺等器官显示清晰,对于肿瘤、感染及创伤能清晰地显示解剖的准确部位及病变程度,对病变分期等有较高价值,有助于临床治疗方案的制订,尤其对手术科室的手术定位有重要意义,对腹内肿块的诊断与鉴别诊断价值较大。

5. **盆腔脏器**　盆腔器官之间有丰富的脂肪间隔,能准确地显示肿瘤对邻近组织的侵犯,因此,CT 已成为卵巢、宫颈和子宫、膀胱、精囊、前列腺和直肠肿瘤的诊断,以及临床分期和放射治疗方案设计的重要手段。

6. **骨与关节**　①骨、肌肉内细小病变,X 线平片常被骨皮质遮盖不能显示。②结构复杂的骨、关节,如脊椎、胸锁关节等。③X 线可疑病变,如关节面细小骨折、软组织脓肿、髓内骨肿瘤造成的骨皮质破坏,观察肿瘤向软组织浸润的情况等。④对骨破坏区内部及周围结构的显示:如破坏区内的死骨、钙化、骨化,以及破坏区周围骨质增生、软组织脓肿、肿物显示明显优于常规 X 线平片。⑤对于关节软骨、韧带、半月板、滑膜等则行 MRI 检查为宜。

7. **肝脏病变**　CT 检查对于肝内占位性病变、原发性肝癌或转移性肝癌的形态、轮廓、坏死、出血及生长方式等都可以显示,还可以了解胆、胰、肾等脏器的情况,所以慢性肝炎、肝硬化并存在可疑病变或肝癌的患者,则有做 CT 检查的必要。

(二) 禁忌证

①碘造影剂过敏。②严重肝、肾功能损害。③重症甲状腺疾患:甲状腺功能亢进症。

(三) 应用增强造影剂需慎重的情况

①肾功能不全。②糖尿病、多发性骨髓瘤、失水状态、重度脑动脉硬化及脑血管痉挛、急性胰腺炎、急性血栓性静脉炎、严重的恶病质,以及其他严重病变。③哮喘、花粉症、荨麻疹、湿疹及其他过敏性病变。④心脏病变:如充血性心力衰竭、冠心病、心律失常等。⑤既往有造影剂过敏及其他药物过敏的患者。⑥1 岁以下的幼儿及 60 岁以上老人。

(四) CT 检查前注意事项

①带齐详细的病情资料(既往的 X 线片、CT、MRI、B 超等检查结果)。②腹、盆部检查前 1 周,不可服用含金属的药物,不可做胃肠造影,扫描前 4 小时禁食。③危重患者须有医护人员和家属陪同。④按预约安排时间提前 10 分钟到 CT 服务台报到,听从工作人员指引。在候诊室等待;增强 CT 者用上留置针。⑤有碘过敏史、精神病史、癫痫病史、糖尿病、重症肌无力、多发性骨髓瘤,心、肝、肾功能不良的患者及孕妇,检查前需预先告知放射科工作人员。⑥为了安全,同意进行增强检查的患者,如正在服用二甲双胍 / 非甾体抗炎药等肾毒性药物,应在检查前 48 小时停止用药(糖尿病患者可以用其他的降糖药物),并在检查 48 小时后再恢复用药。12 小时内不服含咖啡因饮料、不饮酒;4 小时内不吃固体食物;检查前 2 小时避免剧烈运动。

(五) CT 检查时注意事项

①检查前需将所有体外金属物取下,以免影响医师判断。②检查时如出现意外情况(如停电),需听从 CT 室工作人员安排。③部分患者需注射对比剂(增强扫描)以更好地显示病变,有利于鉴别诊断。④使用的碘对比剂,一般无药物过敏反应或仅有轻度的过敏反应,如口干、出汗、皮肤潮红、恶心等。但有极少数人会出现严重过敏反应,如过敏性休克、肾功能损害、对比剂血管外渗或其他意外,甚至危及生命。需于注射前家属签字并有家人陪同。⑤冠脉造影者如心率过快或心律不齐者,需在临床医师指导下进行药物调整。最佳的心率是 60~70 次 /min。

七、MRI 检查

磁共振成像(MRI)是利用原子核在强磁场内发生磁共振,产生的磁共振的信号经图像重建数字图像的技术。MRI 显示的是物质的化学成分、分子的结构及状态,而不是物质的密度。MRI 利用电磁波成像,而不是利用电离辐射(如 X 线、γ 射线)或机械波(如超声波)。磁共振的临床应用越来越广泛。除心脏外,其他均可应用 MRI。

(一) MRI 的优越性

①不具有已知的生物学危害。②多种参数成像,软组织分辨率高。③可做任何方向的切面检查。④不用含碘的对比剂,无碘过敏之虑。⑤可进行功能成像、弥散(DWI)、灌注。⑥在女性盆腔中,常用于子宫肌瘤、内膜癌、宫颈癌、子宫先天畸形、卵巢肿瘤、卵巢囊肿、阴道及外阴病变等疾病的诊断及恶性肿瘤的临床分期。

(二) MRI 的不足之处

检查时间较长,组织内微小钙化不易显示。

(三) 检查前注意事项

①带详细的病情资料(既往的 X 线片、CT、MRI、B 超等检查结果)。②进行腹部磁共振胰胆管成像(magnetic resonance cholangiopancreatography, MRCP)或磁共振血管造影(magnetic resonance angiography, MRA),检查前 4 小时禁食。③危重患者需有相关的医护人员和家属陪同。④让患者按预约时间提前 10 分钟到 MRI 服务台报到,听从工作人员指引。⑤检查前将贵重物品自行妥善保管。

(四) 安全注意事项

1. 由于 MRI 扫描室是强磁场环境,受检查者和陪同人员均需要明白,有以下情况者不得进入扫描室:①心脏起搏器,幽闭恐怖症。②脑内动脉瘤夹,主动脉夹,人工心脏金属瓣膜。③各种人工关节及假体,金属内固定器。④冠状动脉支架及各种血管支架,胆道支架,食管支架及其他金属支架,滤器等。⑤电子耳蜗、化疗泵、胰岛素泵。⑥假牙,体内金属异物残留体内,手术置入体内的金属缝线等。⑦其他由于医疗原因携带于体表或置入体内的可能含有金属成分的器材或物品。⑧除手术外,误食、误吸、外伤等均可能将金属异物引入体内。⑨轮椅、车床,金属拐杖,输液装置呼吸机,吸引器及其他含金属的医疗装置。

2. 高热、意识不清、昏迷、精神症状等不能有效配合的患者必须经相关临床医师同意,否则不能进入 MRI 室。

3. 孕妇及胎儿、婴儿必须由相关的临床医师同意,否则不能进行 MRI 检查。婴儿需要有效镇静。

4. 宫内金属节育器可能影响盆腔、腰椎等部位的检查结果,检查前需要去除宫内金属节育器。

5. 极少数染发、文眉、文身的患者进行 MRI 检查,相应部位可能出现发热等不适,并可能对 MRI 的图像造成影响。

6. 检查当日勿穿戴含有金属钩、金属扣及金属饰物的衣服。行头颈部检查勿戴项链、耳环等。

7. 不能携带金属物和电子设备进入检查室。

(五) 检查时注意事项

①患者应遵守以上条款。②检查时如出现停电等意外情况,患者需听从工作人员指引。③部分患者需注射对比剂。④接受者需要签署知情同意书。

八、PET/CT 检查

(一) PET/CT 检查的适应证

1. **肿瘤诊疗**　正电子发射计算机体层显像(positron emission computed tomography,PET/CT)在早期发现肿瘤病灶,良、恶性肿瘤的鉴别诊断,寻找原发灶及转移癌,肿瘤疗效评估,鉴别肿瘤复发和坏死,以及放疗生物靶区定位方面具有其他影像设备不可替代的优势。

2. **心血管疾病**　PET 心肌代谢显像是判断心肌是否存活的金标准,对冠心病治疗方案的选择提供准确依据。

3. **神经系统疾病**　如脑肿瘤、癫痫灶定位,早老性痴呆、老年性痴呆、帕金森病、吸毒脑损伤及戒毒治疗评价等,脑血管病:一过性脑缺血、脑梗死、脑出血;精神病:抑郁症、精神分裂症等。

4. 高级健康体检 早期肿瘤是可以得到治愈的,但大部分肿瘤发现时已经是中晚期了,故肿瘤的常规筛查不可忽视。虽然不推荐 PET/CT 作为常规的体检项目,但可以作为一部分高端、有需求的人群的健康体检的一个选择。

(二) PET/CT 检查特色

PET/CT 能鉴别肿块的性质,早期诊断恶性肿瘤等疾病。由于肿瘤细胞代谢活跃,摄取显像剂能力为正常细胞的 2~10 倍,形成图像上明显的"光点",因此在肿瘤早期尚未产生解剖结构变化前,即能发现隐匿的病灶。

PET/CT 能进行全身(体部)快速检查。其他影像学检查主要是对选定的身体某些部位进行扫描,而 PET/CT 一次体部扫描(颈、胸、腹、盆腔)仅需 20 分钟左右,能分别获得 PET、CT 及两者融合的全身横断面、矢状面和冠状面图像,可直观地看到疾病在体部的受累部位及情况,对肿瘤的临床分期很有帮助。

PET/CT 中的 PET 通过定性和定量分析,能提供有价值的功能和代谢方面的信息,同时 PET/CT 中的 CT 能提供精确的解剖信息,PET 和 CT 的融合图像如同路标,能帮助确定和查找肿瘤的精确位置,其检查结果比单独的 PET 或 CT 有更高的准确性。

(三) PET/CT 在妇科恶性肿瘤中的应用价值

PET/CT 在常见的肿瘤鉴别诊断、分期和复发的诊断方面具有独特的优越性。越来越多的学者建议,IB3 期的宫颈癌、特殊类型的子宫内膜癌和上皮性卵巢癌,治疗前应该进行 PET/CT 检查,以更加灵敏的方法评估肿瘤的侵犯范围,对于减少治疗后复发有帮助。初治的上皮性卵巢癌,是选择初次肿瘤减灭术还是中间型肿瘤减灭术,PET/CT 可以协助判断患者是否能达到 R0 切除手术。肿瘤治疗后的随访,PET/CT 有助于更早地发现复发的病灶,为有效的治疗争取时间。

(四) PET/CT 检查预约

1. **登记资料**　包括登记被检查者基本信息:姓名、年龄等信息。

2. **问诊**　询问患者的病情、主要症状、做过哪些检查等。

3. **检查前准备**　清淡饮食或清洁肠道,禁食 6 小时,控制血糖。

4. **其他**　告知患者如不能按时前来,请提前重新预约时间。出现供药或仪器问题而导致不能检查时,需与患者另约检查时间,取得谅解。

5. **搜集病情资料**　包括病历、CT、MRI、病理和治疗经过等。

(五) PET/CT 检查流程

1. **测身高体重、测血糖**　体重:注射药物要根据患者的体重;血糖:需要将血糖控制在 8.0mmol/L 以下,血糖过高者,不能超过 11mmol/L。

2. **注射显影剂**　一般静脉注射的是 18F-FDG 5~15mCi,使用药物量 0.1~0.2mCi/kg。

3. **休息**　注射显影剂后休息 1 小时。休息的目的是让显影剂分布到全身,注意休息时不要到处走动,不要过多说话,不要太多的运动,活动会影响到该部位的药物代谢,影响显影。

4. **上机扫描**　扫描前取下患者身上的金属物,告知其安静地躺在扫描床上,配合医师做好抱头、憋气等动作。

5. **扫描结束后**　不要立即离开医院,医师需要先确定影像是否清晰,是否需要做延迟扫描等,等医师通知后患者方可离开。

(六) PET/CT 检查前注意事项

1. 患者需平躺约 20 多分钟,病情严重或疼痛不能保持静卧者不能检查。

2. 糖尿病患者需控制血糖。

3. 术后或急性期炎症检查会影响局部病灶观察，故最好待炎症消退后(需过 4~5 周后)检查。

4. 胃肠道钡餐检查后 3~4 天,待造影剂排空后检查为宜。

5. 术后体内较大的金属物件会影响图像质量,但不是禁忌证。

6. 肿瘤化疗结束后一般最少间隔 3~4 周检查。

7. 若重点怀疑消化道疾病,检查前需作好肠道准备(20ml 泛影葡胺加入 600~1 000ml 温开水中,首次喝 500ml,之后隔 30 分钟喝 200ml,3~4 小时后扫描)。心肌活性检查,需喝葡萄糖水,血糖控制在 7.0~8.7mmol/L。

(七) PET/CT 检查中注意事项

1. 在注射检查药物前后都要保持安静休息,检查脑部需封闭视听。

2. 不能保持平卧或不动的患者(如儿童),给予镇静剂。

3. 给药后多饮水,多排尿。检查前排尿(勿使尿液沾染内衣或皮肤)。

4. 最基本的要求是检查时患者保持检查体位,不能有明显的移动。

5. 如有特殊情况,请患者或家属主动向医务人员说明情况。

6. 怀孕妇女、情绪不稳定或急性持续痉挛者不宜做此项检查。

7. 头颅检查要静卧 30 分钟,面部检查要少说话,以防骨骼肌摄取。

(八) PET/CT 检查后注意事项

1. 尽量多喝水,多排尿,以利于 18F-FDG 的代谢而排出体外,防止尿液污染。

2. 检查后 20 小时内勿接触孕妇及儿童，防止核素对敏感人群的影响。

3. PET/CT 检查是否安全　一次全身 CT 的辐射量约为 10mSv，做一次 PET/CT 约等于两次 CT 扫描的辐射量。按照职业防护规定，个人 5 年内平均照射剂量为 20mSv/年，任何一年不超过 50mSv，故 PET/CT 是安全的。

（彭永排　刘　军　谢明伟　李敬彦）

第七节　预防性抗生素的选择

妇科肿瘤患者的围手术期预防性抗生素的使用是为了预防手术切口的感染、手术部位的感染及术后可能发生的全身性感染。根据原国家卫生计生委于 2015 年修订发布的《抗菌药物临床应用指导原则》(2015 年版) 及中华医学会妇产科学分会感染性疾病协作组于 2011 年制定的《妇产科抗生素使用指南》，对于妇科肿瘤患者围手术期预防性抗生素的使用基于以下原则。

一、预防性抗生素的基本使用原则

围手术期预防性抗生素的使用与否及选择主要根据手术切口类别决定，另外还需要综合考虑手术持续时间、术中及术后感染发生概率及患者一般情况，如是否为免疫抑制状态、新辅助化疗后 2 周内或长期血糖控制欠佳等。

妇科肿瘤专科的手术切口主要分为以下 3 类：

(一) I 类切口

即清洁手术，手术部位为人体无菌部位，局部无炎症，不涉及呼吸道、消化道、泌尿生殖道等人体与外界相通的器官，如外阴癌行腹股沟淋巴结切除术、卵巢囊肿剥除术、输卵管系膜囊肿剔除术、附件切除术及未穿透宫腔的子宫肌瘤剔除术等术式。以上情况通常不需要预防性使用抗菌药物,除非合并感染高危因素,如高龄、免疫功能低下(长期使用糖皮质激素或免疫抑制剂的患者)、近2周内曾行静脉化疗、手术部位放疗史或血糖控制欠佳的糖尿病患者等,或手术范围较大,手术时间长,切口部位污染机会增加,或腹腔镜手术中采用举宫器,就需考虑预防性使用抗生素。

(二)Ⅱ类切口

即清洁-污染手术,手术部位存在大量人体寄殖菌群,手术时可能污染手术部位引发感染,需使用预防性抗生素。主要为经消化道或泌尿生殖道手术,如子宫切除术、宫颈锥切术、外阴广泛切除术、卵巢癌肿瘤细胞减灭术中行阑尾切除术及肠切除吻合术、输尿管双J管支架置入术、输尿管膀胱再植、膀胱阴道瘘修补及直肠阴道瘘修补术等。

(三)Ⅲ类切口

即污染手术,是指已造成手术部位严重污染的手术,需要预防性使用抗生素,如外阴癌外阴部位切口的清创二次缝合术、肠瘘修补术等。如术前已发现存在细菌感染,如盆腔脓肿切除术,则需使用治疗性抗生素,不受预防性抗生素的使用原则限定。

二、抗生素品种的选择原则

妇科肿瘤围手术期常用抗生素的抗菌谱及注意事项如下:

(一)青霉素类

分为青霉素、耐青霉素酶青霉素及广谱青霉素3种。青霉素:包括青霉素G、苄星青霉素等,适用于A组溶血性链球菌及肺炎链球菌等革兰氏阳性球菌所致的感染;耐青霉素酶青霉素:包括苯唑西林、氯唑西林等,适用于因产酶而对青霉素耐药的甲氧西林敏感葡萄球菌感染,包括血流感染、肺炎、皮肤及软组织感染。广谱青霉素类:包括对部分肠杆菌科细菌有抗菌活性的阿莫西林、氨苄西林等,以及对多数革兰氏阴性杆菌包括铜绿假单胞菌有抗菌活性的哌拉西林、阿洛西林等,适用于敏感细菌所致的皮肤及软组织感染、尿路感染、呼吸道感染、腹腔感染、血流感染等。由于青霉素类药物用药前需进行皮肤过敏试验,而且即使皮试结果阴性也不能完全排除用药过程中及用药后发生过敏反应的可能,故不推荐青霉素类抗菌药物作为术前预防性抗生素使用。

(二) 头孢菌素类

根据抗菌谱、抗菌活性、对 β- 内酰胺酶的稳定性及肾毒性不同,分为四代。第一代头孢菌素包括头孢唑啉、头孢拉定、头孢氨苄等,主要作用于需氧革兰氏阳性球菌,仅对少数革兰氏阴性杆菌有一定抗菌活性,主要适用于甲氧西林敏感葡萄球菌、A 组溶血性链球菌和肺炎链球菌等引起的呼吸道感染、尿路感染、血流感染、皮肤及软组织感染,亦可用于流感嗜血杆菌、奇异变形杆菌及大肠埃希菌敏感株所致的尿路感染及肺炎。第二代头孢菌素包括头孢呋辛、头孢替安、头孢克洛、头孢丙烯等,对革兰氏阳性球菌的活性与第一代相仿或略差,对部分革兰氏阴性杆菌亦具有抗菌活性,主要用于治疗甲氧西林敏感葡萄球菌、链球菌属、肺炎链球菌等革兰氏阳性球菌,以及流感嗜血杆菌、大肠埃希菌、变异变形杆菌等的敏感株所致的呼吸道感染、尿路感染、皮肤及软组织感染、血流感染、盆腹腔感染,用于盆腹腔感染时需与抗厌氧菌药合用。第三代头孢菌素包括头孢噻肟、头孢曲松、头孢他啶、头孢哌酮等,此类药物对肠杆菌科细菌等革兰氏阴性杆菌具有强大的抗菌作用,头孢他啶和头孢哌酮对铜绿假单胞菌亦具有较强抗菌活性。第四代头孢菌素常用头孢吡肟,其抗菌谱与第三代头孢菌素相似,也可用于对第三代头孢菌素耐药而对其敏感的产气肠杆菌、阴沟肠杆菌、沙雷菌属等细菌所致感染,亦可用于中性粒细胞缺乏伴发热患者的经验治疗。需要注意,所有头孢菌素对甲氧西林耐药葡萄球菌、肠球菌属抗菌作用均差,故不宜用于治疗及预防可能存在以上病原体感染的情况。

（三）头霉素类

包括头孢西丁、头孢美唑及头孢米诺等,其抗菌谱和抗菌作用与第二代头孢菌素相仿,但对脆弱拟杆菌等厌氧菌抗菌作用较头孢菌素类强,适用于肺炎链球菌及其与链球菌属、甲氧西林敏感金黄色葡萄球菌、大肠埃希菌等肠杆菌科细菌、流感嗜血杆菌及拟杆菌属引起的下呼吸道感染、血流感染、皮肤及软组织感染,大肠埃希菌等肠杆菌科细菌所致的尿路感染、盆腹腔感染及衣原体感染。

（四）β-内酰胺类/β-内酰胺酶抑制剂

常用的有阿莫西林/克拉维酸、氨苄西林/舒巴坦、头孢哌酮/舒巴坦、替卡西林/克拉维酸和哌拉西林/他唑巴坦,均适用于因产β-内酰胺酶而对β-内酰胺类药物耐药的细菌感染。需注意除头孢哌酮/舒巴坦以外的药物,在用药前要详细询问青霉素过敏史及行青霉素皮肤过敏试验,故也不推荐用作术前预防性抗生素。

（五）硝基咪唑类

包括甲硝唑、替硝唑和奥硝唑等,对拟杆菌属、梭杆菌属、普雷沃菌属、梭菌属等厌氧菌均具高度抗菌活性,可用于盆腹腔的各种厌氧菌感染,治疗混合感染时,通常需与抗需氧菌抗菌药物联合应用,也用于肠道及盆腹腔等手术的预防用药。

（六）林可酰胺类

包括林可霉素及克林霉素,临床上以克林霉素应用较为普遍,该药对革兰氏阳性菌及厌氧菌具有良好的抗菌活性,适用于敏感厌氧菌及需氧菌,包括肺炎链球菌、A组溶血性链球菌及金黄色葡萄球菌所致的呼吸道感染、皮肤及软组织感染、生殖道感染、腹腔感染。当用于生殖道感染及腹腔感染需同时与抗需氧革兰氏阴性菌药物联合应用。

(七）氨基糖苷类

包括链霉素、卡那霉素、庆大霉素、妥布霉素、阿米卡星等。链霉素及卡那霉素对肠杆菌科和葡萄球菌属细菌有良好的抗菌作用,但对铜绿假单胞菌无作用;庆大霉素、妥布霉素及阿米卡星对肠杆菌科细菌和铜绿假单胞菌等革兰氏阴性杆菌具强大的抗菌活性,对葡萄球菌属也有良好的作用。氨基糖苷类适用于中、重度肠杆菌科细菌等革兰氏阴性杆菌感染及中重度铜绿假单胞菌感染,当治疗铜绿假单胞菌感染时,常需与具有抗铜绿假单胞菌作用的β-内酰胺类或其他抗菌药物联合应用。

结合妇科肿瘤的Ⅱ类及Ⅲ类手术切口,主要累及部位为泌尿生殖道及消化道,病原菌包括革兰氏阴性菌、链球菌、肠球菌属、厌氧菌及念珠菌等。另外,对于腹部手术切口的感染,主要的致病菌为金黄色葡萄球菌。为了覆盖以上的病原体,对于妇科肿瘤相关术式的抗生素使用需要根据手术切口类别、可能的污染菌种类及其对抗菌药物敏感性、药物能否在手术部位达到有效浓度等综合考虑。围手术期用药应尽量选择对可能的污染菌针对性强,有充分的预防有效性的循证医学证据,且用药安全、使用方便及价格适当的抗生素品种。此外,若单一抗菌药物可预防感染,则避免不必要的联合抗生素使用。不应随意选用广谱抗菌药物作为围手术期预防用药,例如喹诺酮类抗生素对院内感染的很多病原菌已出现耐药,尤其是大肠埃希菌对该类抗菌药物耐药率高,不适合作为预防用药的首选。

根据《抗菌药物临床应用指导原则(2015年版)》的指导意见,对于行子宫动脉栓塞术的子宫肌瘤患者,在介入操作前不推荐预防用药。①对于经阴道或经腹腔子宫切除术,属于Ⅱ类切口,可能的污染菌为革兰氏阴性杆菌、肠球菌属、B组链球菌及厌氧菌,推荐术前预防性抗菌药物的方案为第一、二代头孢菌素(若为经阴道手术加用甲硝唑),或头霉素类。②对于使用举宫器的腹腔镜下子宫肌瘤剔除术,属于Ⅱ类切口,可能的污染菌谱同上,推荐术前预防性抗菌药物的方案为第一、二代头孢菌素±甲硝唑,或头霉素类。③当涉及普外科手术,如行结肠、直肠或阑尾切除术,属Ⅱ类手术切口,可能的污染菌谱包括革兰氏阴性杆菌、厌氧菌(如脆弱拟杆菌),推荐术前预防性抗菌药物方案为第一、二代头孢菌素±甲硝唑,或头霉素类,或头孢曲松±甲硝唑。④如行胃、十二指肠及小肠手术,仍属于Ⅱ类手术切口,因位于上消化道,可能的污染菌谱有所不同,为革兰氏阴性杆菌、链球菌属及口咽部厌氧菌(如消化链球菌),推荐术前预防性抗菌药物方案为第一、二代头孢菌素,或头霉素类。⑤对于以上手术的患者,如果患者对β-内酰胺类抗菌药物过敏,可用克林霉素+氨基糖苷类,或氨基糖苷类+甲硝唑。按照指导意见,有循证医学证据支持的第一代头孢菌素主要为头孢唑啉,第二代头孢菌素主要为头孢呋辛。

《妇产科抗生素使用指南》则推荐妇科手术前预防性抗生素的应用以第二代头孢菌素或头孢曲松或头孢噻肟+甲硝唑为宜,如均过敏,可用喹诺酮类抗生素。

综合而言,对于合并特殊情况需要预防性使用抗生素的Ⅰ类手术切口,推荐使用第一代头孢菌素(首选头孢唑啉);对于妇科肿瘤手术中的Ⅱ~Ⅲ类手术切口,以及部分涉及胃肠道的手术,术前预防性抗菌药物均推荐应用第二代头孢菌素(首选头孢呋辛)+甲硝唑,如存在药物过敏,则改用克林霉素+氨基糖苷类,或氨基糖苷类+甲硝唑。

三、预防性抗生素给药方法

研究证实,预防性抗生素在麻醉前或手术前给药可取得最佳预防效果。根据围手术期抗生素用药原则,预防性抗生素常规应在皮肤、黏膜切开前 0.5~1 小时内给药,或麻醉开始时给药,使手术切口暴露时局部组织中已达到足以杀灭手术过程中入侵切口细菌的药物浓度。但不同药物的术前用药时间也有区别,如喹诺酮类抗菌药物的半衰期较长并有抗菌药物后效应,术前 1~2 小时内缓慢输注有助于预防药品不良反应的发生,克林霉素输液有浓度限制,需低于 6mg/ml,单次给药剂量为 0.6~0.9g,也宜术前 1~2 小时内缓慢输注。

预防性抗生素的给药剂量目前尚无明确推荐,建议头孢唑啉、头孢替坦和头孢曲松的单次给药剂量为 1~2g,头孢呋辛为 1.5g,甲硝唑为 0.5~1g,克林霉素推荐用药为 0.6~0.9g,氨基糖苷类抗菌药物则多选用庆大霉素 4mg/kg 或 5mg/kg。对于病态肥胖或明显瘦小、儿童或肾功能不全患者的用药剂量应按相应药物说明书作相应调整。

给药途径大部分为静脉输注,仅有少数为口服给药。在输注完毕后开始手术,抗菌药物的有效覆盖时间应包括整个手术过程。预防用药应足量给药,以达到控制细菌生长繁殖的目的,应该按照患者的体重提供足够的药物剂量,要求用药至少为最低治疗剂量。如由于特殊情况需预防性使用抗生素的清洁手术,若手术时间不超过 2 小时,只需术前给药 1 次。如果手术时间超过 3 小时,或超过所用药物半衰期的 2 倍,或术中成人患者的失血量 >1 500ml,应手术中再次追加抗生素 1 次预防感染,抗生素的有效覆盖时间应包括整个手术过程和手术结束后 4 小时,总的预防用药时间为 24 小时,污染手术必要时延长至 48 小时。过度延长用药时间并不能进一步提高预防效果,且预防用药超过 48 小时,耐药菌感染机会增加。对手术前已形成感染者,抗生素使用时间应按治疗性应用而定。

(谢玲玲 王丽娟)

第八节　盆腹腔感染的预防和处理

宫颈癌、卵巢癌及子宫内膜癌是常见的妇科恶性肿瘤，治疗方法以手术为主，手术涉及范围广，手术方式包括子宫切除术（广泛全子宫、次广泛全子宫及筋膜外全子宫切除术）、卵巢癌肿瘤细胞减灭术、盆腔及腹主动脉旁淋巴结切除术及盆腔廓清术等，肿瘤如侵犯肠管还需行病变肠管切除、肠吻合或肠造瘘术。妇科恶性肿瘤手术多属于Ⅱ类切口，手术过程中术野常与开放性的脏器如阴道及肠道相通，造成阴道和肠道正常菌群的移位，进入盆腹腔甚至腹膜后间隙转变为致病菌导致继发感染，因此，术后盆腹腔感染发生率较高。此外，由于妇科恶性肿瘤患者年龄较大，且肥胖、高血压、糖尿病、贫血及低白蛋白血症等合并症较多，术后发生盆腹腔感染等风险亦增高。

一、术后盆腹腔感染的危险因素

妇科恶性肿瘤术后盆腹腔感染的原因有很多，主要包括以下两个方面：①患者相关的危险因素：主要包括年龄大，合并糖尿病、肥胖、高血压、术前化疗、放疗史，免疫抑制、心血管系统疾病、吸烟、贫血及营养不良等。此外，还包括术前存在潜在感染，如念珠菌性阴道炎、细菌性阴道病等。②手术相关的危险因素：包括开放性手术、手术时间过长及术后卧床时间长、失血过多、止血不良并残留死腔、术中胃肠道及泌尿系统损伤、停留引流管等导致感染的概率增加。

妇科恶性肿瘤手术通常手术范围大，不仅要切除子宫及肿瘤累及的部位，还要切除盆腔 ± 腹主动脉旁淋巴结，创伤大，尤其是开放性手术的创伤更大。患者的免疫力下降，术后感染包括盆腹腔感染机会增加。

手术时间越长,术野暴露时间也越长,术后发生盆腹腔及手术切口等部位感染的机会更大。术后卧床时间长可导致局部渗血及积液积聚在盆腔最低处,不易引出,为病原菌的定植提供有利条件,从而增加了盆腹腔感染的发生率。

术中出血过多、止血效果不良并残留死腔,术后形成血肿,或术后液体潴留,容易引起盆腹腔感染。

术中胃肠道及泌尿系统损伤导致空腔脏器破裂,胃内容物、粪便或尿液污染盆腹腔导致盆腹腔感染;另外,肠吻合口瘘也可能导致盆腹腔感染。盆腔廓清术后由于尿道和肠道均改道,盆腹腔感染的发生率更高。术后停留腹腔引流或阴道引流管,则有逆行性盆腹腔感染的风险。

二、盆腹腔感染的诊断

(一) 症状

发热是术后盆腹腔感染最常见的症状,同时也是许多术后并发症的最早表现,常见的非感染性发热的原因有:手术反应热、血肿形成、输液反应、药物热等。其中手术反应热最为常见,多在手术当天或第 2 天出现,一般不超过术后第 4 天,通常低于 38.5℃。术后 48 小时以内的发热在排除输液反应外,最常见的原因为呼吸系统感染,尤其是上呼吸道感染。术后第 5 天之后的发热,尤其是原因不明的发热,需要警惕手术的特殊并发症(尿瘘、肠瘘、深静脉血栓等)。盆腹腔感染、阴道残端感染所致的发热通常发生在术后 48 小时 ~ 第 5 天之内。

腹痛为盆腹腔感染的另一重要症状,疼痛性质为钝痛、胀痛或剧痛等。部分患者还会出现不完全肠梗阻症状,如恶心、呕吐、腹胀及排便、排气停止等。如感染导致盆腔积液或积脓,患者还可出现直肠刺激症状,包括肛门坠胀、里急后重、腹泻及排便不尽等。

(二) 体征

怀疑盆腹腔感染的患者应进行细致的体检,尤其是腹部检查。患者可表现为感染部位及相邻部位的压痛;感染灶位置较深时可表现为叩击痛,如肝区、脾区叩击痛;患者还可表现为腹膜刺激征,如腹肌紧张、反跳痛;部分患者可出现肠鸣音减弱或消失。观察盆腹腔或阴道引流物,如为脓性则有助于诊断。当感染发展为盆腔蜂窝织炎后,在盆腔检查时可发现盆底明显增厚、变硬,有触痛。双合诊或三合诊检查还能发现阴道残端上方的血肿和脓肿,表现为阴道残端上方囊性或囊实性包块、伴触痛。

(三) 辅助检查

感染相关的辅助检查包括以下三方面:①血液学检查:血常规显示白细胞计数及中性粒细胞比例升高;血沉、C反应蛋白、降钙素原、D-二聚体升高等。②病原学检查:取血液及引流液进行病原学培养,阳性为感染提供了直接证据,同时药敏检测为抗生素选择提供参考。③影像学检查:盆腹腔超声、CT或MRI检查对于盆腹腔积液和脓肿的定位有帮助,远离体表及阴道残端的脓肿或包块,能在超声或CT引导下进行穿刺以达到诊断和治疗的目的。

(四) 术后盆腔感染的诊断标准[2014年盆腔炎症性疾病诊治规范(修订版)]

①术后24小时体温>38℃且间隔6小时后体温仍高于38℃。②脉搏、心率加快。③血常规提示白细胞>13×10⁹/L,中性粒细胞绝对值>9×10⁹/L。④盆腔引流液培养或血培养阳性。

三、盆腹腔感染的预防

妇科肿瘤手术后盆腹腔感染的预防主要围绕围手术期3个不同阶段进行,具体措施如下:

（一）术前预防措施

术前预防措施主要包括以下四方面：①术前充分考虑患者具体情况，选择合适的术式。②积极治疗患者的基础疾病，如糖尿病，严格控制血糖等。③如有生殖道感染，积极治疗。如术前存在阴道流血或排液，患者常伴有阴道菌群的失调，使厌氧菌或者兼性厌氧菌呈现上升趋势，感染的风险增加，因此，术前需进行阴道微生物学分析，诊断并治疗细菌性、霉菌性阴道病，通过阴道冲洗及抗生素使用来重建阴道菌群。④肠道准备：患者如有盆腹腔手术史、子宫内膜异位症病史等，盆腹腔粘连概率增加，这样可增加术中肠道损伤的风险；另外，肿瘤累及肠道，需要切除部分肠管，术前应进行充分的肠道准备，包括饮食过渡和抗生素的应用。

（二）术中预防措施

手术应严格遵循无菌操作原则及手术规范，具体包括：①手术人员要按照无菌原则进行手消毒、穿无菌手术衣及戴无菌手套。②手术部位消毒应以切口为中心，以同心圆方式向周围扩大消毒范围，消毒区域应足够大以备延长切口或放置引流。③手术野规范化铺无菌巾。④术中无菌巾如被血液、腹水或冲洗液等浸湿，应及时加盖无菌巾。⑤术中切开阴道或肠道时，应尽量避免阴道分泌物或肠内容物流入盆腹腔，肠道断端及阴道断端可用Ⅲ型碘消毒，阴道断端缝合后还应用Ⅲ型碘浸泡或冲洗盆腔及阴道断端。⑥术中确切止血，避免形成血肿，冲洗后仍有明显渗血，需要放置盆腔引流管。⑦预防性应用抗生素：全身应用抗生素能杀灭种植于手术部位的细菌，但抗微生物有效时间窗很窄，因此需要在细菌入侵前很短时间或入侵时就应用抗生素，延迟使用 3~4 小时会导致预防性抗生素无效。推荐用于妇科肿瘤手术的预防性抗菌药物为二代头孢菌素±甲硝唑，手术开始前 30 分钟~1 小时内给药。为了保持整个手术过程中机体内有足够的药物水平，如果手术时间超过 3 小时或超过所用药物半衰期的 2 倍,术中应追加 1 次抗生素。手术出血量超过 1 500ml 时,也需追加抗生素。⑧手术者应熟练掌握手术技巧,尽量缩短手术时间。

(三)术后预防措施

术后主要措施为预防性使用抗生素,国家抗微生物治疗指南推荐妇科手术最常用的预防性药物为:头孢唑林、头孢呋辛、头孢曲松或头孢噻肟,涉及阴道的手术可联合应用抗厌氧菌药物(如甲硝唑),或改用头孢美唑、头孢西丁或头孢替坦。涉及阴道的择期手术,预防性抗生素使用时间为48 小时,如存在感染高风险或怀疑存在感染时,应该考虑使用治疗性抗生素,抗生素使用时间要适当延长。手术时间 <2 小时者,一般用药 1 次已经足够。

另外,术后应保持引流管通畅,密切观察盆腹腔引流物的量及性状,如术中存在或可疑存在胃肠道、泌尿系统损伤,术后可通过观察引流物的性状及时发现是否存在尿瘘或粪瘘,并可通过引流达到预防和治疗盆腹腔感染的目的。为保证有效引流,引流管尽可能放在较低的部位和接近需引流的部位,不直接压迫血管、神经和脏器,同时,还要避免折叠扭曲,必要时进行多部位引流。

四、盆腹腔感染的临床处理

妇科肿瘤手术后盆腹腔感染的治疗原则是抗感染和清除感染灶,并辅以对症和支持治疗。

有研究发现,妇科肿瘤术后大多数感染是由生殖道和肠道内源性病菌导致的混合感染,盆腔感染患者的体液或阴道分泌物检测出病原菌共 95 株,其中革兰氏阴性菌占62.11%,革兰氏阳性菌占 28.42%,真菌占 9.47%。提示妇科肿瘤患者术后盆腔感染的病原菌主要是革兰氏阴性菌,而革兰氏阳性菌和真菌所占比率较少,具体的病原菌主要是大肠埃希菌和表皮葡萄球菌。因此,患者术后发生盆腔感染时,可针对上述病原菌进行药敏试验,合理地选用抗菌药物,为盆腹腔感染的防治发挥指导作用。通过引流管逆行发生的盆腹腔感染少见,致病菌可能为皮肤上的葡萄球菌,或医院内的条件致病菌如假单胞菌。

在获得病原体及药敏试验结果之前,需进行经验性抗感染治疗。由于厌氧菌感染占盆腔感染的 70%,抗厌氧菌感染非常重要,选择的抗生素必须对厌氧菌和需氧菌都有效。可选用抗厌氧菌药物(如克林霉素或者甲硝唑)与氨基糖苷类(如庆大霉素)联合用药,或选用第三代头孢菌素单一或联合用药。

如果发现盆腹腔脓肿,需积极清除脓肿,可行盆腔冲洗或在超声、CT 引导下进行穿刺引流,必要时需行剖腹探查进行脓肿的清除和引流。

如果拟诊为盆腔感染的患者,在抗生素规范治疗 2~3 天后,体温仍持续不降,临床上也没有盆腔脓肿和胃肠道及泌尿系统损伤的证据,应该考虑存在感染性血栓性静脉炎的可能,可行 B 超及 CTA 等影像学检查,尽早发现盆腔或卵巢静脉的血栓形成。

患者如出现寒战、高热、脉速、脸色潮红、皮肤湿暖等表现时,应警惕感染性休克,其治疗原则为:早期发现;积极抗休克治疗;强有力抗感染治疗;明确并去除感染原;对症及支持治疗等。

妇科恶性肿瘤术后盆腹腔感染是常见的严重并发症,可导致围手术期风险增加。正确地使用预防性抗生素,适当的术前准备,严格遵循无菌原则,以及细致的手术操作可以降低感染的风险,应重视术后发热,对于盆腹腔感染的患者,需积极进行有效抗生素治疗并清除感染灶,预防危及患者生命的严重感染如败血症、感染性休克的发生。

(饶群仙　王丽娟)

第九节 围手术期化疗

围手术期是围绕手术的一个全过程,包含手术前、手术中及手术后的一段时间,具体是指从确定手术治疗时起,直到与这次手术有关的治疗基本结束为止。化疗是通过使用化学治疗药物杀灭肿瘤细胞达到治疗目的的一种全身治疗方法,是目前治疗妇科恶性肿瘤的重要方法之一。特别是对一些有全身播散倾向的肿瘤及已经转移的中晚期肿瘤,化疗是其主要的治疗方法。化疗根据其与手术的关系可分为新辅助化疗和术后化疗。围手术期化疗是化疗在围手术期的应用,包括新辅助化疗和术后化疗,是多数妇科恶性肿瘤患者的辅助治疗方法。

一、新辅助化疗

(一)新辅助化疗的定义

新辅助化疗是指在手术或放疗前所做的全身化疗,目的是缩小肿瘤体积,降低肿瘤分期,为原来无法手术的患者创造手术的可能性,并减少术后或放疗后的转移,以提高远期疗效。

(二)新辅助化疗的应用范围及前提

新辅助化疗较常用于卵巢癌与宫颈癌,也可用于晚期子宫内膜癌、外阴癌等。在应用新辅助化疗前必须获得肿瘤的细胞学或者组织学证据:如宫颈恶性肿瘤的确诊可以通过进行宫颈液基细胞学检查、阴道镜取样后病理组织学检查、宫颈肿物取样后病理组织学检查;卵巢肿瘤确诊需病理组织学检查,对不能直接行减瘤手术患者,应进行超声引导下活组织穿刺活检或腹腔镜探查取活检(囊性肿瘤不宜穿刺)。对临床高度怀疑卵巢癌,但无法取得组织病理活检者,则必须有腹水或胸腔积液细胞学诊断,且血清 CA125

与 CEA 的比值 >25。

(三) 新辅助化疗方案

多数化疗方案可以用于新辅助化疗,如紫杉醇 + 顺铂(TP 方案)、紫杉醇 + 卡铂(TC 方案)、顺铂 +5-FU(PF 方案)、顺铂 + 长春新碱 + 博来霉素(PVB 方案)、顺铂 + 博来霉素 + 甲氨蝶呤 / 丝裂霉素(PBM 方案)、博来霉素 + 异环磷酰胺 + 顺铂(BIP 方案)、5-FU+ 异环磷酰胺 + 顺铂(FIP 方案)等。

新辅助化疗时慎用贝伐单抗,因为其会影响术后伤口及吻合口的愈合,还有可能导致出血、高血压、静脉血栓栓塞等不良反应。如果使用含有贝伐单抗的新辅助化疗方案,必须在肿瘤细胞减灭术前至少 6 周停用贝伐单抗。

(四) 新辅助化疗在卵巢癌中的应用

2020 年,NCCN 卵巢癌临床实践指南中指出,身体状态不适合立即手术或初次减瘤术达到满意减瘤术(即肉眼无残留病灶的 R0 切除)可能性较低者,可行新辅助化疗。是否行新辅助化疗须由妇科肿瘤专科医师确定。

主要的临床评估包括肿瘤标志物(CA125、HE4 等)、计算机断层扫描、磁共振成像、正电子发射计算机断层成像及腹腔镜探查术等。临床上建议同时使用 2 种或 2 种以上方法对晚期卵巢癌患者进行综合评估。

为了在术前或术中评估卵巢恶性肿瘤患者的肿瘤负荷、手术并发症风险,以判断其能否行满意的初始肿瘤细胞减灭术(达到 R0),很多学者提出了相应的评分预测系统,目前使用较多的评分系统有 Fagotti 评分、改良 Fagotti 评分、CT 评分、并发症评分、腹膜癌指数(peritoneal cancer index,PCI)评分等。如果评分系统结合妇科肿瘤专科医师的术中判断提示患者不能行满意的肿瘤细胞减灭术或术后并发症风险高,那么可选择新辅助化疗后行间歇性肿瘤细胞减灭术(interval debulking surgery,IDS)。

所有用于 Ⅱ~Ⅳ 期卵巢癌的静脉化疗方案都可以用于

初始肿瘤细胞减灭术前的新辅助化疗。2020 年,NCCN 卵巢癌临床实践指南推荐新辅助化疗 3~4 个疗程后缓解者应该进行间歇性肿瘤细胞减灭术(IDS),且术后至少进行 3 个疗程化疗。新辅助化疗 3~4 个疗程后稳定者应立即进行 IDS 或继续化疗至 6 个疗程后再行 IDS 和术后化疗;疾病进展者不适合行 IDS;IDS 后应至少再继续化疗 3 个疗程,IDS 前后总疗程数至少 6 个疗程。

(五) 新辅助化疗在宫颈癌中的应用

2020 年 NCCN 子宫颈癌临床实践指南推荐宫颈癌采用以手术和放疗为主、化疗为辅的综合治疗方案,对于 IIB 期及以上的宫颈癌晚期病例,通常不采用手术治疗,首选同步放化疗。在有些国家,部分ⅡB 期病例可能首选根治性子宫切除术或新辅助化疗后进行根治性子宫切除术。但新辅助化疗后再手术一直存在争议,一方面新辅助化疗能够通过缩小瘤体及减少肿瘤转移从而降低肿瘤分期、提高手术切除率,减少术后放疗的剂量,对性活跃期、绝经前的年轻妇女和局部晚期病灶较大的宫颈癌患者,可以提供更好的术后生活质量;另一方面对于其是否能提高生存率、最终改善预后仍未明确,因此,NCCN 指南不推荐将新辅助化疗后手术应用于局部晚期宫颈癌的治疗。2018 年 FIGO 指南中指出宫颈癌治疗以手术和放疗为主,化疗为辅,对于ⅠB3 及ⅡA2 期患者,首选同步放、化疗,缺乏放疗设备的地区,可行新辅助化疗后手术。但新辅助化疗后手术存在如下问题:①新辅助化疗可能会掩盖病理学结果,从而影响对术后辅助放疗 / 同步放化疗指征的评估,因此肿瘤较大或腺癌等对化疗反应率低的病例应谨慎选择新辅助化疗。②ⅠB3期及ⅡA2 期患者新辅助化疗后手术的疗效较同步放化疗差,且大约 80% 需术后补充放疗或同步放化疗,因此新辅助化疗后手术最好是在研究背景下或无放疗条件的地区实施。2021 年第 1 版 NCCN 子宫颈癌临床实践指南新增:宫颈小细胞神经内分泌肿瘤对化疗相对敏感,新辅助化疗是局部晚期(ⅠB3-ⅣA期)NECC患者的治疗策略之一,局部晚期的宫颈小细胞神经内分泌肿瘤患者可以考虑新辅助化疗(依托泊苷+顺铂或依托泊苷+卡铂)后切除子宫,术后再同期放化疗或辅助放疗,新辅助化疗后也可不手术直接行同期放化疗或辅助放疗,在接受后续治疗前,应考虑重新评估以排除转移性疾病。"逸仙妇瘤"推荐:①对于宫颈小细胞神经内分泌肿瘤的新辅助化疗只推荐用于肿瘤直径>4cm患者,不推荐用于肿瘤直径≤4cm者,切忌滥用。②小细胞宫颈小细胞神经内分泌肿瘤病情发展迅速,处理必须争分夺秒,因此,对于ⅠB3/ⅡA2期患者也推荐尽快手术治疗,术后再补充治疗,以防肿瘤对化疗不敏感,在化疗期间肿瘤快速进展。

(六) 新辅助化疗后手术时机的选择

对于新辅助化疗后的手术时机尚无前瞻性的评估,但可以根据患者个体化因素而定,一般在接受2~4个疗程新辅助化疗后手术。接受新辅助化疗后患者需要重新进行肿瘤标志物、影像学等检查,重新评估能否进行手术治疗。如对于卵巢癌患者,血清肿瘤标志物是预测新辅助化疗后能否进行满意的中间型减瘤术的重要预测指标,新辅助化疗后的低水平CA125(<20~200U/ml)、高的CA125下降率(>80%)、低水平HE4(<150~350pmol/L)、高的HE4下降率(>70%)可作为满意的中间型减瘤术及预后好的预测指标。有研究表明,HE4+CA125+CT对中间型减瘤术满意度判断的灵敏度为96%,特异度为92%。

二、术后化疗

(一) 术后化疗时机

术后过早或过晚开始化疗均不利于患者的预后,对于术后开始化疗的时间还没有统一标准。有研究发现,术后早期化疗(≤4周)可以显著提高患者的总生存期(overall survival, OS),也有学者推荐术后5~6周开始化疗。开始化疗前,要确保患者的一般状态和器官功能可耐受化疗。

每2~4个疗程化疗后均应行临床评估,以判断患者是否从化疗中获益。曾接受连续2种以上不同化疗方案而无临床获益的患者,再次治疗时获益的可能性很小。应该根据患者的个体情况选择支持治疗、继续治疗还是参与临床试验。

(二)特殊患者化疗注意事项

1. **高血压患者**　化疗期间仍需定时服用降压药,注意血压监测。贝伐单抗能导致高血压、动脉血栓形成,故禁用于药物控制不良的严重高血压及血栓栓塞患者。

2. **糖尿病患者**　对于合并糖尿病的肿瘤患者来说,由于血糖的波动及多种并发症的存在,会增加治疗难度。治疗恶性肿瘤所使用的化疗药物如顺铂、环磷酰胺、长春碱类和紫杉类等,可以直接损害胰腺,导致胰腺 β 细胞分泌的胰岛素减少,进而导致血糖升高、加重糖尿病的代谢紊乱。

合并糖尿病的恶性肿瘤患者应采取有效、严格的血糖控制方法(如植入胰岛素泵),减少因糖尿病而引发的并发症及感染。糖尿病患者化疗如必须使用葡萄糖注射液作溶媒,在不改变糖尿病患者常规治疗和进食的前提下,也可以采用常规胰岛素对消方案应对静脉输注葡萄糖对血糖的影响,一般葡萄糖和正规胰岛素(regular insulin, RI)按照 4 : 1 比例进行配置。但由于患者个体化差异及静脉滴注速度对血糖的影响,应根据患者在输注过程中的血糖监测结果针对性地调整胰岛素的用量,做到个体化给药。

研究表明,糖尿病患者有更高的晚期放射性肠炎发生率,这部分患者在接受同步放、化疗时应慎用贝伐单抗。此外,由于糖尿病患者化疗后更易发生神经系统毒副作用,可考虑选择多西他赛 + 卡铂方案,减少对神经系统的刺激。

3. **术中肠切除吻合/肠造瘘患者**　单纯肠造瘘的患者术后尽早开始化疗；行肠切除吻合的患者应适当延缓术后开始化疗的时间，笔者医院主张术中肠切除吻合/肠造瘘患者手术后至少2周后开始化疗。由于贝伐单抗会影响术后伤口的愈合，可能导致肠穿孔，慎用于在术中进行肠切除吻合、肠造瘘等胃肠穿孔高风险的患者。手术后至少4周及手术伤口完全恢复之前不能使用贝伐单抗。

4. **手术累及泌尿系统者**　由于环磷酰胺可能导致出血性膀胱炎，故禁用于此类患者。

5. **心功能不全者**　原有心功能不全患者禁用蒽环类药物，在化疗期间注意定期检查超声心动图、肌钙蛋白等监测心功能。

各方案的具体用法参见李晶、张丙忠主编的《妇科恶性肿瘤化疗手册》。

三、小结

在围手术期化疗过程中对患者进行正确的管理对患者的预后至关重要。在临床工作中，对于特殊患者，在其围手术期化疗期间进行个体化的管理尤其重要。管理得当，可使患者充分获益，并达到改善患者预后的效果。

（王钰涵　姚婷婷　王丽娟）

第十节　术中及术后热灌注治疗

腹腔热灌注化疗（hyperthermic intraperitoneal chemotherapy，HIPEC）是一种治疗腹腔内肿瘤的方法，在消化道肿瘤中被广泛应用。2017年，中国妇科肿瘤专家遵循循证医学原则，对应用HIPEC治疗妇科肿瘤的证据进行了总结，并以此为依据制定了我国首部《妇科肿瘤腹腔热灌注治疗临床应用专家共识》。在共识的指导下，HIPEC技术在国内得到了稳步推广,2019 年更新了《妇科肿瘤腹腔热灌注治疗临床应用专家共识》。

一、HIPEC 的机制和原理

HIPEC 是利用机器使灌注液保持恒温,充分充盈腹腔并进行持续灌注。其产生作用的可能机制和原理包括:

(一)选择性杀死肿瘤细胞

1. 恶性肿瘤在 43℃持续 1 小时即可出现不可逆损害,而正常组织可耐受 47℃持续 1 小时。因此,HIPEC 可通过热效应直接杀死肿瘤细胞。

2. HIPEC 可直接抑制 DNA 的复制、转录和修复,在组织水平导致肿瘤血管血栓形成,导致肿瘤细胞凋亡。

3. HIPEC 治疗过程中的液体流动产生剪切力可直接导致肿瘤细胞死亡,冲刷组织导致肿瘤细胞发生失巢凋亡。

(二)增加药物浓度

1. HIPEC 通过腹腔给药可增加腹腔内肿瘤病灶局部药物的作用浓度。

2. 高温可导致肿瘤细胞膜、肿瘤血管通透性发生变化,减少肿瘤细胞对化疗药物的排泄率,增加肿瘤细胞中化疗药物的浓度。

(三)导致肿瘤细胞蛋白变性

热效应可通过激活热休克蛋白的方式诱发自身免疫系统产生抗肿瘤效应,阻断血管新生,导致肿瘤细胞蛋白质变性。

(四)与现有治疗方法产生协同作用

1. 体外试验发现热效应可逆转肿瘤细胞对铂类药物的耐药性。

2. 体外试验发现可导致肿瘤组织中 BRCA-2 蛋白表达水平显著下调,可能进一步提高多腺苷二磷酸核糖聚合酶[poly(ADP-ribose)polymerase,PARP]抑制剂治疗卵巢癌的有效率。

3. 热效应可通过干扰肿瘤细胞的代谢、激活溶酶体直接杀死 S 期和 M 期细胞,而化疗药物主要作用于代谢活跃的 M 期细胞,由此,HIPEC 联合化疗可以产生协同效应。

4. HIPEC 的最大组织穿透深度为 5mm,而普通化疗药物的组织穿透深度 <3mm,HIPEC 可增加某些药物在肿瘤深部的药物浓度,由此与化疗产生协同效应。

二、HIPEC 治疗妇科肿瘤的适应证和禁忌证

(一) 适应证

HIPEC 主要用于预防和治疗妇科肿瘤的腹膜腔种植转移,包括以下几方面(除非特别说明,均为Ⅲ级证据)。

1. 卵巢癌(包括少见类型的卵巢肿瘤)的初始治疗,包括初始肿瘤细胞减灭术后的 HIPEC、用于新辅助化疗及间歇性细胞减灭术后(Ⅰ级证据)的再次 HIPEC。尤其适用于晚期,特别是合并大量腹水、胸腔积液患者。

2. 复发性卵巢癌,包括所有铂敏感性复发、特别是接受二次肿瘤细胞减灭术达到肉眼未见残留病灶(R0)的铂敏感性复发患者(Ⅱ级证据)。对于铂耐药性复发患者,HIPEC 仅用来控制恶性胸腔积液、腹水。

3. 腹膜假性黏液瘤(Ⅰ级证据)。HIPEC 是腹膜假性黏液瘤手术后的首选治疗方式。

4. 伴有腹水或播散性腹膜腔转移的其他妇科恶性肿瘤,包括宫颈癌、子宫内膜癌、子宫肉瘤、外阴癌和阴道癌患者等。

5. 妇科恶性肿瘤引起的难治性胸腔积液、腹水的姑息性治疗(Ⅱ级证据)。

6. 使用碎瘤器或碎宫器后发现的子宫肉瘤,包括癌肉瘤、平滑肌肉瘤和子宫内膜间质肉瘤。

7. 卵巢黏液性肿瘤术前或者术中破裂、大量黏液溢出污染腹腔者。其中黏液性癌推荐 HIPEC,交界性和良性肿

瘤推荐单纯腹腔热灌注治疗。

(二) 禁忌证

肠梗阻；腹膜腔内广泛粘连；腹腔有明显炎症；可能存在术后吻合口愈合不良的高危因素，包括吻合口组织水肿、缺血、张力明显、严重低蛋白血症等；心脏、肾脏、肝脏和脑等主要器官功能障碍；严重凝血功能障碍；胆汁阻塞及输尿管梗阻；年龄≥75 岁为相对禁忌证。

三、HIPEC 治疗前的评估

(一) 术前评估

对于有 HIPEC 适应证的患者，我们需要充分评估患者的耐受性。可耐受肿瘤细胞减灭术的患者，多数对于 HIPEC 具有良好的耐受性。患者术前的一般状态可辅助评估患者对 HIPEC 的耐受性。肺功能、心脏功能评价对于评估 HIPEC 的安全性有一定的帮助（Ⅱ级证据）。

(二) 术中评估

腹腔容积是影响患者对 HIPEC 耐受程度的重要因素，术中(开腹或腔镜)充分分离粘连，增加腹腔容积有助于减少 HIPEC 治疗中腹胀、腹痛的发生率，可提高患者对 HIPEC 的耐受程度。

四、HIPEC 开始时机

原发肿瘤切除 24 小时后，残留肿瘤增殖速度一般在 1 周后恢复到术前相似水平。与原发肿瘤相比，再生肿瘤的生物学行为也会发生改变，表现为肿瘤的侵袭性和耐药性增强（Ⅱ级证据）。因此，手术后的 HIPEC 应尽早开始，尽量在 1 周内完成（Ⅱ级证据）。条件允许的情况下，也可以选择术中关腹后行 HIPEC。由于 HIPEC 灌注时间需 60 分钟，为提高手术室利用效率，"逸仙妇瘤"的常规做法为术后 24 小时热灌注。行肠切除吻合的患者，经胃肠外科评估安全性后,待患者胃肠道功能恢复后(肛门排气)行 HIPEC。

五、HIPEC 注意事项

(一) 麻醉

术中 HIPEC 可利用手术麻醉尚未结束给予。术后 HIPEC 可选择盐酸异丙嗪、盐酸曲马多肌内注射,或丙泊酚静脉麻醉,或一氧化二氮吸入。"逸仙妇瘤"常规给予半量"冬眠合剂"(冬眠合剂组成:氯丙嗪 50mg、哌替啶 100mg、异丙嗪 50mg),治疗过程中,如果患者仍然诉有疼痛,可补充哌替啶至总量 100mg。

(二) 监护

全程监测生命体征,计算 24 小时出入量;随时调整灌注的入量和出量,治疗全程保持灌注液体循环通畅。HIPEC 治疗期间患者可出现轻度体温升高,一般不超过 38℃。

(三) 温度

设定于 43℃,灌注全程要求温度稳定、精确控温(Ⅰ级证据),这是保证 HIPEC 疗效和安全性的重要因素。

(四) 灌注容量

容量选择遵循腹腔充分充盈、患者耐受、循环通畅的原则,灌注液体总量 3 000~5 000ml,流速 300~600ml/min(Ⅲ级证据)。"逸仙妇瘤"实践表明,绝大部分患者耐受性好。

(五) 灌注液

生理盐水、林格液、葡萄糖、蒸馏水均可作为灌注液体。灌注液体的选择主要取决于液体的脱水效果、肿瘤类型和药物。理论上,灌注液的脱水效果越好,导致肿瘤脱水死亡的可能性越大,治疗效果也越好。从这一角度出发,蒸馏水是最佳选择。但蒸馏水在导致肿瘤脱水的同时也会导致正常组织脱水,患者可因此出现高钠血症、高钾血症。临床实践中极少有患者能够耐受蒸馏水灌注治疗时产生的脱水效应,因此,其使用率不高(Ⅱ级证据)。即便选择蒸馏水时,也宜与其他液体,如生理盐水、葡萄糖交替使用。治疗黏液性肿瘤时,宜选择葡萄糖,治疗腹膜假黏液瘤时选择 10% 以上的葡萄糖液可达到更好的效果。从实用性和安全性出发,在临床实践中可将生理盐水作为首选(Ⅲ级证据)。

(六) 治疗维持时间、治疗次数和给药方案

维持时间建议 60~90 分钟,必要时可以适当调整。推荐单次足量用药,不建议分次用药灌注。多次治疗时,为避免堵管,推荐间隔时间 <24 小时(Ⅱ级证据)。灌注次数主要取决于患者病情,对于腹膜假黏液瘤的患者,灌注 3~5 次后黏液性成分才可以充分溶解并排出,可使用 10% 及以上高糖溶液灌注 5 次及以上。对于非腹膜假黏液瘤,在使用药物灌注化疗前可使用生理盐水或葡萄糖进行灌注治疗。国内常用的部分灌注方案如下:①第 1~3 天使用生理盐水进行灌注治疗,第 4 天使用多烯紫杉醇或紫杉醇进行灌注化疗,第 5 天使用顺铂进行灌注化疗。②第 1 天使用生理盐水进行灌注治疗,第 2 天使用多烯紫杉醇或紫杉醇进行灌注化疗,第 3 天使用顺铂进行灌注化疗。③第 1 天使用生理盐水进行灌注治疗,第 2 天在静脉使用紫杉烷类药物后使用顺铂进行灌注化疗。

(七) HIPEC 治疗的血糖管理

HIPEC 治疗会诱发血糖升高,原因包括应激、使用糖皮质激素、灌注液中含有葡萄糖等(Ⅱ级证据)。腹膜假黏液瘤患者使用 10% 以上的葡萄糖作为灌注液,血糖升高会更加明显。对于非糖尿病患者,HIPEC 诱导的高血糖会在灌注治疗 2 小时后消失,不会对患者造成不良影响。因此,不建议对这些患者(包括接受高糖进行灌注)常规监测血糖。对于合并糖尿病的患者,HIPEC 诱导的高血糖会增加并发症的发生率,推荐常规监测血糖并根据血糖情况临时使用短效胰岛素。此外,HIPEC 中使用浓度≥10% 的葡萄糖会

导致渗透性利尿,建议常规静脉补液以缓解由此导致的脱水(Ⅱ级证据)。

(八)HIPEC 治疗妇科恶性肿瘤时药物的选择

HIPEC 的药物选择取决于患者既往病史、疾病种类和药物特性。宜选择单药治疗对肿瘤有效、肿瘤组织穿透性高、分子质量相对大、腹膜吸收率低、与热效应有协同作用、腹膜刺激性小的药物。HIPEC 中化疗药物剂量尚无明确的计算方式,原则上按照静脉用量标准。目前文献报道的用于妇科肿瘤治疗中使用的 HIPEC 药物及剂量:顺铂($50\sim150mg/m^2$)、卡铂($AUC\ 6$ 或 $200\sim800mg/m^2$)、奈达铂($80\sim100mg/m^2$)、洛铂($50mg/m^2$)、奥沙利铂($85\sim460mg/m^2$)、紫杉醇($20\sim175mg/m^2$)、多烯紫杉醇(单次总量 40mg 或 $60mg/m^2$)、吉西他滨($50\sim1\ 000mg/m^2$)、丝裂霉素($15\sim35mg/m^2$)。HIPEC 联合静脉化疗时,HIPEC 剂量应包括在全身总治疗剂量中。热效应可增强顺铂、卡铂、奥沙利铂、丝裂霉素、紫杉烷类的细胞毒性(Ⅱ级证据),应用时需要注意相应毒性反应,必要时调整用药剂量。

铂类药物是目前妇科恶性肿瘤治疗中最常用的腹腔化疗药物,顺铂的使用率最高,也是目前 HIPEC 中应用最为广泛的药物,其安全性和疗效最肯定。使用顺铂进行 HIPEC 时需要水化。43℃下进行 HIPEC 治疗,顺铂使用剂量为 $70mg/m^2$,治疗持续 1 小时,顺铂实际使用量可达到给药量的 78%。"逸仙妇瘤"建议中国妇科肿瘤患者接受顺铂进行 HIPEC 时(43℃、治疗 1 小时),给药剂量不宜超过 $80mg/m^2$。紫杉烷类药物是除铂类药物以外在妇科肿瘤治疗中最常用的药物。紫杉烷类药物腹腔内用药时极少通过腹膜屏障,因此,腹腔使用紫杉烷类药物的毒性反应显著小于静脉给药。多烯紫杉醇具有温热效应,更适用于 HIPEC。需要注意的是,HIPEC 用药时仍需要预处理,具体方法与静脉用药相同(Ⅰ级证据)。

(九)终止 HIPEC 治疗的适应证

HIPEC 时常见的不良反应有大汗淋漓、心率 >100 次 /min 等症状。出现这些临床表现时,首先需要排除血容量不足。可以通过中心静脉管监测中心静脉压评估血容量(Ⅰ级证据)。此外,部分患者可能出现呼吸、血氧异常、腹胀、腹痛,这时需要注意麻醉情况和灌注量。灌注管阻塞导致灌注液体排出不畅时,可发生膈肌抬高,这是诱发患者出现上述不适的重要原因。在降低灌注入量的基础上,解决相应原因后,如果患者仍有上述临床表现或其他严重不适,可终止 HIPEC 治疗(Ⅲ级证据)。

HIPEC 在妇瘤治疗中的应用已得到越来越多的证据支持,目前,有多项临床研究正在进行中,希望通过临床研究,为临床诊疗提供高质量的循证医学证据。

(吴妙芳 李 晶 王丽娟)

参 考 文 献

1. 林仲秋,李晶.妇科恶性肿瘤腹腔热灌注化疗临床应用专家共识(2019).中国实用妇科与产科杂志,2019,35(2):194-201.

2. 李雁,许洪斌,彭正,等.肿瘤细胞减灭术加腹腔热灌注化疗治疗腹膜假黏液瘤专家共识.中华医学杂志,2019,99(20):1527-1535.

3. PAUL H SUGARBAKER. New standard of care for appendiceal epithelial neoplasms and pseudomyxoma peritonei syndrome? Lancet Oncol,2006,7(1):69-76.

4. TERENCE C CHUA,BRENDAN J MORAN,PAUL H SUGARBAKER,et al. Early-and long-term outcome data of patients with pseudomyxoma peritonei from appendiceal origin treated by a strategy of cytoreductive surgery and hyperthermic intraperitoneal chemotherapy. Clin Oncol,2012,30(20):2449-2456.

5. VAN DRIEL WJ,KOOLE SN,SIKORSKA K,et al. Hyperthermic intraperitoneal chemotherapy in ovarian cancer. N Engl J Med,

2018,378(3):230-240.

6. AMANT F,BERVEILLER P,BOERE IA,et al. Gynecologic cancers in pregnancy:guidelines based on a third international consensus meeting. Ann Oncol,2019,30(10):1601-1612.

7. CORDEIRO CN,GEMIGNANI ML. Gynecologic malignancies in pregnancy:balancing fetal risks with oncologic safety. Obstet Gynecol Surv,2017,72(3):184-193.

8. HALASKA MJ,ROB L,ROBOVA H,et al. Treatment of gynecological cancers diagnosed during pregnancy. Future Oncol,2016,12(19):2265-2275.

9. 唐晓燕,邱君君,华克勤. 妊娠合并宫颈癌治疗现状及进展. 中国实用妇科与产科杂志,2019,35(10):1085-1089.

10. 妊娠期卵巢肿瘤诊治专家共识(2020). 中国优生科学协会肿瘤生殖学分会,中国医师协会微无创医学专业委员会妇科肿瘤专委会. 中国实用妇科与产科杂志,2020,36(5):432-440.

11. 欧阳钦,万学红,陈红,等. 临床诊断学.3版. 北京:人民卫生出版社,2015.

12. 刘玉清,金征宇,龚启勇,等. 医学影像学.3版. 北京:人民卫生出版社,2015:192-193.

13. 谢幸,孔北华,段涛. 妇产科学.9版. 北京:人民卫生出版社,2018.

14. 左云霞,朱波,庄蕾,等. 中华医学会麻醉学分会《小儿围术期液体和输血管理指南(2017版)》. 中华麻醉在线,2017.

15. 张金哲. 张金哲小儿外科学. 北京:人民卫生出版社,2014.

16. 蔡威,张潍平,魏光辉. 小儿外科学.6版. 北京:人民卫生出版社,2020.

17. XIAO CJ,YANG JJ,ZHAO J,et al. Management and prognosis of patients with brain metastasis from gestational trophoblastic neoplasia:A 24-year experience in peking union medical college hospital. BMC Cancer,2015,15:318.

18. 顾宇,冯凤芝,向阳,等. 腹腔镜和/或宫腔镜在疑诊妊娠滋养细胞肿瘤患者鉴别诊断和治疗中的作用. 协和医学杂志,2016,7(4):253-258.

19. LANA DE,LILIAN P,RAPHAEL C,et al. The role of surgery in

the management of women with gestational trophoblGOTic disease. Rev Col Bras Cir, 2017, 44(1):94-101.

20. NGAN HYS, SECKL MJ, BERKOWITZ RS, et al. Update on the diagnosis and management of gestational trophoblGOTic disease. Gynecol Oncol, 2018, 143(S2):79-85.

21. JEANINE NS, SARAH P, LINDA D. Gestational trophoblastic neoplasia: two cases of durable remission following surgery for chemo-resistant disease. Gynecol Oncol Rep, 2019, 30:100496.

22. NCCN Clinical Practice Guidelines in Oncology(NCCN Guidelines).Gestational trophoblastic neoplasia, 2020.

23. CHRISTIANNE L, NIENKE VAN T, LEON M, et al. Practical clinical guidelines of the EOTTD for treatment and referral of gestational trophoblastic disease. Euro J Cancer, 2020, 130:228-240.

24. 中华医学会妇产科学分会感染性疾病协作组. 妇产科抗生素使用指南. 中华妇产科杂志, 2011, 46(03):230-233.

25. 陈志东. 我国围手术期预防性使用抗菌药物中应关注的一些问题. 上海医药, 2016, 37(05):15-20.

26. 李翠萍, 赵薇. 妇科肿瘤术后盆腔感染的病原菌分布及影响因素分析. 中华医院感染学杂志, 2019, 29(15):2357-2360.

27. 中华医学会妇产科学分会感染性疾病协作组. 盆腔炎症性疾病诊治规范(修订版). 中华妇产科杂志, 2014, 49(6):401-403.

28. KOH WJ, ABU-RUSTUM NR, BEAN S, et al. Cervical cancer, version 3.2019, NCCN clinical practice guidelines in oncology. journal of the national comprehensive cancer network: JNCCN, 2019, 17(1):64-84.

29. WRIGHT AA, BOHLKE K, ARMSTRONG DK, et al. Neoadjuvant chemotherapy for newly diagnosed, advanced ovarian cancer: society of gynecologic oncology and american society of clinical oncology clinical practice guideline. Journal of clinical oncology: official journal of the American Society of Clinical Oncology, 2016, 34(28):3460-3473.

30. ELSHEBEINY M, ALMORSY W. Gemcitabine-oxaliplatin (GEMOX) for epithelial ovarian cancer patients resistant to

platinum-based chemotherapy. Journal of the Egyptian National Cancer Institute, 2016, 28 (3): 183-189.

31. 卢淮武, 霍楚莹, 许妙纯, 等. 2020 NCCN 卵巢癌包括输卵管癌及原发性腹膜癌临床实践指南. 中国实用妇科与产科杂志, 2020, 36 (4): 340-348.

32. 周晖, 白守民, 林仲秋. 2019 NCCN 宫颈癌临床实践指南解读. 中国实用妇科与产科杂志, 2018, 34 (9): 1002-1009.

33. TIMMERMANS M, dAMA VAN, LALISANG RI, et al. Interval between debulking surgery and adjuvant chemotherapy is associated with overall survival in patients with advanced ovarian cancer. Gynecologic oncology, 2018, 150 (3): 446-450.

34. JEONG SY, CHOI CH, KIM TJ, et al. Interval between secondary cytoreductive surgery and adjuvant chemotherapy is not associated with survivals in patients with recurrent ovarian cancer. J Ovarian Res, 2019, 13 (1): 1.

35. LIU XD, LIU Y, GONG TT, et al. Prognostic influence of the time interval between surgery and chemotherapy in epithelial ovarian cancer. J Cancer, 2018, 9 (22): 4172-4178.

36. LIU Y, ZHANG TN, WU QJ, et al. Relationship between initiation time of adjuvant chemotherapy and survival in ovarian cancer patients: a dose-response meta-analysis of cohort studies. Sci Rep, 2017, 7 (1): 9461.

37. 李晶, 张丙忠. 妇科恶性肿瘤化疗手册. 北京: 人民卫生出版社, 2018.

第七章

术中并发症的预防和处理

第一节　术中胃肠道损伤的预防和处理

胃肠道损伤在妇科恶性肿瘤手术中的发生率仅次于泌尿系统,损伤的常见部位依次为小肠、结肠和直肠,胃及十二指肠的损伤极少发生。既往有盆腹腔手术史,子宫内膜异位症史、反复发作的盆腔炎症及盆腔脓肿史,盆腹腔放疗史、肿瘤累及肠管及手术医师经验不足等均为胃肠道损伤发生的高危因素。胃肠道损伤不仅影响患者术后康复,降低生活质量;还可影响肿瘤患者的后续治疗,降低肿瘤治疗效果;严重者甚至可危及患者的生命。

一、肠道损伤的原因

妇科恶性肿瘤手术中胃肠道损伤的总体发生率约为2.9%,其中以晚期卵巢癌肿瘤细胞减灭术及宫颈癌广泛全子宫切除术加盆腔淋巴结切除术中胃肠道损伤的发生率最高。胃肠道损伤主要发生在以下几种情况:①开腹手术进腹或分离粘连时的大、小肠损伤。②分离直肠侧窝及直肠阴道隔时的直肠损伤。③切除肿瘤转移病灶时的胃肠损伤。④腹腔镜穿刺所致的胃肠损伤或能量器械造成的胃肠道热损伤。以下主要分为两种情况进行详述。

(一) 肿瘤侵犯肠管

晚期卵巢癌病变范围广泛,常侵犯肠管,导致盆腔及肠管粘连严重,手术难度极大,胃肠道通常是手术损伤的主要部位,损伤的发生率约为5.4%,常见损伤部位为小肠及结肠。卵巢癌肿瘤细胞减灭术中造成的肠道损伤一般有两种情况,包括分解粘连过程中直接发生的损伤及大面积剥离肿瘤组织使肠管浆肌层缺损,血运障碍,后者术后可发生组织坏死及肠穿孔,这类损伤往往在术后延迟诊断,可造成弥漫性腹膜炎、感染、败血症等严重后果,严重者危及患者生命。

(二) 手术的影响

宫颈癌行广泛全宫双附件切除加盆腔淋巴结切除术中胃肠道损伤的发生率约为0.9%,主要损伤部位为直肠。低位直肠损伤可导致直肠阴道瘘的发生。特别是当肿瘤侵犯骶韧带时可造成局部解剖结构不清晰,在分离直肠侧窝及直肠阴道隔时弥漫性出血,易造成机械性损伤或能量器械导致的热损伤。

子宫内膜癌等行腹主动脉旁淋巴结切除术时易损伤部位为十二指肠,切除淋巴结时暴露术野的拉钩导致的十二指肠损伤较罕见。

腹腔镜手术导致肠道损伤发生率为0.33%,多在气腹针及第一个Trocar穿刺时发生,尤其是既往有腹部手术史或存在盆腹腔粘连的时候易发生,损伤可发生于肠管的不同部位,在极罕见的情况下气腹针可致胃部损伤的发生。能量器械热传导引起的胃肠道热损伤也是腹腔镜手术中常见的并发症之一,1/3~1/2的热损伤病例在术中被漏诊,患者一般在术后4~10天出现症状,最迟者在术后数周才被确诊。由于局部组织坏死造成肠穿孔,导致严重后果甚至患者死亡。热损伤的原因包括能量器械本身的潜在危险及医师使用不当,常见几种情况:①能量器械功率过大。②器械表面绝缘层破损导致的漏电及误伤。③能量器械接触其他非绝缘器械发生短路。④暴露不清引起的肠管损伤。

与肠道损伤相比，胃损伤更少见，常因胃内容物（气体、液体、固体）使胃体膨胀，在腹腔镜检查或手术时发生损伤。另一种情况是行大网膜切除术时，由于粘连严重、肿瘤侵犯胃壁或操作不当引起。

二、胃肠道损伤的预防

为减少妇科肿瘤手术围手术期胃肠道损伤的发生，所有妇科肿瘤医师都应该接受严格培训，学习如何预防、诊断及处理胃肠道损伤。

1. 术前充分评估，选择合适的术式。术前对患者进行全面评估，选择个体化治疗方案及合理的术式，并与患者充分沟通。对于有腹部手术史、晚期卵巢癌及盆腔粘连的患者，术前应充分进行肠道准备，开腹、进腹及腹腔镜穿刺时需小心谨慎，或者腹腔镜第一个穿刺孔选择开放式切口，腹腔镜经验缺乏的医师尽量不选择腹腔镜手术。另外，深部浸润型子宫内膜异位症不宜选择阴式手术。

2. 术中避免胃肠损伤的高危因素，及时发现胃肠道损伤。首先，腹腔镜术中发现粘连严重等高危因素，立即停止腹腔镜操作，及时中转开腹。其次，无论是开腹手术、腹腔镜手术还是经阴道手术，都应在手术结束前对胃肠道进行仔细全面的检查，排除胃肠道损伤的发生。如高度怀疑存在直肠损伤，可行直肠指检、气泡实验，必要时行肠镜检查，或者请有经验的普外科医师上台辅助诊治，以期早期发现。

3. 术者应熟练掌握相应的手术技巧。锐性分解粘连部位时，可使用组织剪进行操作，尽量避免使用能量器械造成热损伤；切除粘连的肿瘤时从外周至中心操作，便于充分暴露；在进行涉及胃肠道的手术时操作需轻柔。对于难度较高的手术应由经验丰富的妇科肿瘤医师进行，若有疑问应积极联系相关科室协同处理,尽量避免更严重的后果发生。

三、胃肠道损伤的处理

胃肠道损伤的处理需根据损伤的部位、范围、类型、既往是否有放疗病史及患者的一般情况区别对待。无论何种损伤,首要的处理都是及时并准确地找到损伤部位,避免肠内容物污染腹腔,同时清理已经污染的部位,消毒并用纱布垫保护肠管及切口部位后再进行进一步处理。

(一)小肠损伤

小肠损伤最常见,占 75% 左右。缝合是最常见的处理方式,其次是肠切除吻合术加造瘘术。<1/2 周径的小肠损伤可行单纯修补而不需要切除肠管,选取垂直肠腔的方向进行缝合以避免导致肠腔狭窄及肠梗阻。浆肌层的损伤可用 3-0 可吸收线或 1 号丝线间断缝合破损的浆肌层。小肠全层损伤建议行双层缝合,第一层采用 3-0 可吸收线连续缝合黏膜及黏膜下层,第二层用丝线包埋间断缝合浆肌层,不穿透肠黏膜,缝合后检查肠腔宽度在 1~2cm 以上。>1/2 周径的小肠大范围损伤、多发肠损伤、累及血管的肠损伤或估计修补后肠腔直径 <1cm 者,应行部分肠管切除及肠吻合术。

(二)结肠损伤

结肠损伤少见,仅占 2.5%,处理方法包括修补术、部分肠段切除术及结肠造瘘术。<5mm 的结肠浆肌层损伤可以使用 3-0 可吸收线单层间断缝合修补;针距 2~3mm,距边缘 1~2mm;<2cm 的全层结肠损伤,如无严重污染可直接行肠壁修补术,缝合方法建议行垂直肠腔方向的双层缝合,第一层 3-0 可吸收线连续缝合黏膜及黏膜下层,第二层用丝线间断缝合浆肌层并包埋第一层。缝合后使用气泡实验检测是否有吻合口漏(在盆腔中灌注 0.9% 氯化钠液,并使用 22 号 Foley 导尿管自肛门打气,观察有无气泡逸出)。大范围(>2cm 或 >1/2 周径)损伤、多发肠损伤、热损伤或损伤累及血管都需要行部分肠切除及肠吻合术,吻合前先清理盆腔污染物,用纱布垫保护周围肠管,修剪损伤的周围组织,保证吻合后肠管的血运及愈合。如吻合部位的肠段术前接受过放疗、损伤肠管边缘有肿瘤残留、延迟诊断的损伤、粪便污染严重、术中出血 >1 000ml、一般情况较差的患者建议先行暂时性结肠造瘘术,2~4 个月后行二期吻合。

(三) 直肠损伤

直肠损伤发生率为 1.4%~2.1%,由于常有粪便污染可形成脓肿,甚至发生肠瘘。术中应仔细检查,如损伤不明显,为明确诊断可行气泡实验或者在盐水冲洗肠腔后行结肠镜检查,看见气泡可明确为直肠损伤。直肠损伤的处理方法包括修补术、部分肠段切除术及结肠造瘘术。<5mm 的直肠壁浆膜层浅表损伤如果没有活动性出血可自行愈合。对于无明显腹腔污染、损伤范围较小的直肠损伤可行肠修补术,大多能愈合良好。如在术后延迟诊断、损伤范围较大估计修补后易造成狭窄、腹腔污染严重、直肠阴道瘘、既往有放疗病史、全身状况较差的患者则不宜行修补及吻合术,需行部分肠管切除及结肠造瘘术,2~4 个月后行二期吻合术。

(四) 胃及十二指肠损伤

胃及十二指肠损伤罕见,一旦发生应及时行修补术,胃撕裂伤可沿撕裂方向用 3-0 可吸收线间断双层缝合,一般不会引起管腔狭窄及梗阻。十二指肠的修补类同于小肠,垂直于肠腔方向缝合以预防术后肠腔挛缩及肠梗阻。

(五) 热损伤

肠管热损伤可导致肠穿孔,患者常在术后 5~7 天,甚至数周出现症状,包括发热、腹痛、腹胀、肠鸣音减弱及腹膜刺激症状,实验室检查发现白细胞计数异常、C 反应蛋白升高、腹腔穿刺出粪样物。一旦确诊应立即行肠切除及肠吻合术,切除范围包括损伤部位及周围 3~5cm 健康肠段,切除后再行吻合术或结肠造瘘术。

四、胃肠道损伤围手术期护理

胃肠道损伤修复术后的护理及观察同样非常重要,包括以下四方面:

(一) 术前准备

术前用鼻饲管排空胃内容物以免胃过度膨胀发生损伤。肠道准备既可避免肠胀气,增加盆腹腔内的操作空间,使术野暴露充分;又可抑制肠道细菌生长,减少肠道损伤后严重并发症的发生。

(二) 术后观察

吻合口瘘的发生率约为 6%,术后需密切观察患者有无腹痛、发热、盆腔脓肿、腹膜炎体征及瘘管形成等,警惕吻合口瘘的发生。一旦确诊或高度怀疑吻合口瘘应立即剖腹探查,并行结肠造瘘术。

延迟诊断的肠损伤包括热损伤及穿透伤,穿透伤多在术后 24~48 小时,而热损伤通常在术后 4~10 天才发现。因其临床表现多变,最初的症状没有特异性,术后应密切观察,如患者出现呕吐、腹痛、腹胀、全身乏力、发热、白细胞升高等症状,应谨慎肠损伤。如患者术后持续性恶心、腹痛、全身不适超过 2 周,应高度怀疑并行全面检查,仔细鉴别。

(三) 引流管

术后腹腔引流管勿放置于吻合口的周围,腹腔引流管停留时间一般为术后 5 天,肠道功能恢复,进食普通饮食后 1~2 天患者无发热、没有吻合口瘘后即可拔除。

(四) 饮食

患者的饮食应根据不同的手术方式具体考虑。通常在肠功能恢复、肛门排气后给予半流质饮食或普通饮食。在患者恢复正常饮食前,都需要保障足够的静脉补液。

(饶群仙　来　伟　王丽娟)

第二节 术中泌尿系统损伤的预防和处理

女性泌尿生殖器官解剖关系密切,泌尿系统损伤是妇科肿瘤手术中相对比较严重的并发症。生殖器官主要的毗邻器官是输尿管和膀胱,常见的手术副损伤也多见于此,术中很难完全避免,但是我们可以通过积极预防和处理减少损伤的概率和减轻严重程度。

一、输尿管损伤的预防和处理

(一)输尿管损伤的常见原因

①术者经验不足,未能准确辨认输尿管。②严重的盆腔粘连,既往有盆腔手术史,或者合并有子宫内膜异位症的患者。③肿瘤侵犯或占位。④手术瘢痕:既往行子宫切除或次全子宫切除术,宫颈残端癌和阴道残端癌患者前次手术瘢痕导致输尿管移位,分离过程中更易造成损伤。⑤血供减少:妇科恶性肿瘤手术,游离切断血管引起输尿管缺血,而形成尿瘘。⑥器械损伤:手术中电凝、电切等可引起输尿管局部组织缺血、坏死,导致输尿管损伤。⑦放疗:恶性肿瘤患者术前放疗后,导致局部组织纤维化,分离处理膀胱宫颈韧带、输尿管隧道时导致输尿管损伤。⑧输尿管畸形:单侧重复输尿管畸形,误认为血管或其他结构,手术中误伤。

(二)输尿管损伤的好发部位

输尿管从肾盂开始沿腰大肌前面偏中线侧下降,在骶髂关节处经髂外动脉起点的前方进入骨盆腔继续下行,于子宫阔韧带基底部向前内方走行,于宫颈外侧约 2cm 处在子宫动脉后方与之交叉,再经阴道侧穹窿顶端绕向前方进入膀胱壁,在壁内斜行 1.5~3cm,开口于膀胱三角区的外侧角。妇科手术时输尿管损伤多发生在以下 5 个部位:①骨盆漏斗韧带水平或以下。②阔韧带基底部,输尿管通过子宫血管下方处。③子宫血管以下,输尿管通过子宫主韧带隧道转向前方中部进入膀胱处。④子宫骶骨韧带以上,走行于侧盆壁的输尿管部分。⑤进入膀胱壁的输尿管壁内部。大部分输尿管损伤发生于输尿管跨越髂血管、穿过子宫动脉下方、输尿管膀胱结合部。

(三) 输尿管损伤的临床表现

妇科腹腔镜手术中输尿管的机械性损伤多发生于高位切断骨盆漏斗韧带位置。由于在腹腔镜下是平面视角,此部位输尿管、骨盆漏斗韧带、髂血管交错,组织间的疏松组织在镜下同样表现为条索样。经验不足的术者或者初学者易致横断损伤。另外,因为剖宫产等手术致使粘连,输尿管走行改变,或者子宫腺肌病,子宫内膜异位症,特别是深部浸润型子宫内膜异位症累及输尿管,导致正常解剖位置改变,是腹腔镜手术中输尿管损伤的重要原因。输尿管的电损伤多发生在宫旁穿越子宫动脉位置。分离血管在镜下局部放大作用下,切割损伤的机会不大。此部位的损伤多为热损伤。同样输尿管膀胱段的分离需要超声刀进行电凝和分离。电凝过度,虽术中止血效果好,但术后易发生输尿管瘘。

术中发现 2 个相邻的管状断端或者输尿管增粗、扩张,输尿管沿途"漏水",沿途因电凝出现较大面积发黑处渗血,尤其是淡血水。应警惕是否存在输尿管损伤。输尿管电损伤常表现为术后 7~10 天输尿管阴道瘘。另外,输尿管还可能由于组织粘连、成角,或被缝线、钛夹损伤造成输尿管积水。常表现为术后腹痛,肾区叩痛,严重者伴随发热等症状。需二次手术解除梗阻。可以通过逆行输尿管造影、静脉肾盂造影及膀胱镜检查确诊。

(四) 输尿管损伤的预防

术前要完善 IVP 或 CTU 检查,明确输尿管有无积水、有无重复输尿管畸形,明确肿瘤有无压迫或侵犯输尿管。对于输尿管损伤的好发部位,操作时应小心。若非必要,尽可能避免游离输尿管。

术中大段游离输尿管,引起输尿管缺血坏死或手术剥离时损伤输尿管的神经,使输尿管蠕动无力,管腔扩张,内压增大导致缺血而形成尿瘘。术前预置双"J"管有助于预防术中及术后输尿管损伤。双"J"管具有内引流和支架的双重作用。主要优点包括:①组织相容性好,对输尿管上皮无损害及刺激作用。②内径大,侧孔多,具有良好的内引流作用。③形态稳定,有一定弹性,适宜于内镜操作,且不易滑脱。④ X 线易于定位。轻度输尿管损伤可通过长期插管自行愈合,无需术中或术后再次手术修补。术前预置双"J"管的缺点:近期刺激输尿管、膀胱,引起腰腹痛、尿频、尿急、血尿,远期可形成结石。预置双"J"管适应证尚缺乏统一标准,目前认为以下情况可以考虑预置双"J"管:①宫颈癌 I b2 期患者或超声提示肾盂积水、输尿管扩张者。②恶性肿瘤中因肿瘤压迫或浸润转移导致解剖结构变异(影像学或逆行肾盂造影支持)。③子宫内膜异位症、多次下腹部手术史或盆腔炎症感染等导致盆腔粘连引起输尿管位置异常者。④经阴广泛子宫或宫颈切除术者。

(五) 输尿管损伤的处理

1. 术中发现输尿管损伤需及时修补　妇科肿瘤术中输尿管损伤多位于输尿管中下段,优先考虑行输尿管膀胱再植,术后输尿管狭窄发生率较低;如果输尿管与膀胱之间张力较大,可行输尿管 - 膀胱瓣吻合术。输尿管端端吻合术后狭窄发生率较高。行输尿管修补时注意黏膜和黏膜对合,修补后缝线无张力,尽量减少尿液的渗漏。同时置入双"J"管,术后 3 个月左右取出。

2. 术后发现输尿管损伤的处理方法　①膀胱镜或输尿管镜下逆行插管,如果能成功插管,可以期待愈合后拔出导管。②如果插管困难,需要手术治疗。手术入路可以选择经腹或者经腹腔镜进行输尿管修补或吻合,同时置入双

"J"管。如果损伤位置接近膀胱,需行输尿管膀胱再植术。如果损伤部位较高,可行输尿管 - 膀胱瓣吻合术。③肾穿刺造瘘引流:超声引导下行患侧肾盂穿刺。可以减少尿液对损伤处的刺激,有利于再次修补的成功,同时膀胱及输尿管小的漏口可以自然愈合,避免二次手术。但这种治疗方法对术者要求很高,没有肾盂积水的肾盂穿刺风险很高,需要有经验的泌尿外科医师完成。

二、膀胱损伤的预防和处理

(一)膀胱损伤的常见原因

①有腹部手术史、盆腔炎性疾病病史,膀胱底与腹壁粘连,开腹时损伤膀胱,有时导尿管不通或不通畅,造成膀胱过度充盈,使膀胱底上移,开腹时不慎将膀胱损伤。②行宫旁广泛切除手术时,膀胱和阴道过度粘连,膀胱壁组织脆,在分离膀胱宫颈、阴道间隙时分离层次不清而损伤膀胱。③在处理膀胱宫颈韧带时,过度分离输尿管进入膀胱处,由于膀胱输尿管内口处组织薄弱,手术损伤膀胱动静脉及支配膀胱支的腹下神经,如果术后又补充放疗,易造成膀胱阴道瘘。④晚期妇科恶性肿瘤如侵犯膀胱区域腹膜的卵巢癌,因肿瘤浸润,在切除病灶或分离子宫膀胱间隙时易损伤膀胱顶部及底部。⑤放疗导致盆腔结缔组织增生,致密粘连,处理时易出血,进而容易导致膀胱损伤。⑥行腹腔镜手术电器械使用不当,电损伤也会导致膀胱损伤。⑦导尿管引流不畅;大出血时慌乱钳夹和缝合止血。

(二)膀胱损伤的好发部位

膀胱位于子宫前方,充盈时属于腹膜间位器官,排空时属于腹膜外位器官。膀胱排空后,在腹膜侧的边缘位于双侧脐内侧韧带之间。妇科手术中膀胱损伤多发生在广泛子宫切除时打开膀胱宫颈间隙及膀胱侧间隙时。膀胱宫颈间隙位于膀胱三角区和宫颈之间,其上界为膀胱子宫腹膜反折,下界为阴道上中隔,两侧为膀胱宫颈阴道韧带膝上部的内侧叶。向下延续为膀胱阴道间隙(两者以阴道前穹窿处为界,上界为阴道上中隔,下达泌尿生殖膈,前壁有膀胱后壁及尿道。在膀胱侧窝的腹膜下方,左右各有一个膀胱侧间隙,前后走向与会阴平行,稍微向内和尾侧倾斜。顶为膀胱侧窝的腹膜及脐内侧韧带,底为盆膈上筋膜,内侧为部分膀胱侧壁及膀胱宫颈阴道韧带外侧叶,外侧毗邻闭孔窝,后壁由主韧带前壁和子宫动脉构成,前壁则由耻骨上支和闭孔内筋膜构成。

妇科手术中膀胱的损伤多发生在腹腔镜穿刺口或开腹切口位置选择不当,术前没有排空膀胱或者前次盆腔手术史等原因使膀胱粘连移位至前腹壁下导致膀胱穿刺损伤。另外,在广泛子宫切除术中,分离膀胱宫颈间隙及膀胱旁间隙时,术者经验不足,动作粗暴,肿瘤浸润导致解剖层次不明均为术中膀胱损伤的原因。膀胱的电损伤多为电凝损伤、电切割损伤。

当膀胱黏膜撕裂时术中表现为术野出血但无血块,稀水样,或者无明显出血,但持续有血渗出,尿袋引流出血尿,及尿袋内充满气体。而浆肌层撕裂黏膜完整时,术中往往难以发现,易造成晚期膀胱瘘。膀胱电损伤常见于电凝损伤,手术数天后才出现症状。晚期膀胱损伤主要表现为排尿量减少、血尿、阴道排液,如果不能有效引流,可出现腹痛、发热等症状。往往需要二次手术或介入治疗。膀胱亚甲蓝试验是最简单的诊断方法。经导尿管注入亚甲蓝溶液后夹闭导尿管,如果经阴道引流出亚甲蓝溶液或者盆腔蓝染可以确诊膀胱损伤。膀胱镜检查可以确定损伤的位置、破口的大小。

(三) 膀胱损伤的预防

1. **腹腔镜下膀胱损伤的预防**　要牢固树立预防意识,术中注意操作规范,动作轻柔,使用无损伤器械。一旦发生损伤,及时发现,及时处理。术前导尿,排空膀胱,进穿刺口在镜头直视下在脐内侧韧带外侧进入,如有粘连,先分解粘连,恢复盆腔解剖结构后进入穿刺器。进入过程中保持可控制力度,切忌大力突然刺入腹腔。在腹腔镜下分离膀胱反折腹膜,尤其是行广泛子宫切除术时打开膀胱宫颈间隙及膀胱旁间隙时,注意动作轻柔,勿暴力撕扯。分离面电凝止血,止于表面,勿钳夹止血。如宫颈癌肿块浸润膀胱,则注意解剖层次。

2. **开腹手术时膀胱损伤的预防**　开腹时应对盆腔粘连与否进行评估,考虑盆腔内有粘连无法切开腹膜时,可将腹壁切口向上腹延长,在无粘连处将腹膜切开,进入腹腔再向下紧靠腹壁分离粘连。分离粘连时可用手指进入腹腔探查,在确认无膀胱、肠管后再分离,切勿盲目分离,造成损伤。

(四) 膀胱损伤的处理

①保守治疗,如果破口较小,可以留置导尿管引流,保持尿管通畅,期待自然愈合。②如果破口较大,或者位置较高,则需要手术治疗。手术方式可以根据破口的位置,经阴道、经腹腔镜或经腹完成。无论何种入路,都要注意充分清理坏死组织,缝合后保留导尿管 7~10 天。手术方式的选择要根据术者的经验、能力以及客观条件综合考虑,以最小的创伤缓解症状是治疗原则。

(邢一春　范新祥　王丽娟)

参 考 文 献

1. 叶明侠,孟元光,李立安,等. 妇科腹腔镜手术中泌尿系统损伤的预防与处理. 中国实用妇科与产科杂志,2015,31,392-395.

2. RANDA J JALLOUL, ALPA M NICK, MARK F MUNSELL, et al. The influence of surgeon volume on outcomes after pelvic exenteration for a gynecologic cancer. J Gynecol Oncol,2018,29(5):e68.

3. ALFREDO AGUILERA,JUAN GOMEZ RIVAS,LUIS M QUINTANA FRANCO,et al. Ureteral injury during abdominal and pelvic surgery：immediate versus deferred repair,2019,72(3):312-318.

4. YONG SUN CHOI,SUNG HYUN LEE,HYUK JIN CHO,et al. Outcomes of ureteroscopic double-Jureteral stenting for distal ureteral injury after gynecologic surgery,2018,29(9):1397-1402.

5. KATIE PROPST,MARY PAT HARNEGIE,BERI RIDGEWAY. Evaluation of strategies to prevent urinary tract injury in minimally invasive gynecologic surgery：a systematic Review. Journal of Minimally Invasive Gynecology,2020,S1553-4650(20)30351-4.

6. ARNOLD MR. Advancing the Use of Laparoscopy in Trauma：Repair of Intraperitoneal Bladder Injuries. The American surgeon,2019,85:1402-1404.

7. PAL DK,WATS V,GHOSH B. Urologic complications following obstetrics and gynecological surgery：our experience in a tertiary care hospital. Urology Annals,2016,8:26-30.

8. AUSTIN D FINDLEY,M JONATHON SOLNIK.Prevention and management of urologic injury during gynecologic laparoscopy,2016,28(4):323-8.

9. INAN AH,BUDAK A,BEYAN E. The incidence,causes,and management of lower urinary tract injury during total laparoscopic hysterectomy. Journal of Gynecology Obstetrics and Human Reproduction,2019,48(1):45-49.

10. 卢淮武,陈勍,林仲秋. 妇科肿瘤诊治流程. 北京:人民卫生出版社,2019.

11. EISNER ISABEL S,WADHWA RUCHI K,DOWNING KEITH T,et al.Prevention and management of bowel injury during gynecologic laparoscopy：an update. Current Opinion in Obstetrics and Gynecology,2019,31(4):245-250.

12. JIN-LI SUN,SU-YAN XING. Short-term outcome of laparoscopic surgery versus open surgery on colon carcinoma：A meta-analysis. MBE,2019,16(5):4645-4659.

第八章

术后常见问题的处理

第一节　妇科手术术后快速康复

　　加速康复外科（enhanced recovery after surgery，ERAS）理念由丹麦外科医师 Henrik Kehlet 首次提出，即通过基于循证医学证据的一系列围手术期优化处理措施，减少手术创伤及应激，减轻术后疼痛，促进患者早期进食及活动，缩短患者术后恢复时间。目前，ERAS 已成立专门的学术组织，最早应用于胃肠外科，后相继应用于心胸外科、肝胆外科、骨科、妇产科等领域。国际上相继发布了择期结直肠手术、胃切除手术、胰十二指肠手术、妇科手术等的 ERAS 指南。ERAS 能够显著缩短住院时间，降低术后并发症的发生率及死亡率，节省住院费用，提高患者的生命质量，并可能使患者中、长期获益，近些年在妇科手术领域得以重视。2018 年，"逸仙妇瘤"翻译了《FIGO 2018 妇癌报告》中的妇科肿瘤患者的术后快速康复部分。2019 年，我国也发布了《妇科手术加速康复的中国专家共识》，以期为临床工作提供参考和指导，推动 ERAS 在我国妇科手术领域中规范、有序开展。

　　手术治疗往往会带来一些损伤，适当的干预措施可以在减少手术损伤的同时促进术后康复、降低并发症及减少治疗费用。传统做法如术前一晚禁食、给予阿片类镇痛药物、胃管引流、静脉营养直到肛门排气已被质疑。需采用一些新的有循证依据的适宜方法，包括早进食、避免不需要的肠道准备、手术前宣教、维持体液平衡、维持正常体温、采用微创手术方案、预防手术部位感染及静脉血栓、减少阿片类药物同时予以满意的镇痛治疗等。这一系列优化措施贯穿于手术前、手术中及手术后。妇科手术在手术前的禁食，术中、术后液体平衡及围手术期镇痛管理类似于普通外科，但是对于术后引流管如尿管、腹腔引流管的放置时间又有其特殊之处。

一、术前准备

（一）术前评估

妇科手术医师及麻醉医师应在术前仔细询问患者病史，全面筛查患者的营养状态及术前合并症，评估手术适应证以及麻醉、手术的风险，初步确定患者是否具备进入 ERAS 相关路径的基础和条件，必要时请相关科室会诊并予以针对性治疗。

（二）术前宣教

理想的术前宣教应当由主管医师、麻醉医师及护士共同完成，可采用口头、文字、图片及视频等多种形式，对 ERAS 预期目的、入院前准备、围手术期处理流程（包括手术及麻醉过程）、患者需要配合完成的步骤、术后康复、出院标准等内容进行详细介绍，推荐向每位患者发放宣传手册。术前宣教可缓解患者术前焦虑、恐惧及紧张情绪，提高患者的参与度及配合度，有助于围手术期疼痛管理、术后早期进食、早期活动等 ERAS 项目的顺利实施。

（三）术前优化措施

建议患者术前 4 周开始戒烟、戒酒。术前应充分识别贫血及其原因,并予以纠正;对于择期手术的患者,推荐静脉或口服铁剂作为贫血的一线治疗方案;术前输血及应用促红细胞生成素并不能改善手术结局,应尽量避免。对于妇科恶性肿瘤患者,需审慎评估术前优化措施导致手术延后带来的风险。术前营养状态与围手术期结局密切相关,术前应对患者的营养状态进行全面评估,当患者合并以下任何一种情况时,需警惕重度营养不良:6个月内体重下降≥10%;进食量 < 推荐摄入量的60%,持续 >10天;体重指数 <18.5kg/m², ;血清白蛋白 <30g/L。对重度营养不良的患者进行术前营养支持,其术后并发症发生率可降低50%。营养支持首选肠内营养,如无法满足基本营养需求时,可考虑联合肠外营养,治疗时间一般为7~10天。

(四)肠道准备及预防抗生素

术前机械性肠道准备(口服泻剂或清洁灌肠),不能减少手术部位感染(surgical site infections,SSI)及吻合口瘘的发生,反而可导致患者焦虑、脱水及电解质紊乱。一项 Meta 分析指出,机械性肠道准备不会减少吻合口瘘、手术部位感染、腹腔内积液、再次手术率和病死率,也不影响术中肠道的外观表现和活动度。相反,肠道准备会导致水、电解质代谢紊乱。多个结直肠外科手术的回顾性研究表明,不可吸收的抗生素如新霉素可以减少手术部位感染,但不减少脏器间的感染和吻合口瘘的发生。一项 Meta 分析指出,联合口服抗生素比单用机械性肠道准备能更有效地减少 SSI 发生(7.2% vs. 16%)。但是,最近一项包括 40 000 例结直肠手术患者的美国外科协会 - 国家外科质量改进计划(American College of Surgeons-National Surgical Quality Improvement Program,ACS-NSQIP)研究指出,单纯口服抗生素与联合机械性肠道准备效果相当。

对妇科良性疾病的手术,建议取消术前常规肠道准备;预计有肠损伤可能,如深部浸润型子宫内膜异位症、晚期卵巢恶性肿瘤,病变可能侵及肠管,或患者存在长期便秘时,可给予肠道准备,并建议同时口服覆盖肠道菌群的抗生素(但用药方案尚无定论,可选择红霉素、甲硝唑、喹诺酮类药物)。

(五) 术前禁食及术后进食

患者术前夜可以进食固体食物(术前 6 小时),术前 2 小时可进食碳水化合物饮料以保证营养状态。术晨的糖类摄入有助于增强身体对手术创伤的抵抗,同时减少胰岛素抵抗。一项妇科肿瘤术后患者的随机系统性回顾性研究指出,早进食可以减少住院日及增加患者的舒适感。患者术后 4~6 小时需要进行生理性规律进食以保证营养状态及促进术后恢复。虽然早进食可能会增加恶心、呕吐的发生率,但是往往具有自限性,并且对止吐药物反应良好。此类症状与麻痹性肠梗阻明显不同,故不能按照肠梗阻对待。早进食不会影响麻痹性肠梗阻的发生。但若发生了肠梗阻,仍需按常规禁食并且胃管引流减压。

(六) 静脉血栓风险评估及术前抗凝治疗

术后 6 周内妇科恶性肿瘤患者静脉血栓形成(venous thromboembolism, VTE)风险明显升高。对于手术时间超过 60 分钟、妇科恶性肿瘤患者,以及其他 VTE 中、高风险患者,建议术前即开始穿着抗血栓弹力袜,并在术前皮下注射低分子肝素。对于接受激素补充治疗的患者,建议术前 4 周停用或改为雌激素外用贴剂,正在口服避孕药的患者应更换为其他避孕方式。对于持续使用激素的患者,应当按照 VTE 高风险人群处理,给予预防性抗凝治疗。术中可考虑使用间歇性充气压缩泵促进下肢静脉回流,在使用肝素 12 小时内应避免进行椎管内麻醉操作。

二、术中管理

(一) 手术方式的选择

提倡在精准、微创及损伤控制理念下完成手术,以减少创伤性应激。根据患者的个体情况、所患疾病及术者的技术水平等,选择腹腔镜、机器人手术系统或开腹等手术路径。相比开腹手术,腹腔镜手术联合 ERAS 使患者获益更多。此外,ERAS 应用于阴式手术,如阴式子宫切除术,同样可以促进患者术后加速康复、缩短住院时间及提高患者满意度。但对于妇科恶性肿瘤患者,还是应该权衡利弊,不可盲目一味追求微创手术方式,更应考虑无瘤原则、远期的 PFS 及 OS。

(二) 麻醉

术前及术中应积极与麻醉团队沟通,选择合适的麻醉方式、药品、麻醉深度及其他管理措施。麻醉方式可采用全身麻醉、区域阻滞或两者联合。

(三) 术中低体温的预防

推荐术中持续体温监测,并采取主动保温措施,保证中心体温 >36℃。术前即应给予预保暖,暖风机目前使用较为广泛,但保温毯更为理想。静脉补充的液体及腹腔冲洗的液体均应适当加温。手术结束后应继续使用保温措施,以保证患者离开手术室时体温 >36℃。

(四) 术中补液

补液总的原则倾向限制性补液。维持体液平衡是减少发病率及妇科肿瘤患者术后相关并发症的重要因素。多项研究指出,过多水、盐输入会增加并发症,过分限制液体摄入也会导致不良后果。液体过量会导致小肠及周围组织水肿、肺充血、电解质紊乱及增加术后疼痛。液体限制又会降低心排血量,减少组织供氧,延迟组织和器官的修复。对于妇科中、大型手术可以配合适量胶体溶液,但需警惕其潜在的出血及肾功能损伤的风险。对于妇科中、小型手术,可给予 1~2L 平衡盐溶液,并根据患者的血压、呼吸频率、心率和血氧饱和度调整补液量及补液速度。对于妇科大型手术,如肿瘤细胞减灭术,推荐采用"目标导向液体治疗"策略,动态监测和调整补液量。对于硬膜外阻滞麻醉引起血管扩张导致的低血压，可以使用血管活性药物进行纠正，避免盲目补液。腹腔镜手术中的头低足高位，以及气腹压力可干扰血流动力学监测结果的判断，该类手术中补液量常少于开腹手术。液体平衡是快速康复里面较难控制的一个内容，因为液体的输入涉及多个学科，如麻醉科和手术相关科室，并且液体输注的管理者多是相关医疗团队的初级医师。手术时间也是液体平衡管理的关键因素。一项随机挑选了近1 000例患者的 Meta 研究指出，术中补液对液体平衡的影响远大于术后补液。这些发现迫使我们需要在术前及术中进行多学科合作来贯彻术后快速康复理念。

（五）引流管的放置

放置腹腔引流不能减少吻合口瘘等并发症的发生，也不能早期识别 SSI 及腹腔内出血，反而会影响患者术后的早期活动，延长住院时间，因此，不推荐常规放置引流管。在子宫广泛性切除术中，以及存在手术创面感染、吻合口张力较大、血运不佳或观察淋巴清扫的渗出液情况，可考虑留置引流管，但术后应尽早拔除。

（六）留置尿管

留置尿管可影响患者术后活动，延长住院时间，并且增加泌尿系统感染的风险。因此，除子宫广泛性切除术外，不推荐留置尿管，如需放置，也应尽早拔除。

三、围手术期疼痛管理

疼痛是手术应激的主要因素之一，可加重胰岛素抵抗、延迟患者术后早期活动、增加术后并发症发生率、延长住院时间，并可能发展为慢性疼痛，降低患者术后的生命质量，因此，围手术期疼痛管理是 ERAS 的重要内容。ERAS 通过多模式镇痛，即多种镇痛方式、多种非阿片类药物联合使用，在减少阿片类药物用量的同时，达到理想的镇痛效果，即运动相关性疼痛视觉模拟评分法≤3分;减少止痛药物相关的不良反应;促进患者术后肠道功能的恢复,促进术后早期经口进食及离床活动。对乙酰氨基酚和非甾体类抗炎药(non-steroidanti-inflammatory drugs,NSAIDs)是围手术期镇痛的基础用药,其中NSAIDs分为选择性和非选择性,非选择性NSAIDs对于减少术后阿片类药物的使用和不良反应更具优势,但胃肠道反应明显。具有靶向镇痛作用的氟比洛芬是以脂质微球为载体的非选择性NSAIDs,在保证镇痛效果的同时,胃肠道反应较少。

在麻醉诱导之前,常推荐给予对乙酰氨基酚、塞来昔布、加巴喷丁等药物。局部渗透性止痛药物可以有效减少术后阿片类药物使用。应尽量给予患者口服对乙酰氨基酚、布洛芬、酮咯酸等止痛药物,以减少阿片类药物用量。患者若存在持续的疼痛,应静脉给予阿片类药物,若需要2倍以上的剂量,则可以开始使用镇痛泵。

四、术后快速康复

(一)促进术后肠道功能恢复

妇科手术患者术后肠麻痹及肠梗阻是影响患者术后恢复的主要因素之一。因而,需促进肠道功能的恢复。具体措施包括:多模式镇痛、减少阿片类药物用量、控制液体入量、实施微创手术、不留置鼻胃管、咀嚼口香糖、早期进食和离床活动,以及使用番泻叶、硫酸镁、乳果糖等缓泻剂。目前尚无明确证据支持使用胃肠动力药物可促进肠道功能的恢复。

(二)术后饮食补液

术后早期进食不会增加肠瘘、肺部感染的发生率,并且能够保护肠黏膜功能,防止菌群失调和异位,促进肠道功能的恢复,减少围手术期并发症。对于常规妇科手术患者,建议术后4~6小时开始进食;对于妇科恶性肿瘤患者,包括接受肠切除吻合术的患者,建议术后 24 小时内开始饮食过渡。当经口摄入能量 < 推荐摄入量的 60% 时,应添加肠内营养制剂,补充碳水化合物、蛋白质、维生素和微量元素。如果患者能耐受经口进食,口服止痛药物能达到理想的镇痛效果,可考虑在术后 24 小时撤除静脉通道。

(三) 术后早期离床活动

术后早期离床活动有助于减少呼吸系统并发症、减轻胰岛素抵抗、降低 VTE 风险、缩短住院时间。充分的术前宣教、理想的术后镇痛、早期拔除鼻胃管和引流管等均有助于患者术后早期离床活动。应帮助患者制订合理的活动计划,每天记录活动情况,鼓励患者在术后 24 小时内尽早离床活动,并逐渐增加活动量。

(四) 术后抗凝治疗

VTE 高风险的患者术后需继续抗凝治疗,可考虑使用低分子肝素联合弹力袜或间歇性充气压缩泵。对于接受开腹手术的妇科恶性肿瘤患者,建议使用低分子肝素至术后 28 天。妇科微创手术中,如患者无恶性肿瘤、肥胖、VTE 病史及高凝状态时,不推荐延长抗凝治疗时间。

(五) 出院标准

基本的出院标准包括:恢复半流质饮食;停止静脉补液;口服镇痛药物可良好的止痛;伤口愈合良好,无感染迹象;器官功能状态良好,可自由活动。缩短住院时间及早期出院,并非 ERAS 的最终目的,应结合患者的病情及术后恢复情况,制定个体化的出院标准。

(六) 随访

出院后 24~48 小时内应常规对患者进行电话随访,包括出院后指导、疼痛评估、伤口护理、出院后并发症的监测。术后 7~10 天患者应至门诊回访,回访内容包括伤口拆线、查询病理检查结果、制订后续治疗计划。随访至少应持续至术后 30 天,主要关注出院后并发症及再次住院事件。

五、小结

妇科肿瘤术后快速康复带来的益处已经显现,如缩短了住院日,节约了医疗成本。术后快速康复是在循证医学的基础上,促进围手术期患者的术后功能快速恢复。可以被大多数妇科手术患者所采用。术后快速康复措施的成功实施需要患者以及多学科的参与和共同努力。

(徐国才　王丽娟)

第二节　术后出血的观察和处理

妇科肿瘤手术,尤其是根治性的手术,范围较大,术中出血和术后出血并不少见。术后出血原因多为手术止血不充分、创面太大、血管结扎线结脱落或电凝止血处痂皮脱落和凝血功能问题。除少数情况下为伤口渗血外,多数术后出血为腹腔内出血。少量缓慢的出血,患者多能耐受,但容易被忽视;大量的活动性出血则发病急,短时间内可出现休克症状。

一、术后出血的观察

(一) 患者意识和精神状态的监护

意识和精神状态是脑组织血液灌注和全身循环状态的反映。患者意识清楚、对刺激反应正常、精神状态良好,说明循环血量足够,术后出血存在的风险较低。患者术后返回病房或监护室后,首先应观察其意识是否恢复、恢复的程度及精神状态。

1. **呼唤反应**　呼唤患者的姓名,观察其反应。如能正确回答,提示意识已恢复;如只能睁眼或点头示意,说明意识尚未完全恢复正常;若对呼唤毫无反应,说明意识根本未恢复,必须进一步监测。若在麻醉计划意识清醒的时间后仍未正常恢复意识,应警惕出血引起的休克可能。

2. **疼痛刺激反射** 对呼唤无反应的患者,可手指压迫其眶上神经或刺激皮肤,观察有无疼痛反应。如出现头动、四肢移动,或睁目反应,提示意识将恢复。如对疼痛刺激无反应或迟钝,提示仍处于较深麻醉或昏迷状态。若为昏迷状态排除为麻醉因素所致,应警惕内出血继发休克可能。

(二)生命体征和尿量的监测

腹部手术一般术后给予心电监测 4~6 小时并留置导尿。可通过血压、脉搏、尿量等情况来评估出血量和一般情况,从而制定决策。急性失血量少于血容量 10%(相当于正常成年女性失血约 500ml),通常可由血管收缩机制完全代偿,此时脉搏稍快,血压在正常范围内微降。失血量达全身血容量 20% 时,则呈轻度休克,收缩压正常或稍高,舒张压增高,脉压缩小;脉搏一般在 100 次 /min 以下,尚有力;呼吸加快,皮温正常或发凉,尿排出量变化不大。当失血量达 20%~40% 时则呈中度休克,血压下降,心率急速上升,尿量减少,皮肤湿冷、苍白。失血量超过 40% 为重度休克,收缩压在 70mmHg 以下或测不到,心率快,脉搏速而细弱或摸不清;四肢厥冷;尿量明显减少甚至无尿。若生命体征和尿量在术后 6 小时后尚未维持稳定或仍无法排除术后出血风险,应给予持续监测至状态平稳。

(三)引流管的监测

为了及时发现术后内出血,笔者专科通常在大手术或高风险手术结束时放置腹腔引流管。手术结束前,为了检查腹腔散在出血情况,我们通常会给予大量无菌水冲洗腹腔后慢慢吸出。故术后引流管内若出现较多量淡红色的血性液体,属正常情况。若引流出的是鲜红血性液体,量少时,可能是腹腔创面少量渗血与冲洗液的混合,可给予继续观察;量多时,应警惕活动性内出血可能,应根据情况给予处理。若短时间内引流出大量鲜血,应首先考虑活动性血管性内出血可能,须紧急处理。术后 48 小时,引流液 <100ml 且引流液清亮,已排除内出血、感染、肠瘘、尿瘘等发生的可能,可予以拔除引流管。如术中行肠道修补、输尿管或膀胱修补等,术后根据情况可延长引流管的放置时间。

(四) 伤口情况的监测

注意伤口渗血情况。若仅为少量鲜血,可能为皮肤切口渗血;若短时间大量鲜血湿透多块纱布,应排除腹腔内出血、渗出可能。

(五) 阴道流血情况监测

1. **阴道壁、宫颈手术后**　阴道常常有少量阴道流血,持续时间在 2 周 ~1 个月。如果术后阴道流血超过月经量,应排除阴道创面、宫颈创面痂皮脱落出血,或者结扎线结松弛脱落出血,甚至子宫动脉宫颈支裸露出血的可能。

2. **子宫切除术后**　少量暗红阴道流血属正常情况。若术后 2 周内出现较多量鲜红阴道流血,应窥诊查看残端情况,排除残端线结脱落引起残端出血或腹腔内出血自阴道残端缝隙流出可能。

(六) 血常规、凝血功能的监测

若术中出血量超过 500ml,术后应常规复查血常规、凝血功能;若术中无特殊,术后无明显内出血征象,可在术后第 2 天晨复查血常规;如果怀疑内出血,应随时行血常规、凝血常规检查。

二、术后出血的处理

主要包括补充血容量、纠正凝血功能紊乱和止血。

(一) 补充血容量

出血量 <500ml,机体自身可通过组织间液向血液循环的转移而得到代偿,可给予静脉滴注平衡盐溶液或等渗盐水,补足日需要量,维持体液平衡即可。

短时间内出血量 >500ml,出现心率增快、体位性低血压,但血细胞比容(hematocrit,HCT)无改变时,可经静脉快速滴注平衡盐溶液和胶体液或血浆代用品。

若失血量 >1 000ml 且出现 HCT 明显下降时,除了大量补液外,还应适当输入浓缩红细胞,尽量维持血红蛋白在100g/L、HCT 在 30% 以上。若血红蛋白 <70g/L 应输注浓缩红细胞;70~100g/L 时,可根据患者的代偿能力、一般情况和其他器官功能来决定是否输红细胞;急性失血量达血容量30% 可给予输全血。原则上失血量在血容量 30% 以下时,不输全血;超过血容量 30% 时,可输全血与浓缩红细胞各半,再配合晶体和胶体及血浆补充血容量。当出血量超过血容量 50% 且大量输入库存血时,还应及时补充白蛋白、血小板及凝血因子。

(二)纠正凝血功能异常

输入新鲜冰冻血浆以预防和治疗因凝血异常所导致的出血。血友病者输凝血因子Ⅷ或抗血友病因子;纤维蛋白原缺乏者补充纤维蛋白原和冷沉淀;血小板减少症或血小板功能障碍者输血小板。

(三)止血

根据出血部位、性质选择损伤最小的止血方法。

1. **伤口渗血** 一般给予无菌敷料加压包扎或应用止血药,多可止血。腹腔镜手术切口出血不止,可给予切口全层缝合止血。总体来讲,切口重新缝合止血较少用到。

2. **宫颈、阴道壁创面出血** 可给予止血纱布加压填塞或重新缝合止血。

3. **阴道残端出血** 可给予纱布填塞止血;若填塞止血无效,应考虑经阴道重新缝合残端。

4. **腹腔内出血**

(1)药物治疗:创面渗血,量不多,可适当给予止血药。可根据情况选用口服、肌内注射、静脉途径给药。常用的止血药有氨甲环酸、6-氨基己酸。也可将止血药经腹腔引流管注入腹腔后夹闭腹腔引流管。若给予保守治疗后出血量逐渐减少并停止,可给予继续观察。子宫肌瘤剔除术后出血多,可给予药物促进子宫收缩的治疗,常用的药物有缩宫素、米索前列醇、垂体后叶素。

(2) 再次手术止血:术后短时间内出现大量出血,必须在及时补充血容量的同时剖腹探查止血,否则导致循环血量不足,组织灌注量下降,导致低氧血症继发呼吸循环衰竭而死亡。必须在可疑循环衰竭开始时治疗,不能等待至明确诊断再开始处理。经保守处理后腹腔内出血仍然持续者也应考虑再次手术探查止血。探查止血应严格仔细检查手术创面,检查每一个线结有无松弛脱落。

三、术后出血的预防

(一) 术前预防

手术前严格把握手术适应证,充分了解患者的一般情况,对有出血风险的高危患者先进行内科处理,能够有效减少术后出血的发生。贫血患者应先纠正贫血,尽量将血红蛋白提高到 80g/L 以上再进行手术。血小板减少的患者给予升血小板治疗及输注血小板。凝血功能异常的患者应予输注凝血因子、纤维蛋白等相应的治疗。

(二) 术中的处理

术中的处理是预防术后出血的关键。充分的暴露、清晰的解剖、扎实的手术基本功、精湛的手术技巧、沉着冷静的态度是控制出血的必备条件。巧妙地处理一些容易出血的部位和步骤,能够有效地减少出血的发生。

1. **子宫切除术**　Ⅰ型子宫切除术,子宫动脉常常混合在宫旁组织中被一起结扎,可能会有子宫动脉结扎不全或子宫血管被缝合针刺破的风险。故钳夹时,应尽可能使钳子垂直于子宫动脉,不要钳夹过多的宫旁组织,缝扎时一般采用在断端一侧贯穿缝扎,不采用"8"字缝扎,因"8"字缝扎可增加缝合针穿破血管的风险。Ⅱ型和Ⅲ型子宫切除术：在处理输尿管隧道和主韧带过程比较容易出血。"逸仙术式"处理的方法：先找输尿管隧道出口，在宫颈韧带起始部，再找输尿管入口，用直角钳紧贴输尿管表面向内上方打通隧道出口，贯通隧道两端后，可以清楚地看到直角钳的下方是输尿管，上方是子宫血管，确认输尿管与隧道前壁完全分离后，一次性钳夹、切断、绑扎隧道前壁组织，其内就包含子宫动、静脉。处理主韧带时应先适度分离膀胱侧窝和直肠侧窝，然后一次性钳夹、切断、缝扎主韧带，注意切除主韧带时应保留足够的断端，打结牢固，防止滑脱。

2. **盆腹腔淋巴结切除术**　若淋巴结切除术中出现大血管的损伤，术后出血风险升高。以下介绍一些"逸仙术式"的止血心得：

（1）盆腔静脉损伤：由于盆腔静脉可形成侧支循环，在盆腔静脉中，除了髂总静脉和髂外静脉主干外，其他静脉损伤均可结扎止血。如果髂总静脉和髂外静脉主干有明显的破口，应给予缝合。可用 4-0 或 5-0 无创伤血管缝线 "8" 字缝合或连续扣锁缝合。

（2）下腔静脉损伤：立即用纱布压迫，同时用手将下腔静脉向椎体方向按压止血。如果是小的点状出血，压迫可以止血，如果发现破口，用心耳钳将下腔静脉破裂处的侧壁夹住，用血管吻合器修补破口。

除上述方法之外，合理地应用一些止血材料也能有效减少手术创面渗血的发生，从而有效预防术后出血。

（林少丹　王丽娟）

第三节　术后低蛋白血症的处理

低蛋白血症是指人体在病理状态下多种因素综合作用后所导致机体负氮平衡的结果。血浆中的蛋白包括血浆白蛋白、球蛋白、纤维蛋白原及少量的结合蛋白。白蛋白在肝脏中合成,经肝脏代谢,由肾脏排出体外。健康成人的肝脏每天可合成约 12g 的白蛋白。白蛋白在体内正常的半衰期为 15~20 天。当血浆总蛋白含量低于 6.0g/dl,则可诊断为低蛋白血症。目前临床上更常用的检测项目则是血浆白蛋白含量,当血浆白蛋白 <3.5g/dl,则可诊断为低蛋白血症。

一、术后低蛋白血症的原因

(一) 白蛋白合成减少

1. 妇科恶性肿瘤患者在围手术期身体处于应激状态,此时机体更倾向于优先合成产生急性相反应物,减少白蛋白、脂质等"亚优先级"物质的合成,以维持急性期生存的需求。

2. 大部分妇科肿瘤手术患者术前需禁食,若行肠道准备则术前禁食时间更长,术后因麻醉及胃肠道恢复问题,患者术后多进食流质、半流质等易消化但蛋白质含量低的食物,导致围手术期患者的饮食摄入蛋白质不足,合成血浆蛋白原料亦因此缺乏。

3. 合并肝功能异常的患者,围手术期肝功能恶化,导致肝脏的白蛋白合成减少。

4. 妇科肿瘤合并胃肠道转移需行肠切除的患者,术后进食及肠道吸收蛋白质减少,肠内营养缺乏易导致低蛋白血症。

(二) 白蛋白丢失增多

1. 恶性肿瘤是消耗性疾病,围手术期机体能量消耗较摄入多,热量不足,若出现术后发热等合并症,容易造成负氮平衡。

2. 术中及术后失血,可导致直接丢失血浆中的白蛋白。

3. 术后感染可导致血管内皮功能异常,血管通透性增加,血浆白蛋白漏出至组织间隙增多。

4. 围手术期应激状态及炎症可导致白蛋白的半衰期缩短,加快血浆白蛋白代谢分解,进一步降低总白蛋白水平。

5. 术中或术后血浆白蛋白随体液丢失。术后应激及炎症状态可使血管通透性增加,血浆白蛋白漏出至胸腹腔增多,血白蛋白浓度减少。术后淋巴液渗出、乳糜漏等均可导致血浆白蛋白丢失。

二、术后低蛋白血症对患者的影响

(一)血浆胶体渗透压下降

血清白蛋白可维持约 80% 的血浆胶体渗透压,1g 白蛋白可形成约 0.73kPa 胶体渗透压,低白蛋白血症可导致血浆胶体渗透压下降。血浆胶体渗透压下降,体液渗出至第三间隙,可导致循环血量减少,血压下降,并出现水肿、胸腹腔积液等表现。

(二)组织间隙液体增多

可表现为皮肤水肿、肺水肿、胸腔积液、腹腔积液等。

(三)免疫力低下

许多免疫相关分子及药物需与白蛋白结合后运输,低蛋白血症可影响机体自身免疫力及药效。

(四)切口延迟愈合

包括皮肤切口、胃肠道吻合口等。白蛋白可在细胞内分解成氨基酸,为细胞内生物物质合成提供原料,有利于细胞生长和增殖,促进切口等组织愈合。另一方面,低蛋白血症可导致组织水肿,不利于切口愈合。

(五)术后并发症发生率升高

低蛋白血症较非低蛋白血症的患者术后并发症发生率升高 16.5%(34.3% *vs.* 17.8%)。低蛋白血症患者术后常见并发症为肠梗阻、切口感染、肺炎、血栓形成等。

(六) 术后胃肠道功能恢复时间延长

妇科肿瘤手术中,低蛋白血症患者较非低蛋白血症患者术后恢复正常饮食的中位时间延长 0.5 天(3.3 天 *vs.* 2.8 天),低蛋白血症患者恢复正常饮食时间最长可达术后 15 天。若手术范围涉及胃肠道,则术后胃肠道功能恢复时间则更长。

(七) 术后住院总时长延长

低蛋白血症患者较非低蛋白血症患者术后住院的中位时间延长 1 天(10 天 *vs.* 9 天),可能因为低蛋白血症患者术后并发症发生率更高、胃肠道功能恢复时间更长等综合因素。

三、术前评估及预防

(一) 重视术前抽血检查血浆白蛋白浓度,综合评估蛋白质营养状态

血浆白蛋白 <3.5g/dl 则为低蛋白血症。妇科肿瘤患者常因肿瘤处于高代谢、低营养摄入的状态,继而造成蛋白质 - 能量营养不良。血浆白蛋白浓度被认为是敏感、有效的评估蛋白质营养状态的指标,且低蛋白血症与体重、BMI等常用于评估长期营养状态指标无相关关系,术前应综合评估患者营养状态。当血浆白蛋白 <3g/dl,则认为患者为蛋白质营养不良高风险人群。

(二) 积极寻找并治疗术前低蛋白血症原发病因

低蛋白血症是多种因素综合作用下所致的负氮平衡的结果,术前完善各项辅助检查,如肝肾功能、胃肠镜、甲状腺功能等,针对原发疾病治疗才是关键。

(三) 高蛋白饮食

术前发现低蛋白血症的患者可在术前 7~14 天给予高蛋白饮食。围手术期患者蛋白质推荐量为 1.5~2.0g/(kg·d)。欧洲肠外肠内营养学会和加速康复外科(Enhanced Recovery After Surgery,ERAS) 指南均建议,口服营养补充(oral nutritional supplements,ONS)是术前营养支持治疗的首选途径,并适合大多数患者。术前使用 ONS 较术后才开始使用者,术后并发症更少。

四、术后低蛋白血症的处理

(一) 鼓励患者尽快恢复进食

根据手术情况术后逐渐恢复高蛋白饮食,保证肠内营养中氨基酸及蛋白质的供给。盆腹腔手术后 4 小时,或术后血白蛋白 <3g/dl,即可开始使用 ONS。既往研究表示,术后第一天给予 400ml ONS 是可行的。常用的 ONS 如肠内营养粉剂,用罐中量勺 6 勺加入 200ml 温开水中,可提供约 250kcal 的能量。根据患者体重计算每天所需能量,如 50kg 的患者,每天需要的总能量为 20~25kcal/kg,每天所需肠内营养粉剂为 $50 \times 25 \div 250 \times 6=30$ 勺,按照循序渐进的原则逐量增加 ONS 的量。如手术涉及胃肠道,则可酌情延长术后禁食时间。

(二) 静脉补充氨基酸

当患者无法进食或不适合使用 ONS(如肠梗阻、剧烈呕吐、腹痛、腹胀)时,应考虑给予肠外营养。复方氨基酸注射液是目前最主要的肠外供给蛋白质的药物。以常用的 8.5% 复方氨基酸为例,250ml 含 3.5g 氮,1g 氮相当于 6.25g 蛋白质,250ml 8.5% 复方氨基酸相当于蛋白质 $3.5 \times 6.25=21.875g$,围手术期患者蛋白质推荐量为 $1.5~2.0g/(kg \cdot d)$,由此可计算出患者每天所需静脉补充氨基酸的量,举例:50kg 女性,围手术期每天蛋白质推荐量为 $2 \times 50=100g$,每天需 8.5% 复方氨基酸体积为 $100 \div 21.875 \times 250=1\ 142ml$,约为 1 000ml。

(三) 输注人血白蛋白

目前,并无任何文献支持输注人血白蛋白可降低围手术并发症发生率或有利于患者长期生存获益。众多学者认为静脉输注白蛋白本身就具有输血相关风险(如过敏、感染性疾病),且输注后几天内即经肾脏排出,无法从根源上纠正负氮平衡,因此应严格把握人血白蛋白的使用适应证。以下情况推荐使用白蛋白:①严重感染、急性低血容量且无其他胶体溶液时用于扩容。②肝功能严重受损所致的严重低蛋白血症(血浆白蛋白 <1.5g/dl)。③严重低蛋白血症所致大量胸腹腔积液影响呼吸或心血管功能。一般每次使用人血白蛋白 10~20g 静脉滴注,输注白蛋白后可给予呋塞米静脉注射,有利于治疗严重水肿。

(四) 适当引流胸腹腔积液

为减少血浆白蛋白经胸腹腔积液引流丢失,应在保证治疗效果的同时避免胸腹腔积液引流量过多,每次引流胸腹腔积液需计量,并选择合适时机拔出术后腹腔引流管。例如广泛全子宫 / 盆腔淋巴结切除术后 72 小时引流液不红则可拔出引流管。如手术范围涉及肠管切除,至少术后1 周后拔除。

(五) 动态观察血浆白蛋白浓度

术中及术后的大量补液可能会导致术后出现短时间的稀释性低蛋白血症,需结合血常规判断血液稀释程度,术后定期复查血浆白蛋白浓度,判断及评估治疗手段有效性,及时调整治疗方案。

(黄晓欣 王丽娟)

第四节 术后淋巴囊肿的预防和处理

在妇科恶性肿瘤治疗和手术分期中,除了广泛彻底切除瘤灶外,通常还要系统地、完整地切除肿瘤区域淋巴结,一般要切除腹股沟浅、深淋巴结群,盆腔淋巴结群,包括髂总、外、内淋巴结和闭孔淋巴结,有的手术还要切除腹主动脉旁淋巴结。由于术后淋巴回流障碍,淋巴囊肿(lymphocele)已成为术后的常见并发症之一,发生率为

23%~63%。淋巴囊肿经常伴随邻近器官压迫、发热、下肢水肿、慢性盆腔疼痛等症状，不仅影响患者术后的生活质量，对后续治疗及预后也带来了不同程度的影响，因此在围手术期和手术中采取必要的预防措施，以及术后对淋巴囊肿进行及时的治疗具有重要的临床意义。

一、淋巴囊肿的发生机制

淋巴囊肿的发生机制尚不完全清晰，目前普遍认为是淋巴管切缘流出的淋巴液与组织渗液积聚在组织间隙而形成。

(一) 盆腔引流不畅

在盆腹腔淋巴结切除术时，腹膜后留有死腔或者局部腔隙较大，原有的淋巴循环紊乱，下肢淋巴液回流受阻，连同组织液、创面渗液等积聚，滞留于盆腹膜后，在盆腔或腹腔局部积聚形成淋巴囊肿。

(二) 淋巴侧支循环形成

由于淋巴系统较强的再生能力及较为丰富的淋巴网络，在手术损伤后可以形成侧支循环或再通，引起局部淋巴管内淋巴液积聚，淋巴管被动扩张，促进淋巴囊肿的形成。

(三) 淋巴管残端处理不彻底

在盆腔淋巴结切除术中，若通过锐性推剪、剔脱、撕脱及抠探淋巴结及其脂肪组织后未结扎或未电凝闭合相应淋巴管残端，或结扎及电凝闭合不彻底导致淋巴液流出或渗出，也是形成淋巴囊肿的危险因素之一。

(四) 术后补充放疗

妇科肿瘤患者行盆腔淋巴结切除或腹股沟淋巴结切除术者，病理提示复发高危因素者，术后常需补充放疗。放疗对新生的淋巴管敏感，使术后淋巴管的重构受到影响而产生淋巴液回流障碍，导致淋巴囊肿。

二、临床表现

(一)症状

据国内外文献报道,淋巴囊肿一般发生于术后 4~6 周,大部分为术后的 5~8 天,其位置可以在腹股沟、髂内外血管旁等,大小不一,单发或多发。症状取决于其发生的部位和大小。

1. 囊肿直径 <5cm 时多无临床症状,少数可出现下腹部不适。

2. 囊肿直径 ≥5cm 时可造成相应的压迫症状,淋巴囊肿压迫输尿管可引起肾盂积水,压迫直肠或乙状结肠可引起腹胀、便秘等肠梗阻症状,压迫膀胱可引起尿频,压迫盆腔神经可引起疼痛,压迫静脉可引起下肢或外阴水肿及静脉血栓。

3. 若囊肿继发感染,可引起发热、局部疼痛加剧、囊肿短期内迅速增大、淋巴管瘘、败血症等。

4. 淋巴囊肿患者常伴有慢性盆腔痛,进而导致患者精神焦虑,生活质量较差。

(二)体征

腹部触诊或双合诊时,在一侧或双侧下腹部可触及囊性、质地较硬的、固定且与周围界限清的包块,可伴有不同程度的压痛。腹部触诊的总检出率不高,通常只能发现浅部和较大的囊肿,而且受限于检查者的触诊水平、患者下腹部的脂肪厚度及其合作程度。

三、辅助检查

(一)经阴道超声

盆腔淋巴囊肿常固定于盆腔一侧,常表现为梭形或椭圆形,无蒂,基底部较宽,囊壁较薄,盆腔面有腹膜覆盖,内壁光滑,且内壁可见到短线样突起,这可能是淋巴管内壁结构形成的,囊内为无回声或极低回声暗区。有时表现为囊性肿物,内壁不光滑,壁厚度不均匀。

(二) CT

典型的淋巴囊肿表现为盆腔侧壁髂血管走行区或腹股沟区囊状水样密度灶,边缘光滑,壁薄,囊内密度均匀,与周围组织分界清晰。增强 CT 可见病灶囊壁强化,但无结节影和分隔。病灶较大时可见周围组织受压。

(三) MRI

表现为圆形或类圆形,均匀水样长 T_1 和长 T_2 信号影,边界清,囊壁薄而均匀,无囊壁结节及分隔,无分房。增强扫描后囊壁呈均匀或不均匀轻度强化,囊液部分无强化。

(四) 淋巴造影术

从患者双足的淋巴管注入碘化油,通过 X 线摄片来诊断,属于有创性的检查,操作也比较复杂,临床应用较少。

(五) 淋巴囊肿穿刺

超声引导下对淋巴囊肿穿刺抽出的囊液,送病理学检查、生化检查,可以明确囊肿性质,与肿瘤复发相鉴别。

以上的辅助检查都可以用于盆腔淋巴囊肿的诊断,但是以 B 超应用最为广泛,因为 B 超是无创性的检查,而且经济实惠,诊断率高。CT 和 MRI 一般用于顽固性的淋巴囊肿,考虑行手术治疗前的评估,判断淋巴囊肿与周围脏器之间的关系,为手术提供充分的准备。淋巴造影术由于其操作复杂,并且是有创性检查,因此在临床上并不常用。而淋巴囊肿穿刺主要是用于有症状的淋巴囊肿,既可明确诊断,又可以治疗。

四、诊断与鉴别诊断

目前影像学检查在淋巴囊肿的诊断中仍然具有重要作用。结合患者淋巴结切除病史、临床表现及影像学特征等,在术后 6 个月内首先考虑淋巴囊肿,时间超过 6 个月需要与肿瘤复发相鉴别。淋巴囊肿还需与其他盆腹腔包块相鉴别。

(一) 盆腔血肿

在妇科恶性肿瘤手术中电凝止血不彻底、术后线结脱落、凝血功能障碍等因素可导致盆腔内隐匿性出血,引起术后盆腔内血肿的形成。超声检查也可见盆腔包裹性积液,边界清,囊壁薄,但盆腔血肿多于术后 72 小时内发生,于超声引导下进行盆腔血肿穿刺,可抽出血性或咖啡色样液体。如盆腔血肿增长快,患者可出现急性失血体征、贫血貌,血常规检查结果进行性下降等。

(二) 盆腔炎性包块

慢性盆腔炎性包块患者可表现为下腹部坠痛及腰骶部不适,疼痛无周期性,急性期患者多有发热、白细胞升高等感染征象,下腹部有压痛、反跳痛和肌紧张。若盆腔内脓肿形成,则可扪及包块且压痛明显,有时有波动感。盆腔超声检查可见液性包块形态不规则,包膜及内部分隔为线样细条状光带或细弱光点。随访观察发现盆腔炎性包块部位较固定,给予抗感染治疗有效。

(三) 卵巢囊肿

卵巢囊肿在超声检查下也可见盆腔内圆形或类圆形的囊性包块,但囊壁较厚,囊壁的周围可见低回声晕环。囊液呈无回声,可见细小的光点。一般无明显症状,若为卵巢巧克力囊肿可伴有痛经、月经异常等,经腹腔镜下病灶的活组织病理检查是确诊依据。

(四) 肿瘤复发转移

妇科恶性肿瘤术后 1 年以上经影像学检查发现盆腔包块,应结合患者病史、肿瘤标志物检查、临床症状等排除肿瘤复发转移。肿瘤多为囊性或实性,超声显示肿块表面不平,有分隔或呈结节状,囊壁厚薄不均,液性暗区内有杂乱光点;增强 CT 检查可见结节强化影。对于诊断较为困难的盆腔内淋巴囊肿,特别是囊内有纤维粘连带时,则可进行影像学动态观察,若为肿瘤复发转移,短期内肿块迅速增大,并常伴有腹腔积液。

五、治疗

对于有盆腔淋巴结或腹股沟淋巴结切除病史的患者,术后应密切观察病情。如发生淋巴囊肿 <5cm 而无感染者可不处理,术后 3~5 个月可被吸收,或在囊肿处采用大黄、芒硝外敷,辅以热敷,口服以活血化瘀、清热解毒、软坚散结为主的中药汤剂。如囊肿≥5cm 伴有压迫症状或合并感染者,应采取以下措施积极治疗。

(一)细针穿刺抽液或引流

穿刺抽液为首选的相对创伤性最小的治疗手段,采用小型注射器通过触诊或者 B 超引导下穿刺,成功率高,但复发率高达 80%,而且反复的穿刺被视为是感染的一个高危因素。有研究表明,经皮导管引流较单纯穿刺抽液,复发率明显降低,是并发感染的淋巴囊肿的首选治疗,但是置管引流时间较长,平均治疗时间为 10~20 天,临床应用受到限制。

(二)注射硬化剂

在彻底穿刺抽液后,注射硬化剂,可以使囊肿壁产生无菌性炎症反应,进而使囊壁纤维化、萎缩、闭合,达到治疗淋巴囊肿的目的。常用的硬化剂有聚维酮碘、乙醇、氨苄西林、四环素、多西环素、博来霉素、纤维蛋白胶和滑石粉等。乙醇是最常用的药物,成功率达 88%~97%,复发率只有 3%~7%。聚维酮碘经济、方便,如果多次注射,成功率与乙醇相当,但治疗前应注意排除碘过敏史。四环素和多西环素会引起粘连和纤维化,抑制明胶酶,引起局部炎症反应,继而闭合淋巴管。博来霉素具有很强的硬化作用,被用于持续性或复发性淋巴囊肿的治疗。有研究表明,注射硬化剂能减少淋巴囊肿复发,但必须警惕注入周围组织引起严重的并发症。

(三) 抗生素

妇科恶性肿瘤行盆腔淋巴结切除术后淋巴囊肿感染通常是由革兰氏阳性球菌(包括葡萄球菌、链球菌和肠球菌)和脆弱拟杆菌等厌氧菌引起的,在囊液引流不充分时可辅以青霉素类抗生素治疗,如氨苄西林、阿莫西林等。

(四) 手术治疗

对于上述方法无效的复发性或难治性淋巴囊肿,可以考虑手术切除,术式包括开放性和腹腔镜两种,感染的淋巴囊肿是手术的禁忌证。开放性手术在直视下能将囊肿、囊壁较彻底地切除,但是有创伤大、术后恢复慢、住院时间长等缺点,对患者的生活质量影响较大。腹腔镜对术者的操作技术要求较高,淋巴囊肿的位置一定程度限制了其广泛开展,存在不能彻底切除囊肿的可能。有学者研究表明,腹腔镜下切除囊肿后将其残余的囊壁与周围腹膜组织进行袋状缝合术,效果较好,复发率低,但是费用较高,增加患者的经济负担和痛苦。

"逸仙妇瘤"对于淋巴囊肿的处理,通常是视患者有无症状而定,无症状的一般定期随访,待其慢慢缩小甚至消失。有症状的患者,首先考虑 B 超引导下穿刺,放置引流管一段时间,如果引流液慢慢减少,则拔出引流管,如引流液无明显减少的趋势,可以考虑在引流管注入沙培林,使囊壁发生无菌性炎症,减少淋巴液的渗出,甚至无菌性炎症导致囊壁粘连、机化,最终吸收。

六、预防

淋巴囊肿治疗的方法都在某种程度上增加了患者的负担和痛苦,所以对于盆腔淋巴结切除术后发生的淋巴囊肿,预防胜于治疗。淋巴囊肿的预防方法主要有以下几种:

(一) 术中结扎淋巴管

盆腔淋巴结切除术后,尤其是锐性剪剥后,若淋巴管残端未结扎或结扎不彻底,回流的淋巴液潴留于腹膜后,汇同组织液、创面渗液容易形成盆腔淋巴囊肿。因此,术中切除髂外和闭孔淋巴结时,可结扎腹股沟上部髂外区和闭孔神经出闭孔上缘的闭孔脂肪淋巴组织,减少淋巴液的渗出。"逸仙妇瘤"通过前瞻性随机对照试验证实,在盆腔淋巴结切除术中结扎腹股沟深淋巴管、闭孔近端淋巴管、闭孔远端淋巴管、髂总淋巴管、髂内外静脉交叉处淋巴管共 5 处,能很好地预防术后短期内淋巴囊肿的形成,且不增加手术并发症。切除髂外和闭孔区淋巴结时,可用丝线彻底结扎腹股沟上部髂外区和闭孔神经上缘闭孔区的脂肪淋巴组织,可减少淋巴漏的发生,用电刀烧灼不能有效地凝固淋巴管腔,易致淋巴漏。

(二) 开放盆腹膜

妇科恶性肿瘤行盆腔淋巴结切除术后关闭盆腹膜是传统手术的一个必要步骤,目的是为了保持腹膜完整性以减少盆腹腔的感染,避免肠粘连和腹壁切口疝等并发症。但国外有研究提示,关闭盆腹膜会增加炎症和异物反应,而且缝线周围组织的紧张性会促进局部缺血,导致术后盆腔的粘连。当脏层和壁层腹膜开放时,裸露的浆膜层能通过间皮细胞迁移到适合的基质中,然后开始多方位的修复而自发愈合。腹腔是一个重吸收能力强大的系统,开放盆腹膜使更多的淋巴液流入腹腔,通过重吸收从而防止淋巴囊肿的发生。Suzuki 等报道对卵巢癌及子宫内膜癌的患者行盆腔淋巴结切除术时采用部分开放后腹膜的方法,术后淋巴囊肿阳性率明显低于其对照组,证实术中开放后腹膜对减少患者术后淋巴囊肿有意义。

(三) 开放阴道断端

行广泛子宫切除术者,在阴道断端妥善止血后,只缝合腹膜,不关闭阴道断端,使阴道穹窿与腹膜后间隙相通,术后第7天开始用机械方法维持阴道穹窿持续开放,并与腹膜、腹膜后组织逐渐融合形成新的阴道穹窿。这种方法在预防阴道缩短的同时减少了淋巴囊肿的发生率。但关于术后感染等并发症,尚没有循证医学的研究数据支持,所以关于术后开放阴道断端的疗效还有待进一步研究。

(四) 术后放置引流管

传统观念中,在彻底的淋巴结切除术后,腹膜后间隙内有液体积聚,其中含有高浓度的蛋白,是盆腔淋巴囊肿形成的危险因素,通常经阴道或腹膜后放置盆腔引流管进行充分引流,术后3~5天拔除,同时积极抗感染治疗,预防淋巴囊肿的形成。但是近年来国外研究结果表明,妇科肿瘤患者盆腔淋巴切除术后放置引流管并不会减少盆腔囊肿的发生,而且在不关闭腹膜的情况下,放置引流管反而会增加术后早期(4周内)和远期(1年后)淋巴囊肿形成的风险。有学者认为,引流管相当于腹腔异物,放置于腹膜后间隙会破坏腹膜原有的修复功能,延迟淋巴管的愈合,不能减少淋巴囊肿的形成,而且会增加感染的风险。因此,盆腔淋巴结切除术后是否放置引流管仍存在异议。

(五) 生物材料使用

1. **无菌滑石粉**　有文献报道术中使用无菌滑石粉可预防淋巴囊肿。中医理论中淋巴液属水湿,而滑石粉有利水收涩的功效,且可刺激机体产生免疫反应,引发无菌性炎症,促进淋巴囊壁粘连,有闭合淋巴管的作用,可有效预防淋巴囊肿。

2. **吸收性明胶海绵**　一项前瞻性随机对照研究采用含凝血酶的吸收性明胶海绵用于预防盆腔淋巴囊肿,术中随机分配一侧使用吸收性明胶海绵,对侧则不使用,在术后7天~6个月使用CT进行检测,结果显示使用吸收性明胶海绵的一侧骨盆中淋巴囊肿的发生率显著降低。

3. 生物蛋白胶　生物蛋白胶可以使盆腔中的小淋巴管阻塞,从而减少淋巴液的流出,但目前尚有争议。Dapunt等研究发现术中使用生物蛋白胶能显著减少术后淋巴囊肿的发生,而且明显减少术后的引流量,建议在术中常规地使用。但是 Scholz 等却得出相反的结果:术中使用生物蛋白胶并不能减少术后淋巴囊肿的发生,不建议常规使用。

(六) 网膜成形术和网膜固定术

网膜具有丰富的乳色斑毛细血管,是具有强大重吸收功能的系统,可使腹腔内的液体和颗粒向网膜的淋巴系统转运。网膜成形术是指在术中游离结肠脾曲,锐性分离横结肠和网膜之间的无血管区,打开小腹膜囊,使网膜能填充盆腔,形成一个带蒂的活瓣,由左胃动脉为其提供血供。如果将其边缘缝合固定于腰大肌则为网膜固定术。Logmans等对接受网膜成形术的患者双脚皮下注射 ^{99m}Tc 标记的人类血清微胶体,通过动态淋巴闪烁显像术,与对照组比较显像胶体进入腹腔的情况,发现接受网膜成形术的患者腹腔中标记胶体明显早于对照组,提示网膜成形术更有利于术后淋巴液引流入腹腔。

(七) 奥曲肽

在淋巴组织和胃肠道神经中发现了生长抑素的受体,生长抑素可以直接作用于淋巴结受体而抑制淋巴液的产生,近期有报道淋巴结切除术后应用生长抑素有助于减少淋巴渗出,从而降低淋巴囊肿形成率。奥曲肽是一种人工合成的八肽环状化合物,具有与天然内源性生长抑素类似的作用,但作用较强且持久,半衰期较天然生长抑素长 30倍。奥曲肽对淋巴渗出的影响机制尚未清楚,可能与其抑制内脏分泌的血管扩张素,减少甘油三酯吸收,减慢淋巴液在淋巴管的流速,降低淋巴管张力,减少淋巴液的生成有关。同时,奥曲肽可以抑制胃肠道消化液分泌,从而减慢胃肠道的蠕动,使腹腔脏器淋巴液产生和肠道吸收减少,进而使流经淋巴管的乳糜液明显减少。

对于接受盆腔淋巴结切除术的妇科恶性肿瘤患者，"逸仙妇瘤"常规在术中用丝线结扎患者两侧腹股沟深淋巴管、闭孔近端淋巴管、闭孔远端淋巴管、髂总淋巴管、髂内外静脉交叉处淋巴管，不缝合盆腔后腹膜，不使用生物蛋白胶，术毕经腹放置双腔引流条于原直肠子宫陷凹处，术后3~5天拔除引流管，同时给予抗感染治疗，可以有效预防手术后近期盆腔淋巴囊肿的形成。

（许妙纯　卢淮武　王丽娟）

第五节　术后伤口愈合不良的预防和处理

术后伤口愈合不良是外科手术后常见的并发症之一，其发生率约为7%。伤口愈合不良不仅给患者造成精神、躯体的痛苦，且增加了家庭经济负担，也降低了床位周转率。所以，采取确实有效的措施来减少伤口愈合不良的发生非常重要，而当伤口出现愈合不良，及时发现和处理也非常重要。

妇科肿瘤手术伤口根据位置不同大致分为腹部伤口、外阴伤口、阴道残端伤口。其中腹部伤口又可以具体分为竖切口、横切口及微创切口。微创切口短小，愈合不良较少发生。横切口也常愈合较好。阴道残端愈合不良时有发生。我们更常碰到的是腹部竖切口，外阴切口（尤其是外阴癌切口）愈合较差。笔者科室采取确实有效的预防措施，腹部伤口愈合不良发生的也较少。外阴癌虽然少见，但常有外阴癌患者转诊至笔者医院，所以每月也可在笔者专科见到数例外阴癌患者。外阴癌患者伤口愈合不良较为常见，特别是手术创面大，皮瓣移植范围大的患者。本节主要针对腹部、外阴、阴道残端伤口愈合不良进行讲解，有一些共性的东西,也有一些"逸仙妇瘤"的特色。

一、伤口愈合不良的影响因素

1. 伤口长短、部位不同可能影响伤口的愈合。伤口越长,愈合不良的机会就越大,外阴癌伤口较腹部伤口更难愈合。

2. 手术时间。随手术时间延长,伤口愈合不良风险增加。每延长 1 小时,伤口愈合不良率倍增。

3. 切口类型。污染型伤口比清洁伤口更易愈合不良,感染型伤口比污染型伤口更易愈合不良。清洁伤口的愈合不良率为 1%~2%,清洁 - 污染型伤口的愈合不良率为 10%,污染型伤口的愈合不良率为 20%,感染型伤口的愈合不良率高达 50%。

4. 肥胖。肥胖患者伤口并发症的发生率高达 3%~40%,其感染率最高可达 13.5%。腹壁脂肪过厚难以避免缝合缺陷,易致脂肪液化、坏死、渗血等,使伤口愈合不良。

5. 糖尿病。合并有糖尿病的患者伤口愈合不良的发生率高达 10.7%。

6. 贫血。贫血的患者伤口愈合不良的发生率高达 16.6%。

7. 营养状况不良。术后进食晚、低蛋白的患者伤口愈合不良发生率更高,术前、术后改善患者的营养状况非常重要。

8. 切口过多使用电刀。电刀对组织的破坏损伤程度较大,过多的电切、电凝易使组织坏死、液化,因而愈合不良的可能性更大。

9. 缝合技巧不佳易使伤口愈合不良。选择合适的缝线、缝合间距得当、松紧适宜、缝合不留腔隙、止血彻底等有利于伤口的愈合,相反则易造成愈合不良。

10. 切口消毒处理欠佳,冲洗不充分也会影响伤口愈合。

11. 术后腹压增加影响腹部伤口的愈合,腹压增加易使切口裂开。

二、伤口愈合不良的类型

(一) 积血及凝血块

这类愈合不良的原因大都归咎于止血技术的缺陷,其他原因可为血压变化、凝血功能障碍、术后剧烈咳嗽、呕吐等。

(二) 血清肿

系伤口的液体积聚而非血或脓液,与手术切断较多的淋巴管有关。

(三) 伤口裂开

是指手术切口的任何一层或全层裂开,主要与营养差、缝合技巧缺陷、腹压增加等有关。

(四) 切口感染

表现为伤口局部红肿热痛,有分泌物,伴或不伴发热和白细胞增加,切口部位扪及硬块、触痛,化脓后感跳痛或波动感。通常同时伴有伤口裂开或为治疗感染需人为使伤口开放。

三、伤口愈合不良的预防

预防主要是针对病因,从术前、术中、术后各个可能影响伤口愈合的方面入手,加以干预,减少伤口愈合不良的发生。

(一) 术前预防

术前主要改善患者的一般状况,有糖尿病者控制好其血糖,贫血者纠正贫血,低白蛋白者补充白蛋白,术前最好使白蛋白达到 30g/L 以上,有利于患者术后伤口的恢复。对于肥胖患者,或者预计手术切口较长者,术前宣教,购买束腹带备用。术前用肥皂水清洗术区皮肤,剔除阴毛,冲洗外阴及阴道,对于卵巢癌、深度浸润型子宫内膜异位症患者还需作好肠道准备。

(二) 术中预防

从消毒铺巾开始每个步骤都应严格遵循无菌原则。缝合之前充分止血,防止术后血肿的发生,脂肪层缝合前应充分冲洗,加强缝合技巧,选择合适的缝线,腹膜多用 2-0 可吸收线,筋膜多用 1-0 可吸收线,脂肪层多用 2-0 可吸收线,皮肤可用皮肤缝合钉或者 2-0 缝线。打结松紧适度,缝合间距得当,缝合不留腔隙,切口张力大、肥胖、糖尿病、营养不良者还可给予减张缝合,研究显示应用预防性减张缝合,可以给切口对合面提供一个低张力的愈合环境,很大程度上消除切口愈合的负面影响,并对切口有对合挤压的作用,减少了术后创面渗出和积液的发生,从而提高了愈合的质量。

(三) 术后预防

术后给予腹带,减少因腹压增加致使伤口裂开的风险。糖尿病患者控制好血糖。改善患者的营养状况,纠正贫血,补充白蛋白。按时换药,观察伤口情况,如有愈合不良倾向及时处理。

(四) "逸仙妇瘤" 特色

特别指出,对于腹壁脂肪层较厚的患者,"逸仙妇瘤"采用的方法为:常规缝合腹膜及筋膜层,脂肪层不缝合,皮下放置 10~12 号脑室引流管给予皮下引流,缝合皮肤后,表面贴伤口薄膜密闭伤口,皮下引流管接负压抽吸,伤口腹带包扎。采用此方法后,伤口愈合不良的发生率总体较前显著减少。皮下引流需要予以持续负压吸引,才能将伤口中渗出的液体吸引干净,保持干燥,促进愈合。通常在术后第3 天拔除皮下引流管。伤口拆线的时间可较脂肪层有缝合者迟 5~7 天。对于外阴癌伤口,也常用负压引流,腹股沟淋巴结切除的伤口引流至引流液 <10ml/d 可给予拔除。对于皮瓣移植,若皮下空隙较大,或者有渗液者,也建议用负压引流,保持伤口干燥。外阴伤口通常 1~2 天要换药 1 次,因为靠近尿道或肛门,需避免尿液或粪便污染伤口。

四、伤口愈合不良的处理

(一)腹部伤口愈合不良的处理

1. 血肿、积血和凝血块　筋膜小血肿、积血者,每天检查伤口挤压,可能自行吸收,而不必干预;血肿位置较深者,可用穿刺针抽吸或在血肿处拆除 1~2 针缝线,探查清创并引流,无感染立即再缝合;伤口有活动性出血者,应拆除切口缝线缝扎出血点。

2. 血清肿　腹壁伤口血清肿是脂肪液化或淋巴液积聚所致,多以负压引流为主,辅以蝶形胶布拉拢对合。负压引流保持伤口干燥,待肉芽增生后,可自然愈合。

3. 伤口裂开　仅皮下脂肪局限性小裂开,可在消毒下用宽胶布拉拢,待其自然愈合;如切口裂开至腹直肌甚至腹膜者,应重新缝合,并加用 2~3 针张力线缝合,张力线一般 10~12 天后拆除。

4. 伤口感染

(1) 如发现伤口渗液、红肿、脂肪液化,可增加消毒换药次数,每天至少 2 次,并给予热敷理疗,充分引流,如果条件允许,可用改良封闭式负压引流,通常 5~7 天可以实现一期愈合。改良封闭式引流的具体操作方法是:采用 14F 左右的吸痰管或脑室引流管,管前端开数个侧孔,包埋于纱布中,放入伤口内,伤口用生理盐水纱布或镁离子或银离子藻酸盐敷料填塞,用透明薄膜敷贴封闭伤口,吸引管的另外一端与墙式中心负压连接,压力为 80~200mmHg。

(2) 伤口已经化脓者,应拆除缝线进行彻底的清创引流,按时换药。切口应外大底小,避免呈烧瓶口样。需要明确感染的范围,通常应将伤口打开足够大的范围,彻底清除切口内感染的线头,将感染坏死组织刮除至创面新鲜,用流动的生理盐水冲洗,用高渗纱布填塞引流或者填塞一些新型的材料如镁离子或银离子藻酸盐敷料引流。镁离子或银离子藻酸盐敷料属于湿性敷料,1962 年,英国皇家学会 George Winterl 博士提出伤口湿性愈合理论,认为相对湿润的微环境能促进创面表皮细胞更好的增生和移行。这一理论已在动物实验及临床实践中证实。镁离子和银离子藻酸盐敷料是目前公认的一类抑菌敷料,被广泛应用于急慢性伤口感染,特别是细菌生物膜形成对抗生素治疗无效的伤口,其疗效及安全性均较为肯定。

(3) 如果创面较大,渗出较多,可考虑负压引流,有利于伤口干燥,肉芽生长。此时可于伤口中间部位加用宽胶布牵拉。更换敷料的间隔时间为 1~3 天。起初每天更换,逐渐过渡到 2~3 天更换。每次换药都应该评估伤口的情况,这样才能指导我们采取正确的处理方法。

(4) 如经敷料填塞,负压引流后切口干燥,肉芽红润,可以考虑重新缝合。也有不缝合,盖上凡士林纱布,再使用蝶形胶布拉拢对合伤口,也可达到良好的效果。不管缝合与否,注意各层次应对合好。

(二) 外阴伤口愈合不良的处理

1. **血清肿** 腹股沟淋巴结切除伤口处常发生血清肿,系因淋巴液不能充分引流所致。故血清肿发生时应做充分引流,局部加压包扎,使创口贴合,渗出逐渐减少,引流少于 10ml/d 时可以停止引流。

2. **感染** 与腹壁伤口感染大致相同。去除坏死感染组织后使用改良封闭式引流非常重要。外阴癌伤口创面通常较大,特别是进行皮瓣移植者,渗出较大,闭式引流可以使伤口保持相对干燥的状态,减少渗液对伤口的刺激,减少换药次数。同样可以使用镁离子或银离子敷料等湿性抑菌愈合敷料。部分患者伤口会坏死,特别是皮瓣边缘,如果是干性坏死,可不做处理;如果是坏死并感染,则需要清创换药。换药的次数要更频繁,因为外阴处常会有尿液或者粪便污染伤口,需及时清洗干净。

(三)阴道残端愈合不良的处理

阴道残端愈合不良一般不需特殊处理,可让患者采取头低脚高位,补充白蛋白及营养支持治疗,预防性应用抗生素,并密切观察有无腹痛等肠脱垂嵌顿症状,待其自行愈合,愈合时间约 1~2 周。

重新缝合的适应证:①残端出血。②肠脱垂嵌顿。③保守治疗失败。

重新缝合的手术技巧:重新缝合一般取膀胱截石位,采用经阴道途径缝合。外阴阴道用Ⅲ型安尔碘充分消毒,若为肠脱垂嵌顿,将其回纳后观察肠血运恢复的情况,如血运恢复良好,则去除残端坏死感染组织,用 1-0 可吸收缝线将残端连续扣锁缝合。如嵌顿时间长,以防止肠坏死,或回纳后血运恢复欠佳的,则需请胃肠外科会诊,可能需中转开腹行肠切除吻合术或造瘘术,同时经腹重新缝合阴道残端。残端出血通常经重新缝合后可有效止血。

(王东雁　王丽娟)

第六节　术后肠梗阻的预防和处理

肠梗阻按照发生的基本原因可以分为 3 类:机械性肠梗阻、动力性肠梗阻、血运性肠梗阻。妇科肿瘤手术后常见的肠梗阻主要包括:术后肠壁水肿及炎性渗出而形成的机械性和动力性同时存在的粘连性肠梗阻,术后出血或感染引起的麻痹性肠梗阻,肠系膜血管栓塞引起的血运性肠梗阻。其中以粘连性肠梗阻最常见。

一、粘连性肠梗阻

术后早期由于肠壁水肿和炎性渗出形成的早期粘连性肠梗阻也称为早期炎性肠梗阻。

(一) 临床表现

多在术后 3~7 天发病,90% 发生在术后 2 周内。

患者术后常有肠蠕动一度恢复的表现,如出现肛门排气、排便,但在进食后又出现肠梗阻症状,以腹胀为主,腹痛较轻,可出现呕吐。

腹部呈对称性隆起,但程度不如单纯的机械性肠梗阻或单纯的麻痹性肠梗阻明显。未见肠型及蠕动波。腹部触诊有不均匀的柔韧感,以腹部切口周围较明显,但触不到明显的包块或肠祥。腹部可触及轻、中度压痛,一般无明显反跳痛,叩诊呈实音或鼓音。肠鸣音减弱或消失,无高调肠鸣音或气过水音。

不完全性肠梗阻,可有少量肛门排气排便。但较少出现绞窄性肠梗阻的表现。

电解质紊乱:由于呕吐及进食障碍,患者可发生低钾血症、低钠血症、脱水和低钾低氯性碱中毒或代谢性酸中毒等。部分患者可出现低热、体重下降、白细胞计数增高、低蛋白血症等。

腹部 X 线:立、卧位平片可见小肠积气积液平面;腹部CT:可见肠壁增厚、肠管均匀扩张、粘连成团,肠腔内无显影剂等表现。

诊断:术后早期,肠道功能一度恢复后又出现肠梗阻的表现,应首先考虑早期粘连性肠梗阻可能,在排除了吻合口狭窄导致的机械性肠梗阻和继发于腹腔内感染、电解质紊乱造成的麻痹性肠梗阻等情况后,结合腹平片和 CT 表现,多能诊断。

(二) 治疗及处理

早期的粘连性肠梗阻诊断确立后,首先采用非手术治疗。由于早期粘连性肠梗阻极少发生绞窄,且与无须手术多能解决的机械性梗阻因素同时存在时,绝大多数患者采用非手术治疗有效。

1. 非手术治疗

(1) 持续有效的胃肠减压:给予留置胃管,肛管排气。

(2) 肠外营养支持:尽可能通过中心静脉插管进行肠外营养支持。总能量供给 25~30kcal/(kg·d),其中 30%~50% 的热能由脂肪乳提供,其余用葡萄糖溶液补予,糖脂比例以 (1~2):1 为宜。采用中长链脂肪乳剂可避免肝功能损害和免疫功能抑制。采用复方氨基酸溶液供氮,健康成人每天氨基酸需要量 1.2~1.5g/kg。1g 葡萄糖可提供约 4kcal 热量、1g 脂肪可提供 9kcal 热量,1g 氨基酸可提供约 4kcal 热量。以体重 50kg、身高 155cm 无基础疾病的成年女性为例,每天需要的总能量 1 250~1 500kcal,若按 1 500kcal,糖需要提供能量 750~1 050kcal,脂肪提供能量 450~750kcal。20% 脂肪 400ml,脂肪酸 80g,热能 720kcal,50% 葡萄糖液 250ml,含糖 125g,热量 500kcal;10% 葡萄糖溶液 500ml 含糖 50g,热量 200kcal;5% 葡萄糖 0.9% 氯化钠溶液 500ml 含糖 25g,热量 100kcal,含氯化钠 4.5g。糖脂液体总量为 1 650ml,总热量为 1 520kcal。每天需要 60~75g 氨基酸,如果使用 50g:500ml 的氨基酸溶液,则需要 750ml。则总液体量 2 400ml,糖的浓度 <10%。肠外营养要注意营养液葡萄糖浓度,一般控制在 3.3%~23%,输注过程要监测血糖,血糖不超过 11.1mmol/L,尿糖不超过(+),2 型糖尿病或危重患者不超过 10mmol/L,若超过上述范围,需要外加胰岛素。胰岛素用量糖尿病患者一般按 1U:(2~4)g 葡萄糖,非糖尿病患者按一般 1U:(6~8)g 葡萄糖进行添加,具体以血糖监测调整。若禁食时间 <3 天,可只给予葡萄糖补充能量,不

给予脂肪乳和氨基酸。另需要加入电解质、维生素日需要量。在肠外营养支持的同时需要补充血清白蛋白,有助于提高血浆渗透压,减轻肠道水肿。肠梗阻症状减轻后可逐渐转为肠内营养支持。

(3) 纠正水、电解质平衡:定期查血生化及血气,指导纠正电解质及酸碱平衡。

(4) 生长抑素的应用:在肠外营养的基础上应用生长抑素可以有效地抑制消化液的分泌,减少肠内炎性渗出,减轻梗阻近端肠壁的水肿和肠腔积液,缓解腹胀症状,并可促进肠蠕动的恢复。常用的有奥曲肽及注射用生长抑素。常用的剂量和用法:注射用生长抑素 6mg/d,持续 24 小时静脉滴注;奥曲肽 0.4~0.6mg/d,维持 24 小时静脉滴注。

(5) 肾上腺糖皮质激素的应用:肾上腺糖皮质激素可抑制腹腔内局部的炎症反应,促进炎症消退,有利于减轻肠壁水肿和促进粘连松解。若经过上述处理后,症状无明显缓解,非消化道吻合患者可以给予小剂量肾上腺糖皮质激素治疗。常用的有地塞米松 5mg 静脉注射,每 8~12 小时 1 次,持续时间一般不超过 1 周。也有学者使用中效肾上腺糖皮质激素甲强龙进行治疗,该药具有易渗透到肠壁组织、起效快,并且生物半衰期短等优点,但缺乏大量研究报道。目前暂未见有短期大剂量冲击疗法使用报道。使用皮质激素时间应注意血压、血糖的改变及消化性溃疡的发生。

(6) 抗生素的应用:由于腹腔炎症多为无菌性炎症,一般不需使用广谱抗生素,肠道的细菌主要是革兰氏阴性杆菌和厌氧菌,可选用甲硝唑预防腹腔感染。如出现明显腹膜炎症状,发热,白细胞计数升高,应考虑继发腹膜炎应用广谱抗生素。

(7) 病情好转,腹胀减轻,肠鸣音逐渐活跃时,可口服花生油、蓖麻油、使用温盐水或开塞露灌肠,促进肠道功能的恢复和排出积存粪便。逐渐停用生长抑素和肾上腺皮质激素。

(8) 腹部体征已缓解但肠动力仍然较差者,可用新斯的明促进肠蠕动。新斯的明常用量,皮下或肌内注射,每次0.25mg,每天 1~3 次;极量,皮下或肌内注射,每次 1mg,每天5mg。但在肠梗阻的使用上一般最多用到1mg,每天 3 次。使用时最好备有阿托品。若用药后出现心率明显下降或腹部绞痛难忍,可给予阿托品拮抗。

治疗后大量排出水样便,提示肠梗阻已缓解,可开始给予消化道动力药物促进肠道蠕动及排空,并维持至能正常进食和排便为止。

预后:大多数患者经非手术治疗 1 周后症状可好转。症状缓解的标准:大量排出水样便及排气;胃肠减压引流液明显减少,每天少于 400ml;腹胀症状消失,肠鸣音活跃,恢复饮食后不再出现肠梗阻症状;腹部 X 线提示小肠液平面减少或消失。

2. 非手术治疗过程中的手术适应证

(1) 非手术治疗 2 周以上,梗阻症状无改善或加重者。

(2) 治疗过程中出现肠梗阻症状进行性加剧,甚至出现绞窄性肠梗阻症状者应考虑诊断有误而中转手术。

(3) 腹胀、腹痛进行性加重,出现明显腹膜炎体征,体温和白细胞计数持续上升者。

手术力求简单,以解除梗阻为原则,切忌广泛而不必要的剥离导致肠瘘。

(三) 预防

1. 术中预防 细致规范的手术操作是预防手术粘连的关键。

①减少腹腔内组织缺血:腹腔组织缺血往往会导致点状或小片状或束带状粘连。术中组织受压、大块结扎、缝合过紧均会导致组织的缺血坏死。术中操作应仔细、准确、轻柔,采取点状止血,避免大块组织缝扎,缝合适度。②防止异物存留:手套上的滑石粉、棉纱屑、缝线结头是术中常见

的异物。进入腹腔前认真湿热手套,术中防止棉纱屑存留,避免线结过长。③防止腹腔感染。④清除积血,充分仔细止血,充分冲洗腹腔。⑤浆膜修复。⑥放置防粘连材料。

2. **术后促进肠蠕动恢复**　术后嘱患者尽早下床活动,可给予维生素 B_1 或新斯的明促进肠蠕动。

二、麻痹性肠梗阻

术后发生的麻痹性肠梗阻通常为急性麻痹性肠梗阻。本病的发生与手术刺激、感染、围手术期出现的电解质紊乱导致交感神经系统的间接反射有关,使肠壁肌肉功能紊乱,肠蠕动丧失或肠管痉挛。

(一) 临床表现

病程短则几天,多则数周。有明显腹胀,常累及全腹。腹痛较轻,一般为胀痛。呕吐物无粪味。停止排气、排便。手术后持续胃肠减压的患者一般没有腹痛、腹胀和呕吐的表现。查体腹部膨隆,可见肠型,肠鸣音减弱或消失是本病的主要临床特征。术后并发腹膜炎时,腹痛明显,活动后腹痛加重,腹部压痛明显,肌肉紧张,肠鸣音消失。腹部平片没有肠梗阻的定位征象,整个胃肠道胀气扩张,无孤立性肠祥,小肠、结肠普遍积气,结肠尤为明显。急性麻痹性肠梗阻一般不至于发生肠绞窄或坏死。治疗不当时可出现脱水、休克、肠穿孔和腹膜炎。

(二) 诊断及鉴别诊断

需与机械性肠梗阻鉴别。机械性肠梗阻腹痛明显,表现为阵发性绞痛,早期腹胀不显著,查体可见到肠蠕动波,听诊为连续高亢的肠鸣音。腹平片显示胀气限于梗阻部位以上的肠管,而麻痹性肠梗阻表现为结肠、小肠全部均匀充气扩张。

(三) 治疗

原则上采用非手术治疗。在恢复肠道正常功能的同时,应特别注重病因治疗。

1. 病因治疗。术后急性麻痹性肠梗阻主要是与手术、麻醉、感染、电解质紊乱有关。去除病因,经保守治疗可以好转。有些病因如腹膜后血肿、胃肠道穿孔吻合口瘘引起的腹膜炎往往需要手术治疗。手术治疗的原则为去除病因、清洁腹腔和充分腹腔引流。

2. 促进肠道正常动力恢复。①持续的胃肠减压或肛管排气。②适当使用胃肠动力药物,临床上常用的有新斯的明、毒扁豆碱、甲氧氯普胺、西沙比利。

3. 对临床保守治疗无效的急性麻痹性肠梗阻患者,应密切观察病情变化。一旦出现腹痛、腹胀加重,局部腹膜炎及肠坏死征象,应考虑外科手术治疗。

(四) 预防

术前彻底肠道准备,预防术后感染;保持水电解质平衡;减轻手术刺激,术中操作轻柔,彻底止血,预防腹腔积血积液;减少术后镇痛药物的使用;适当的胃肠减压或平滑肌抑制剂,预防肠痉挛发生。

三、肠系膜上静脉血栓性肠梗阻

妇科肿瘤患者血液呈现高凝状态,加上手术创伤,是血栓发生的高危人群,偶可见肠系膜上静脉血栓栓塞引起的肠梗阻。

(一) 临床表现

急性肠系膜上静脉血栓多有一般急腹症的临床表现,以腹痛为主,常为持续性腹痛,患者可伴有恶心、呕吐、腹胀、腹部压痛、反跳痛、肠鸣音减弱或消失、体温升高。出现肠坏死时患者可出现严重的腹膜炎表现,如全腹紧张、压痛、反跳痛,部分患者可出现休克表现。部分患者发病呈现慢性过程,表现为慢性腹痛、恶心、呕吐,间断腹胀、腹泻,体检时脐周及上腹压痛。

（二）诊断

肠系膜静脉血栓诊断较困难,往往出现肠梗阻腹膜刺激征,或出现血性腹水、血便时才考虑本病。部分病例通过剖腹探查才得以确诊。增强 CT 对诊断本病有很高的价值。典型的 CT 表现为血栓静脉直径增大,腔内见无增强的低密度血栓影。CT 提示肠壁增厚和腹腔积液,常提示肠系膜上静脉血栓严重,有可能出现肠坏死,应考虑剖腹探查;CT 提示门静脉、肠系膜上静脉系统积气,强烈提示肠坏死。

（三）治疗

包括非手术治疗和手术治疗。

1. 非手术治疗　包括抗凝、溶栓。

（1）抗凝治疗:肝素 25ml,每 6 小时 1 次,皮下脂肪层注射;或低分子肝素 0.4~0.6ml,q.12h.,皮下注射。若能口服,改口服华法林抗凝,华法林和肝素类重叠使用 3 天后停用肝素。

（2）溶栓治疗:多用尿激酶 50 万 ~100 万 U,微泵持续静脉给药,一般用药 5~7 天。抗凝溶栓期间,应注意术后出血风险。

2. 手术治疗　包括手术取栓及切除坏死肠段。发病时间不超过 7 天可考虑切开取栓治疗。若术中发现肠坏死应行肠切除吻合术,肠切除应尽可能达正常肠段。

四、宫腔操作术所致肠梗阻

（一）原因

1. 子宫穿孔导致腹膜炎　过度屈曲位子宫、哺乳期子宫、剖宫产术后子宫、妊娠滋养细胞病变子宫行宫腔操作时及难治性重度宫腔粘连、子宫纵隔切开、植入肌层的妊娠物切除中,若手术者经验不足易发生子宫穿孔。子宫穿孔后,血液进入腹腔致血性腹膜炎,部分患者可出现麻痹性肠梗阻。

2. 子宫穿孔后合并肠管损伤 吸宫术或钳刮术时,操作不慎造成子宫穿孔的同时,还会造成肠管或肠系膜的损伤,因弥漫性腹膜炎而出现麻痹性肠梗阻。损伤的肠管多数为小肠,但在少数病例也可造成乙状结肠或直肠上段损伤。

3. 肠管被吸入或钳夹进入宫腔内 子宫壁收缩压迫肠管,导致嵌顿性肠梗阻,甚至绞窄性肠梗阻。

4. 罕见的节育环穿入腹腔 节育环穿入腹腔引起的肠梗阻临床上往往表现为远端回肠及其系膜嵌入节育环内,此时节育环常常是大部分暴露于腹腔内,而小部分仍停留在子宫肌层内。

(二) 临床表现与诊断

1. 刮宫术后出现腹痛,阴道持续的鲜血流出,腹膜刺激征,腹腔穿刺出不凝血。

2. 宫腔吸出物中可见肠管组织或黄色的脂肪样组织。

3. 随着时间推移,出现麻痹性肠梗阻或机械性肠梗阻表现。

(三) 治疗

1. 子宫穿孔并血性腹膜炎 密切观察生命体征和腹部情况的变化。腹膜炎局限且生命体征平稳,可给予促进子宫收缩、抗感染等保守治疗;如腹痛明显及腹膜炎体征明显,穿孔较大,生命体征不平稳,可行子宫穿孔修补术,手术可经腹腔镜或经腹完成。

2. 子宫穿孔合并肠管损伤的治疗 诊断明确后应立即行肠部分切除吻合术,同时行子宫穿孔修补术。

3. 宫腔操作术后出现机械性肠梗阻表现时,应考虑肠管子宫内嵌顿。可行剖腹或腹腔镜下肠管复位加子宫穿孔修补术。如嵌顿肠管坏死,应行部分肠管切除术。

4. 对有上环史合并肠梗阻症状者,应详细了解下上环史,是否存在粗暴操作,上环后是否有腹痛史,取环时环是否完整,影像学检查确认环的位置及有无残留部分。对环未取出者或有残留者且梗阻不能缓解,应早期手术探查,不应等肠管发生不可逆坏死再行处理。

(林少丹 叶义标 张丙忠)

第七节 术后尿潴留的预防和处理

一、尿潴留定义

尿潴留是指膀胱内充满尿液而不能正常排出。一些国内文献将术后尿潴留定义为:术后 15 天以上仍不能自行排尿或虽能自行排尿但残余尿量 >100ml,一些国外文献将术后尿潴留定义为:患者不能自行有效排空膀胱而残余尿量 >100ml;或术后 8 小时内患者不能排尿而膀胱尿量 >600ml。膀胱的排尿功能由盆腔自主神经控制,盆腔自主神经包括交感神经(T_{12}~L_1)和副交感神经(S_2~S_4),由上腹下神经丛(epigastric plexus)、腹下神经(abdominal nerve)、盆腔内脏神经(pelvic visceral nerve)、下腹下神经丛(lower dorsal plexus)及其分支组成。上腹下神经丛位于第 5 腰椎体前面,左、右髂总动脉之间,为腹主动脉丛向下的延续部分,为一略呈三角形的扁平网状结构。此丛发出的左、右腹下神经沿骶前走行于输尿管下方,紧贴直肠系膜,到达盆腔子宫动脉水平,与 S_2~S_4 骶前孔发出的盆内脏神经和骶交感节的节后纤维共同组成左、右下腹下神经丛。在妇科肿瘤手术中,尿潴留最常见于广泛性子宫切除术,其发生率国外文献报道为 3.8%~21.0%,国内文献报道为 7.5%~44.9%。广泛性子宫切除术时的多个步骤都可能导致盆腔自主神经的直接损伤,如在解剖游离骶前和主动脉旁淋巴结时可能损伤上腹下神经丛,切除直肠子宫韧带时可能损伤腹下神经,分离子宫骶韧带和主韧带,以及分离膀胱宫颈韧带和宫旁组织时均可能损伤下腹下神经丛。这些盆腔自主神经的部分破坏是发生盆底功能障碍的原因之一。其他术式也可能导致尿潴留,如次广泛性子宫切除术后尿潴留发生率约20%,全子宫切除术后尿潴留发生率约3%,妇科腹腔镜术后患者的尿潴留发生率约8.5%。

二、妇科手术后尿潴留的原因

(一)心理因素

术后精神紧张,患者存在焦虑、紧张等负面情绪,手术切口疼痛、引流管牵拉引起的疼痛,会抑制交感神经使膀胱括约肌反射性痉挛,逼尿肌松弛无力而致排尿困难,无法及时排尿,而由于大量尿液的存留,膀胱会处于过度充盈状态,继而膀胱收缩无力,发生尿潴留。此外,排尿环境改变,患者不适应床上使用便器排尿等也可能导致术后尿潴留的发生。

(二)麻醉因素

硬膜外麻醉、腰麻及术后镇痛泵的使用对排尿反射有影响。麻醉药物对盆腔髂神经、会阴部和排尿低级中枢有抑制作用,麻醉越深,其抑制时间越长,膀胱积尿也越多,因此容易发生尿潴留。妇科术后如患者使用自控镇痛泵来镇痛,术后第一天由于麻醉剂及镇痛泵持续镇痛作用,患者完全不会感觉尿意,更易发生尿潴留。

(三)导尿管因素

随着留置尿管天数的增加,尿潴留发生例数随之增加,尤其是留置5天以上的患者尿潴留例数明显增加。由于长时间留置导尿管后持续引流导尿,膀胱总是处于空虚的状态,随着膀胱压力的消失,影响到患者的正常排尿功能。另外,由于护理人员在插管时损伤到了患者的尿道黏膜,并且插管次数越多对尿道的损伤就越大,或者是在拔管时对尿道黏膜造成了机械性的刺激,都会使尿道黏膜水肿而给患者带来疼痛,继而使其惧怕排尿引起的疼痛,发生尿潴留。

(四) 尿路感染

尿路感染与术后尿潴留相互影响,可诱发尿潴留的发生,尿潴留也可以导致尿路感染。感染会造成膀胱逼尿肌炎性水肿,影响逼尿肌的收缩功能,诱发尿潴留。

(五) 手术因素

由于手术可能会损伤到支配膀胱的神经组织,因而导致患者膀胱功能恢复得较为缓慢,尿管拔出较早而发生尿潴留。广泛全子宫切除术加盆腔淋巴结切除术被认为是治疗宫颈癌ⅠA2~ⅠB1期的标准术式。但是,由于该手术方式手术范围大,其包括子宫旁 3cm 以内的韧带及组织,术时不可避免地需切断或损伤盆神经,从而造成神经性膀胱麻醉,导致术后尿潴留,手术范围越大,对神经的损伤程度就越重。手术后膀胱无相应支撑而后屈,向骶骨窝延展,其底部与尿道所成角度减小,尿液不易于排出而积聚,也会造成尿潴留的发生。此外,因子宫肌瘤行全子宫切除术,子宫切除术后尿潴留可能与膀胱颈失去支撑使膀胱过度伸张有关。阴式全子宫切除加阴道前、后壁修补术时,术中容易损伤盆内神经,可发生膀胱长期尿潴留。

(六) 急诊手术因素

在急腹症患者中,有些有不同程度的休克,这些患者术前、术中需要大量输液、输血,如不及时处理会有危险。输入液体是保证手术顺利进行的一个重要措施,但这样会使肾脏排出的原尿大量增加,加上麻醉药物作用及急诊患者术前没有进行卧床排尿训练,患者更容易出现尿潴留现象。

三、妇科手术后导尿管留置时间

腹腔镜下全子宫切除术后 1 天,腹式全子宫、次全子宫切除术后停留尿管 2 天。次广泛性子宫切除术、广泛性子宫切除术伴或不伴淋巴结清扫术后根据是否行保留神经手术决定拔尿管时间,一般保留膀胱自主神经病例保留尿管1周以上,未保留膀胱自主神经病例术后保留尿管2周以上。"逸仙妇瘤"次广泛性子宫切除术后10天拔尿管,广泛性子宫切除术后14天拔尿管,且拔管后要测量残余尿量。卵巢癌分期手术或细胞减灭术后根据是否行膀胱手术决定拔尿管时间,如有膀胱修补,尿管保留7~10天。

四、尿潴留的判断

间歇性夹闭导尿管,定时使膀胱充盈及排空的方法长期以来被认为能够尽早促进患者膀胱功能恢复,但是这一做法仍存在争议。有研究认为,拔出尿管前无需夹闭导尿管,因为间歇性夹闭导尿管并不能帮助患者术后恢复膀胱功能,且会增加拔出留置导尿管后的残余尿量,以及护理工作量。目前,笔者科室在对术后患者导尿管的管理中不主张对患者进行拔出尿管前的夹闭训练。拔出尿管后嘱患者自然排尿,自感尿液排净后再次插尿管导尿,测量患者首次排尿后残余尿量或用超声设备扫描膀胱观察记录患者首次排尿后残余尿量,如排尿后残余尿量 >100ml 则需要重新插回尿管。

同时告知患者,拔出导尿管后如出现尿频、尿急、排尿不畅、下腹部胀痛等不适时要警惕有发生尿潴留的可能性,及时至医院就诊。

五、手术后尿潴留的预防及处理

(一)尿潴留的预防

1. **做好术前准备工作** 对于术前合并糖尿病、尿路感染的患者要控制好病情后再进行手术。已证实膀胱功能锻炼可以预防术后尿潴留的发生,可以在术前1周指导患者进行提肛、排尿功能锻炼、腹壁肌肉的舒张和收缩锻炼,以增强盆底肌和尿道周围肌肉的张力和协调性。对于尿路感染高危患者(如高龄、既往尿路感染史、糖尿病患者等)必要时可以在术前 3 天,每天用 3% 过氧化氢溶液 + 甲硝唑进行阴道冲洗,以避免手术中细菌通过阴道进入盆腔时发生感染。

2. **手术中尽可能避免损伤盆底神经**　手术中处理主韧带、骶韧带时注意保留盆腔神经丛,处理阴道断端时注意保留盆神经丛膀胱支。

3. **心理护理**　手术后对患者进行安慰,缓解其围手术期紧张、焦虑的情绪,鼓励其尽早进行排尿功能锻炼。对于留置尿管时间较长的患者,部分在未拔尿管时就已经开始担心自己不能自行排尿。要耐心与患者解释,告知留置尿管较长时间的原因和必要性,从而减轻心理顾虑。不习惯床上使用便器排尿者,病情允许者,鼓励下床排尿。如不能下床者,可摇高床头或扶患者在床上坐起,让患者以舒适的姿势排尿。

4. **减少镇痛泵的使用**　术后如手术切口疼痛不明显者,可建议患者停止使用镇痛泵,拔尿管后,应尽量停止使用镇痛。

5. **注意导尿管的护理,减少尿管留置时间**　护理人员要特别注意导尿管的操作,尽量避免对患者的损伤,提高患者的自然排尿成功率。此外,医护人员需要每天评估导尿管的价值,在达到治疗目的且病情允许的情况下应该尽快拔除导尿管,缩短置管时间。

6. **预防尿路感染**　术后鼓励患者多饮水,每天饮水量 1 500~2 000ml, 使每天尿量 >3 000ml。将床头抬高 30°~50°,保障引流的有效性。加强导尿管的护理,妥善固定尿管,防止脱出、打折、尿液逆流的发生,定时记录尿量,观察尿液性质,定时更换尿袋。术后做好会阴部的清洁。对于尿路感染高危患者(如高龄、既往尿路感染史、糖尿病患者等)必要时可以在术后 3 天,每天用 16 万 U 庆大霉素

+500ml 生理盐水冲洗膀胱以预防尿路感染的发生。

7. 加强手术后腹肌、盆底肌的锻炼 通过上述相应锻炼,使患者膀胱功能尽快恢复,继而促进排尿。近几年研究发现,通过肌肉神经生物电疗仪对妇科恶性肿瘤术后的患者给予一定的电刺激,进行盆底康复治疗,能够有效预防尿潴留的发生,改善患者排尿功能,降低术后尿潴留的发生率。

(二) 术后尿潴留的处理

1. 诱导排尿 对患者进行物理刺激,患者排尿时打开厕所水龙头听流水声、用温度适宜的热水冲洗会阴、热水袋热敷膀胱区、轻轻按摩膀胱区等。

2. 新斯的明肌内注射 新斯的明对膀胱平滑肌有较强的兴奋作用,可使尿潴留患者肌肉收缩引起排尿反应,给予新斯的明 0.5~1mg 肌内注射,然后试行排尿。

3. α_1- 受体阻滞剂 α_1- 受体阻滞剂如盐酸坦索罗辛、盐酸阿夫唑嗪等,可通过阻断膀胱颈、尿道的 α_1- 受体而减轻梗阻,是预防和治疗妇科术后尿潴留的有效的药物。可给予盐酸坦索罗辛缓释胶囊 0.2g/d,睡前服用,连续用药 3~5 天。

4. 维生素 B_1 对预防和治疗术后尿潴留效果显著。神经组织的能量主要靠糖代谢氧化供应,维生素 B_1 是羧化辅酶(硫胺素焦磷酸,TPP)的主要成分,参与糖代谢过程中酮酸的氧化脱羧反应,促进酮酸的氧化脱羧过程,给予维生素 B_1 能促进糖氧化,增加神经组织的能量分配供给,从而促进了支配膀胱的神经功能恢复,减少术后尿潴留的发生。可予维生素 B_1 100mg/d 肌内注射,根据具体情况决定用药天数。

5. 开塞露灌肠治疗 将开塞露注入患者肛门中,用卫生纸按住患者的肛门,待患者有便意后,蹲在床上的便器进行屏息排便排尿。另外可加上膀胱按摩进行治疗,直至患者产生尿意。开塞露本是导泻药,但它灌注入直肠后,不仅能通便,还可以刺激盆腔神经达到兴奋状态,加强逼尿肌的收缩能力,从而促进患者产生尿意。

6. **中医护理**　中医药治疗妇科术后尿潴留,方法多样,针灸、中药、推拿等对非器质性损伤的术后尿潴留均有较好的治疗效果。

7. **留置导尿管**　用以上方法都无效时,可在严格无菌操作下施行导尿术,不要等待潴留尿量超过1 000ml才行导尿,以免膀胱丧失正常张力和收缩功能,留置导尿管后,第1次放出尿液不能超过1 000ml,以免膀胱内压力突然降低,引起膀胱内膜出血,放出800ml后,暂夹闭导尿管后再放出尿液。放置尿管的患者,每天用1∶1 000苯扎溴铵液清洁尿道口,每天更换消毒尿袋,并注意观察尿液的颜色、量和性质,留尿液送尿常规检查,以便及时了解有无尿路感染。

8. **膀胱造瘘术**　对于个别无法使用尿管或可能需要长期(以年为单位)甚至终身使用尿管的尿潴留患者,还可以采取膀胱造瘘术进行治疗,最近研究认为采用中心静脉导管膀胱造瘘替代传统的膀胱切开造瘘和膀胱套管针造瘘治疗急性尿潴留,操作简单,经济实惠,创伤更小,安全性更高,值得推广。

9. **间歇性自我清洁导尿**　对于多次拔除导尿管后仍无法自主排尿而需要长期留置导尿管的患者,间歇性自我清洁导尿是较好的长期护理方法,可以降低泌尿系统感染的发生率,并能促进膀胱功能恢复。

10. **膀胱起搏器**　膀胱起搏器植入术作为一种新型的微创手术,在治疗各种原因导致的尿潴留和排尿功能障碍中均取得了较好的效果。对于术后膀胱功能无法恢复、持续性排尿困难的患者,可以植入膀胱起搏器。

六、小结

尿潴留是术后常见的并发症。妇科手术为盆腔手术，与尿潴留的发生密切相关，如处理不当可能会导致永久的逼尿肌损伤，严重影响患者生活。临床中应加强对患者的围手术期护理及导尿管管理，缩短留置导尿管的时间，减少术后尿潴留的发生。妇科医师应特别重视规范手术技巧，减少术中对患者盆底神经的损伤，积极预防尿潴留的发生，并对已经发生尿潴留的患者进行及时的诊断及规范的治疗。

（王钰涵　姚婷婷　何旺）

第八节　术后尿瘘的处理

泌尿生殖道瘘是指生殖道与泌尿系统间的异常通道，主要表现为阴道不自主漏尿，其发生率不高但严重影响妇女的身心健康和生活质量。根据瘘管发生的部位，泌尿生殖道瘘可分为膀胱阴道瘘、尿道阴道瘘、膀胱子宫瘘、膀胱尿道阴道瘘及输尿管阴道瘘，其中临床以膀胱阴道瘘和输尿管阴道瘘最常见。对于泌尿生殖道瘘的处理，目前临床实践中可选择的方式较多，但并无统一规范的方法。

一、膀胱阴道瘘

（一）病因及发生状况

膀胱阴道瘘（vesicovaginal fistula，VVF）的发生多与临床操作有关，在发达国家，90% 的 VVF 为医源性膀胱损伤造成，包括妇科手术、盆腔肿瘤放化疗，其中经腹全子宫切除术后最常见，发生率为 0.1%~0.2%；在发展中国家，发生膀胱阴道瘘的主要原因则是分娩导致膀胱阴道缺血坏死，此外，阴道异物、晚期肿瘤侵蚀、外伤也可导致膀胱阴道瘘的发生。在我国,医源性损伤,尤其是经腹全子宫切除术(良性疾病或恶性疾病)后造成的膀胱阴道瘘则呈明显上升趋势。

(二)诊断方法

1. **临床症状**　膀胱阴道瘘的核心临床表现即为阴道不自主漏尿。手术损伤形成瘘孔又未经修补者,术后即漏尿。漏尿量的多少因瘘孔的部位、大小和患者体位而异。损伤范围不累及尿道内括约肌者,膀胱仍能保留一定量的尿液,能自控排尿。膀胱阴道瘘的瘘孔大者,完全失去自控性排尿;瘘孔小或瘘道弯曲者,不但漏尿量少,且平卧时不漏尿,站立后才漏尿。

2. **影像学检查**　膀胱阴道瘘的影像学诊断首选静脉肾盂造影(intravenous pyelography,IVP)或泌尿系统增强 CT 及泌尿系统 CT 造影(computed tomography urography,CTU)通过造影剂的外泄部位来明确诊断,同时可鉴别输尿管阴道瘘;膀胱亚甲蓝注水试验也有助于膀胱阴道瘘的诊断,在注水试验中需注意牵拉导尿管,避免亚甲蓝从尿道口溢出导致假阳性。

3. **膀胱镜检查**　膀胱镜检查的目的是进一步明确瘘口的数量、位置、大小及与输尿管开口的距离、瘘口周围组织条件等,同时通过亚甲蓝试验也有助于鉴别膀胱阴道瘘与输尿管阴道瘘。此外,建议同时从阴道进镜检查,了解阴道内瘘口位置、大小及阴道内组织情况,观察是否有阴道结石、阴道狭窄等,有助于治疗方案的确定。

(三)处理时机

膀胱阴道瘘手术治疗的最终目的是确切修补防止术后复发,达到解剖和功能上的恢复。除手术中即刻发现的膀胱阴道损伤推荐给予立即修复,其他医源性损伤产生的瘘一般需等待 3~6 个月,待手术瘢痕软化、损伤界线固定及没有自愈可能后,再考虑手术。由于妇科恶性肿瘤术后导致的膀胱阴道瘘,原则上在修补前需评估患者生存时间,如果合并有输尿管阴道瘘,则必须严密观察肾积水情况,必要时先行处理,以保证在等待时间内不会发生感染及肾功能损伤。

(四) 治疗方法

1. **保守治疗** 对术后即刻发现的瘘口 <3mm 的单纯性膀胱阴道瘘可留置导尿管 3~4 周,同时应用抗生素预防感染。若留置尿管后仍有阴道漏尿,则建议 3 个月后行手术修补。

2. **经阴道修补** 适用于有足够大的阴道容积,必要时可行会阴侧切;阴道壁柔软,血供未受损;瘘口周围有足够的正常阴道壁。放疗患者需仔细评价。

对于非巨大的膀胱阴道瘘(瘘口直径≤2.5cm)瘘口周围瘢痕化较轻的重复修补手术的患者可优先选择该术式。对于有多次经腹手术史,腹腔内脏器粘连严重、腹膜后组织血供较差的患者,推荐首选经阴道修补治疗。由于目前我国的膀胱阴道瘘绝大多数是因妇科手术导致,瘘口一般处于阴道未愈合的残端,按照 Latzko 手术(一种留置瘘管的膀胱阴道瘘修补手术,子宫切除术后,阴道残端塌陷,将瘘管周围的区域去上皮,通过进行正中或近中侧外阴切开术或通过将导管插入瘘管向下牵拉瘘管来辅助手术。如果缺损足够大,则可以直接通过阴道将导管引入膀胱。如果不可能,则将探针穿过尿道和瘘管。然后将导管固定到探针的尖端。通过抽出探针,将导管拉入膀胱。填充球囊后,可将手术区域拉向阴道口。使用无创针头和可吸收的缝合线(3-0~4-0),根据瘘管和阴道穹窿的大小,用 4~5 条间断的缝合线将伤口闭合为一层或两层)的标准做法,阴道壁瘢痕愈合有困难;另外有些瘘口位于阴道顶端侧角凹陷里,完全不能按照 Latzko 手术进行修补,对这类患者除经腹或经膀胱途径修补外,建议采用"深埋法"处理此类穹窿顶端瘘。"深埋法"的手术构想来源于 Latzko 手术的保留瘘道及 Sims 手术的封闭阴道构想。手术关键步骤包括：①将包括瘘口在内的整个阴道穹窿顶端看成一个整体进行游离，在周围正常的阴道壁做环形切口。②剪去瘘口周围多余瘢痕组织，将瘘口四周少许的瘢痕连续缝合关闭瘘口。③褥式缝合瘘口及阴道四周的组织，缝合 1~2 层后，瘘口与阴道壁的距离拉长固定。④缝合血供完好的阴道壁。

3. 经腹修补　适用于阴道条件差的患者；膀胱容量小或顺应性低，术中需同时行膀胱扩大成形术的患者；合并输尿管梗阻或输尿管瘘，需同时行输尿管再植的患者；复杂性膀胱阴道瘘或合并肠瘘；膀胱子宫瘘及经阴道修补失败的复发瘘等情况。

有条件的单位可考虑采用腹腔镜或机器人辅助腹腔镜进行修补，但目前尚无膀胱阴道瘘修补采用腹腔镜或机器人技术与传统开放手术比较的随机对照研究。目前的回顾性研究结果显示，腹腔镜或机器人辅助腹腔镜技术的优势包括创伤小、出血少、疼痛轻、住院时间短且术后恢复快、并发症发生率低，尤其是在腹腔镜独特的"平视视野"下，可以更加清晰地暴露并观察膀胱侧及阴道侧瘘口，从而进行更加细致地游离，精准地缝合。

4. 经膀胱修补　适用于瘘口位于膀胱三角区上部、膀胱底部的高位膀胱阴道瘘；阴道狭窄暴露困难无法经阴道修补的膀胱阴道瘘；膀胱子宫瘘及经阴道修补失败的复发瘘。

该术式不需要打开腹腔，避免了游离粘连的腹腔脏器的困难，与经阴道途径手术相比，可以直视下看清输尿管口和瘘口的关系，降低了损伤输尿管的可能。但对于瘘口较大、合并输尿管损伤或瘘口周围组织损伤粘连严重合并感染时，不推荐应用该术式。

5. 尿流改道　复杂型膀胱阴道瘘修补失败或局部条

件差难以进行修补的情况下可选择行尿流改道处理,包括不可控尿流改道、可控尿流改道及原位新膀胱等几种方式。

二、输尿管阴道瘘

(一)病因及发生率

输尿管阴道瘘是输尿管损伤的严重并发症,临床上常见于妇产科手术损伤。医源性损伤是输尿管损伤的最常见原因,约占所有输尿管损伤的 75%,而腹腔镜妇科手术是输尿管损伤最重要的原因,占 64%,其中腹腔镜下全子宫切除术输尿管相关的损伤约占 20%,其余 80% 发生在腹腔镜下卵巢切除术、盆腔淋巴结清扫术、子宫内膜异位症消融术等。

(二)诊断方法

1. **临床症状**　早期输尿管阴道瘘在漏尿症状之前患者常有发热、腹痛、腰痛等症状,且患侧肾区叩痛阳性,部分患者因输尿管梗阻可出现恶心、呕吐等消化道症状,如发生腹膜外尿液囊肿可形成包块并可通过查体发现,但在漏尿后包块即可消失,阴道漏尿是输尿管阴道瘘的典型临床症状,漏尿一般发生在术后 1~3 周,患者平躺、坐位及行走时均会发生漏尿。

2. **影像学检查**　临床上输尿管阴道瘘的诊断并不困难,常规 B 超检查可提示患侧有肾盂积水,进一步通过 IVP 或 CTU 检查,如发现输尿管显影后有造影剂外溢或输尿管膀胱连续性中断,将有助于输尿管阴道瘘的明确诊断。此外,可选择性检查肾小球滤过率(GFR)以了解患侧肾功能的损伤程度,为进一步处理提供依据。

3. **膀胱镜检查**　膀胱镜检查对阴道瘘的诊断尤为重要,通过膀胱镜检查,可达到以下目的:①观察膀胱内情况,部分输尿管阴道瘘患者同时伴有膀胱阴道瘘。②观察双侧输尿管开口排尿情况,结合亚甲蓝试验可鉴别膀胱阴道瘘与输尿管阴道瘘。③膀胱镜下可尝试性进行患侧输尿管置管。

(三) 处理时机

输尿管阴道瘘的治疗原则是恢复输尿管的连续性,保护患肾功能,引流外渗尿液。如术中及时发现的输尿管损伤应立即修复,此种情况下输尿管的损伤往往较为严重,如输尿管完全离断,但一般输尿管周围血供破坏不严重,因此及时修复的成功率较高。对于延迟发生的输尿管阴道瘘的处理时机,应尽可能越早越好,但还需考虑输尿管损伤的时间和类型、盆腔组织情况及患者一般状况,同时患者的原发病情及相关后续治疗也应作为综合参考依据。

(四) 治疗方法

输尿管阴道瘘的治疗方法取决于输尿管损伤的部位、时间及程度。对于术中发现的输尿管损伤,应即刻处理,如输尿管血供相对较好,且损伤范围不大,可选择单纯输尿管损伤修补术或输尿管端端吻合术。如损伤范围较大则不建议行输尿管端端吻合术,推荐行输尿管膀胱再植术。如输尿管损伤水平较高,可行输尿管 - 膀胱肌瓣吻合术。严重的高位输尿管损伤较罕见,可行回肠代输尿管或自体肾移植处理。

对于术后发现的输尿管阴道瘘,如输尿管损伤较轻,输尿管连续性较好,可通过输尿管镜置入输尿管支架,推荐留置支架时间为 3 个月,部分瘘口较小的患者可通过输尿管支架引流完全自愈。对于输尿管损伤严重如输尿管完全离断、接近离断,以及输尿管损伤段完全闭锁等情况,或输尿管支架无法置入时,推荐积极手术治疗,手术方式包括输尿管膀胱再植术、输尿管膀胱肌瓣吻合术、回肠代输尿管术及输尿管皮肤永久造口术等。

临床处理时应根据患者全身和局部情况选择合适的治疗方法,对于全身情况较好、局部炎症不明显的患者,一经诊断,应积极做出处理。但对于全身情况较差,或局部组织炎症严重,组织广泛坏死的患者,优先处理原则是通过经皮肾穿刺引流术引流尿液,控制炎症,改善肾功能,待患者全身情况改善,稳定后再行二期手术。对于恶性肿瘤术后患者,考虑其全身整体状况及可能要接受放化疗,易导致输尿管阴道瘘复发或病情迁延不愈等情况的发生,建议行输尿管皮肤永久造口等尿流改道手术。

(邢一春　范新祥　王丽娟)

参 考 文 献

1. CHANG OH, STOKES MJ, CHALAMANDA C, et al. Baseline renal function and renal ultrasound findings in patients with obstetric fistulas (RENFRU); a prospective cohort study, 2020, 127 (7); 897-904.

2. MCCAULEY M, VAN DEN BROEK N. Improving the physical, psychological and social ill-heGPTh of women affected by obstetric fistula. BJOG, 2019, 126 (7): 935.

3. LUO DY, SHEN H. Transvaginal repair of Apical vesicovaginal fistula: a modified latzko technique-outcomes at a high-volume referral center. Eur Urol, 2019, 76: 84-88.

4. KIESERMAN-SHMOKLER C, SAMMARCO AG, ENGLISH EM, et al. The latzko: a high-value, versatile vesicovaginal fistula repair. Am J Obstet Gynecol, 2019, 221: 160.e161-160.e164.

5. CADISH LA, RIDGEWAY BM, SHEPHERDD JP, et al. Cystoscopy at the time of benign hysterectomy: a decision analysis. Am J Obstet Gynecol, 2019, 220: 369.e361-369.e367.

6. KOPP DM. Use of a postoperative pad test to identify continence status in women after obstetric vesicovaginal fistula repair: a prospective cohort study. BJOG, 2017, 124: 966-972.

7. AMBAUEN-BERGER B, WALKER SH. Authors' reply re: Quality of life among women in bangladesh following ileal conduit urinary diversion operations for irreparable vesicovaginal fistula and

bladder exstrophy；observational study. BJOG，2017，124：1909.

8. HILLARY CJ，OSMAN NI，HILTON P，et al. The aetiology，treatment，and outcome of urogenital fistulae managed in well-and low-resourced countries：a systematic review. Eur Urol，2016，70：478-492.

9. LI F，GUO H，QIU H，et al. Urological complications after radical hysterectomy with postoperative radiotherapy and radiotherapy alone for cervical cancer. Medicine（Baltimore），2018，97（13）：e0173.

10. ALOIS MARTAN，KAMIL SVABIK，LIBOR ZAMECNIK. Surgical management of recurrent urethrovaginal fistula with a skin island flap，2019，30（5）：839-841.

11. RAHUL GUPTA，ARTI MAHAJAN，MANIK MAHAJAN. Management of genitourinary fistulas following benign gynecological and obstetric procedures：a single surgeon experience，2020，11（3）：156-160.

12. Jacob GP，Vilos GA，Turki F Al. Ureteric injury during gynaecological surgery - lessons from 20 cases in canada. Facts Views Vis Obgyn，2020，12（1）：31-42.

13. JACQUELINE MK WONG，PIETRO BORTOLETTO，JOCELYN TOLENTINO. Urinary tract injury in gynecologic laparoscopy for benign indication：a systematic review，2018，131（1）：100-108.

14. GLASER G，DOWDY S C，PEEDICAYIL A. Enhanced recovery after surgery in gynecologic oncology. International Journal of Gynecology & Obstetrics，2018，143：143-146.

15. 中华医学会妇产科学分会加速康复外科协作组 . 妇科手术加速康复的中国专家共识 . 中华妇产科杂志，2019，54（2）：73-79.

16. 薄海欣，葛莉娜，刘霞，等 . 加速康复妇科围手术期护理中国专家共识 . 中华现代护理杂志，2019，25（6）：661-668.

17. 徐国才，林仲秋 .《FIGO 2018 妇癌报告》——妇科肿瘤患者的术后快速康复 . 中国实用妇科与产科杂志，2019，35（03）：315-316.

18. 林仲秋，张三元 . 宫颈癌手术难点与技巧图解 . 北京：人民卫生出版社,2014.

19. NELSON G,BAKKUM-GAMEZ J,KALOGERA E,et al. Guidelines for perioperative care in gynecologic/oncology:enhanced recovery after surgery(ERAS)society recommendations—2019 update. Int J Gynecol Cancer,2019,29(4):651-668.

20. JIN KIM,SEUNG-HYUK SHIM,SOON-BEOM KANG,et al. Preoperative hypoalbuminemia is a risk factor for 30-day morbidity after gynecological malignancy surgery. Obstetrics and Gynecology Science,2015,58(5):359-367.

21. 石汉平,曹伟新,江志伟,等. 口服营养补充的临床应用. 肿瘤代谢与营养电子杂志,2016,3(4):229-232.

22. 曹泽毅. 中华妇产科学.3 版. 北京:人民卫生出版社,2019.

23. GASPARRI ML,RUSCITO I,BOLLA D,et al. The efficacy of fibrin sealant patches in reducing the incidence of lymphatic morbidity after radical lymphadenectomy:a meta-analysis. Int J Gynecol Cancer,2017,27(6):1283-1292.

24. KESKIN MS,ARGUN ÖB,ÖBEK C,et al. The incidence and sequela of lymphocele formation after robot-assisted extended pelvic lymph node dissection. BJU Int,2016,118(1):127-131.

25. CHAROENKWAN K,KIETPEERAKOOL C. Retroperitoneal drainage versus no drainage after pelvic lymphadenectomy for the prevention of lymphocyst formation in women with gynaecological malignancies. Cochrane Database Syst Rev,2017,6:CD007387.

26. 卢淮武,林仲秋,周晖,等. 盆腔淋巴结切除术后盆腔淋巴囊肿形成与防治. 中国妇产科临床杂志,2007,8(4):308-310.

27. GÓMEZ-FERRER LOZANO Á. Diagnosis and treatment of complications related with lymph-node dissection surgery:Lymphorrea,lymphocele and lymphedema. Arch Esp Urol,2019,72(8):851-856.

28. EL HENTOUR K,MILLET I,PAGES-BOUIC E,et al. How to differentiate acute pelvic inflammatory disease from acute appendicitis? A decision tree based on CT findings. Eur Radiol,2018,28(2):673-682.

29. 王延洲,梁志清. 妇科恶性肿瘤盆腔淋巴清扫后淋巴囊肿处理.中国实用妇科与产科杂志,2016,32(11):1052-1057.

30. KAWAMURA I,HIRASHIMA Y,TSUKAHARA M,et al. Microbiology of pelvic lymphocyst infection after lymphadenectomy for malignant gynecologic tumors. Surgical Infections,2015,16(3): 244-246.

31. 董萌,陆晓媛.妇科恶性肿瘤术后盆腔淋巴囊肿的防治.中国临床解剖学杂志,2018,36(06):118-120.

32. 卢淮武,周晖,张丙忠,等.盆腔淋巴结切除术中结扎淋巴管对术后盆腔淋巴囊肿形成的影响.中山大学学报:医学科学版,2009,30(6):758-761.

33. 田林,赵宏伟.盆腔淋巴结清扫后并发淋巴囊肿及感染的研究进展.中国妇幼健康研究,2017,28(11):1484-1486.

34. YUN HK,SHIN HJ,JU W,et al. Prevention of lymphocele by using gelatin-thrombin matrix as a tissue sealant after pelvic lymphadenectomy in patients with gynecologic cancers:a prospective randomized controlled study . J Gynecol Oncol,2017, 28(3):e37.

35. 高娜娜,焦今文,初慧君,等.奥曲肽对女性盆腔恶性肿瘤术后淋巴渗出及淋巴囊肿形成的影响.山东医药,2018,58, 1092(18):72-74.

36. 张文君,陈晓鹏,鲍胜华.开腹手术切口愈合相关影响因素.腹部外科,2019,32(2):148-150.

37. 余思,甄作均,贾亦斌.自制皮下引流管持续冲洗负压吸引预防腹部切口感染的双中心随机对照研究.中华普通外科学文献(电子版),2019,13(5):393-397.

38. 陈孝平,汪建平,赵继宗.外科学.9版.北京:人民卫生出版社, 2018.

39. 李岩,吴越香.阴离子藻酸盐敷料在外科术后延期愈合伤口中的疗效观察.当代护士,2019,26(9):52-54.

40. 吕云福,邹声泉,詹文华,等.肠梗阻诊断治疗学.北京:人民卫生出版社,2017.

41. KOWALIK U,Plante MK. Urinary retention in surgical patients. Surg Clin North Am,2016,96(3):453-467.

42. 杭燕平.宫颈癌根治术后拔除留置尿管时机的分析.实用临

床护理学杂志,2016,(09):133-135.

43. BILLET M,WINDSOR TA. Urinary retention. Emerg Med Clin North Am,2019,37(4):649-660.

44. HAN CS,KIM S,Radadia KD,et al. Comparison of urinary tract infection rates associated with transurethral catheterization, suprapubic tube and clean intermittent catheterization in the postoperative setting:a network meta-analysis. J Urol,2017,198 (6):1353-1358.

45. 冯茜茜,黄英凡,陈英,等.宫颈癌根治术后膀胱功能障碍预防的研究进展,临床医学研究与实践杂志,2020,5(30):188-189.

46. VALENTINA R,PLATANIA A,CIEBIERA M,et al. A comparison of sacral neuromodulation vs. transvaginal electrical stimulation for the treatment of refractory overactive bladder:the impact on quality of life,body image,sexual function,and emotional well-being. Prz Menopauzalny,2019,18(2):89-93.

47. 鲁媛媛,张茹梅,于悦,等.宫颈癌根治术后尿潴留相关因素的分析及防治措施.中国生育健康杂志,2017,28(1):61-63.

48. MENGATTO MF,CASTRO B,NOBREGA L,et al. Early removal of indwelling urinary catheter after radical surgery for early-stage cervical cancer-A cohort study. Surg Oncol,2020,122(7):1498-1505.

第九章

妇科肿瘤患者术后及化疗后的中医调理

第一节　妇科肿瘤患者术后中医调理

近年来,妇科恶性肿瘤发生率逐年上升,手术是其主要治疗手段之一。由于患者术后恢复慢,并发症多,常常出现神疲乏力、脘腹痞满、纳呆、排气排便不畅、小腹疼痛、小便癃闭、潮热盗汗等诸症,影响了机体的康复及后续治疗的实施。因此,手术后患者的康复时间、康复程度成为能否及时进行后续治疗的关键。

中医药治疗能够有效地促进术后患者康复,通过益气养阴、健脾理气等治疗,改善乏力、纳差、腹胀、潮热、盗汗等症状,促使机体正气的复原。同时,减轻手术不良反应,如淋巴水肿、尿潴留、肾盂积水、尿路感染、术口不愈等。此外,妇科肿瘤患者,根据手术病理及分期,很多患者需要进一步放疗、化疗,中医药可提高手术、放疗、化疗的耐受性,促进患者及时、规范地完成相关治疗。

一、病因病机

祖国医学对妇科肿瘤的论述,散见于中医妇科的"癥痕""积聚""石瘕""肠覃"等病症之中。妇科肿瘤的成因，常由多产、房劳、情志不舒或饮食失衡，导致湿热、瘀毒之邪内袭胞宫，客于胞门，气血瘀阻，湿毒内积而成。正如《景岳全书·妇人归·血癥》所言："瘀血留滞作癥，唯妇人有之。其证则或由经期，或由产后，凡内伤生冷，或外受风寒，或郁怒伤肝，气逆而血流，或忧思伤脾，气虚而血滞，或积劳积弱，气弱而不行，总由血动之时，余血未尽，而一有所逆，则留滞日积而以成癥矣。"指出肝脾气滞、气虚血瘀为发病的主要病机。

妇科肿瘤的脏腑辨证，主要在肝、脾、肾三脏，因脾虚失运，肝郁气滞，肾虚不固，脏腑功能亏损，致冲任失调，督带失约而导致本病的发生。总体病性为本虚标实，强调扶正以固本、祛邪以治标。临证应明辨虚实，分清脏腑，根据"虚""瘀""痰""毒"状况进行辨证施治，并灵活采用健脾祛湿、滋养肝肾、疏肝理气、清利湿热、祛瘀散结等治则。

手术既可以祛除病邪，也给患者带来不同程度的损伤，所谓"邪之所凑，其气必虚"，术中失血、元气受损，术后机体多见正气亏虚、阴血不足，机体各脏器功能受损，导致气机郁滞，升降失司，开阖失常，或余毒未清，瘀阻经脉，血行不畅，导致气滞血瘀等邪实存在。因此，"正虚邪滞"是妇科恶性肿瘤术后的辨治特点，以气血亏虚为本，气滞、痰湿、血瘀为标。

二、妇科恶性肿瘤术后的中医辨治方法

术后早期应根据正虚邪滞的体质特点，通过不同的临床证候辨明正邪盛衰，分清标本主次，采取不同的阶段性治疗方法，调整机体阴阳、气血，恢复脏器功能。

(一) 理气通滞，利湿散结

针对手术患者，由于手术本身对脏器的刺激、麻醉，术

后近期不能摄食等原因使得肠壁内源性运动活性的神经性抑制，胃肠道蠕动消失，导致气机郁滞，肠腑传导不利，升降失司，从而出现脘腹痞满，矢气不转，下腹胀痛，恶心、泛呕，不思饮食，口渴心烦，大便秘结，舌苔腻、脉弦滑等标实之证。因此，理气通腑，恢复胃肠功能成为术后早期康复的首要任务。根据中医"六腑以通为用"理论，在西医常规治疗基础上，术后加用理气通腑、行气导滞之中药治疗，方拟枳实消痞汤或逍遥散，以枳实、厚朴、莱菔子、白术、柴胡、青皮、郁金、当归、白芍、薄荷、大腹皮、砂仁等加减。待肛门排气，腹胀缓解后给半流质饮食，加炒党参、炒白芍、淮山药健脾益气，资气血生化之源。诸药合用，使脾运得健，气机调畅，升降有序，则胃肠功能快速康复，诸症缓解。临诊应用此法应注意分清本虚标实之主次，遵循"衰其大半而止"的原则，一旦标实之证缓解，及时调整治疗用药。

术后虽有正虚，亦不忘祛邪，《内经》云："坚者削之，结者散之，留者攻之，滞者导之。"此之谓也。因邪实留滞，脾虚失运，水湿内停，患者常表现为带下赤白或赤黄，少腹胀痛，纳呆脘闷，口舌生疮，便秘溲黄，苔黄腻，脉弦数。此时当清热、利湿、散结，方以四妙丸、龙胆泻肝汤等加减，常用苍术、黄柏、怀牛膝、薏苡仁、土茯苓、泽泻、蒲公英、马齿苋等清利湿热，用山慈菇、浙贝、海藻、昆布、牡蛎、莪术等散结祛瘀。

若肿瘤术后余毒未清，加上离经之血、渗出之液蕴结留滞体内，而机体正气亏损，无力驱邪外出，则邪毒瘀阻胞脉，蕴而化热，出现阴道接触性出血或流出血块，带下微黄或夹血块，下腹或臀、骶疼痛，伴有口苦，尿赤，舌淡红质泛紫或边尖瘀点、苔黄腻、脉弦涩，此乃热毒瘀结。此时不应拘泥于术后体虚而妄加补益，应祛邪为先，以减少对正气的损伤。治拟活血散结，解毒祛瘀，方拟桂枝茯苓丸合下瘀血方，以桂枝、赤芍、茯苓、牡丹皮、延胡索、桃仁、土鳖、大黄、川楝子、威灵仙等加减。

(二)健脾固肾,柔肝养阴

由于手术耗伤元气,脾胃运化功能失调,气机郁滞,出现神疲倦怠、纳呆食少、头晕气短等表现;肾与膀胱气化不利,开阖失司,从而出现小便欲解不出或滴沥不爽,腰膝酸冷,舌淡胖苔白、脉沉迟无力等脾肾两虚证候。治以健脾温肾为主,方选济生肾气丸或右归丸之类,选熟附子、桂枝、地黄、黄芪、党参、补骨脂、续断、鹿角胶、巴戟天、肉苁蓉等。临证若见腰膝酸软较甚者加杜仲、怀牛膝、桑寄生、乌梢蛇等;头晕耳鸣者加当归、钩藤、天麻;纳少腹胀者,加炒麦芽、鸡内金以消食助运;脱发者加旱莲草、何首乌;腹泻者加赤石脂、炒薏苡仁、淮山药;汗出不止者加浮小麦、煅龙骨、煅牡蛎。

若见眩晕耳鸣,腰膝酸痛,手足心热,心烦失眠,潮热盗汗,口渴咽干,白带色黄夹血,舌质红苔少,脉弦细,乃肝肾阴虚,治以滋补肝肾为主,方选六味地黄丸或左归丸之属,以熟地黄、山药、山萸肉、龟板、鳖甲、枸杞、黄精、女贞子等加减。若少腹痛,痛如针刺,加乳香、没药、蒲黄、五灵脂以活血祛瘀;胸闷心烦易怒者,加柴胡、郁金、山栀子以疏肝清热。

(三)益气养血,祛瘀通络

癌毒之邪易损阴液,手术创伤耗气伤血,耗散阴津,气虚无力推动血行,而致血瘀,患者多表现为神疲乏力,头晕耳鸣,夜寐不安,舌淡黯苔少,脉细弱或沉涩,乃气血亏虚,瘀血阻滞之证。正如《景岳全书·妇人归·血癥》所言:"瘀血留滞作癥,唯妇人有之。其证则或由经期,或由产后,凡内伤生冷,或外受风寒,或郁怒伤肝,气逆而血流,或忧思伤脾,气虚而血滞,或积劳积弱,气弱而不行,总由血动之时,余血未尽,而一有所逆,则留滞日积而以成癥矣",指出"气虚血瘀"乃妇人癥积的重要病因。治拟益气养血,祛瘀通络,方选四物汤加减,药用:熟地黄、当归、川芎、白芍、牡丹皮、党参、黄芪、砂仁等。若见术后发热不退,小腹疼痛,痛处不移,口干不欲饮,舌暗紫边有瘀点、脉沉涩者,此乃血瘀发热,加用行气活血,化瘀通络之品,如桃仁、赤芍、柴胡、郁金、茜草等,内热可退。现代药理学研究表明,益气养血之剂可改善脏器血供,保护骨髓造血功能,提高机体细胞免疫功能,从而促进机体尽快康复,改善生存质量。

三、术后并发症的中医药治疗

(一) 淋巴水肿

主证:双下肢水肿,活动犹甚,按之坚韧、不凹陷,偶可扪及腹部包块,质韧,疲倦乏力,纳眠可,舌淡胖,苔白腻,脉细。

辨证:湿毒内阻。

治法:清热利湿、解毒散结。

方药:五苓散(《金匮要略》)内服合大黄、芒硝外敷。

药物内服:猪苓 25g,茯苓 15g,泽泻 15g,桂枝 10g,白术 15g,路路通 30g,丹参 15g,茜草 15g,地龙 10g,牡丹皮 15g,甘草 6g。

外敷:大黄、芒硝按照 1:4 比例打粉,装入布袋后放置水肿处外敷,晾晒后可重复使用。

加减:腹痛、伴有发热者,可加蒲公英 15g,金银花 15g,益母草 20g。

(二) 术后贫血

主证:面色苍白或萎黄,头晕目眩,神疲乏力,气短懒言,纳眠差,舌淡,苔白,脉沉细无力。

辨证:气血亏虚。

治法:补气养血。

方药:八珍汤加减(《正体类要》)。

具体药物:党参 20g,白术 12g,茯苓 15g,当归 10g,熟地黄 15g,白芍 15g,川芎 10g,黄芪 30g,大枣 30g,甘草 6g。

加减:气血两虚明显者,加人参 15g,女贞子 10g,枸杞子 20g;自汗、畏风怕冷者,加防风 15g,桂枝 10g;阴道出血不止者,加三七粉(冲)6g,地榆炭 10g,仙鹤草 30g;食欲缺乏者,加鸡内金 15g,麦芽 15g,谷芽 15g;心悸、眠差者,加远志 15g,酸枣仁 20g。

(三) 尿潴留及肾盂积水

主证:排尿不畅、尿频、伴有排尿不尽感,或尿失禁,腹胀纳差,或腰部酸软疼痛,排尿不畅,神疲乏力,恶心呕吐,食欲缺乏,眠可,舌淡胖,苔白厚腻,脉沉细或沉缓。

辨证:肾阳虚衰,水湿内停。

治法:温补肾阳,化气行水。

方药:济生肾气丸加减(《济生方》)。

具体药物:桂枝 10g,熟附子 10g,熟地黄 20g,茯苓 20g,山药 20g,山茱萸 15g,泽泻 15g,牡丹皮 15g,白芍 15g,甘草 6g。

加减:伴脘痞腹胀、食欲缺乏者,加厚朴 15g,枳实 10g,焦麦芽 20g,焦神曲 15g;伴尿痛者,加金钱草 15g,海金沙 15g;伴血尿者,加田七粉 6g,小蓟 15g。

(四) 泌尿系统感染

主证:小便短赤热痛、淋漓不畅,小腹急满,口干咽燥,舌红,苔黄腻,脉滑数。

辨证:湿热下注。

治法:清热利湿。

方药:八正散加减(《太平惠民和剂局方》)。

具体药物:木通 15g,车前草(包)15g,萹蓄 15g,瞿麦 30g,栀子 15g,滑石 15g(包),大黄 10g,甘草 6g。

加减:小便混浊者,加草薢 15g,菖蒲 15g;少腹拘急疼痛、盆腔感染者,加黄柏 15g,蒲公英 15g,当归 10g;口干咽燥者,加沙参 15g,麦冬 15g。

四、常用中成药

(一)桂枝茯苓丸(《金匮要略》)

由桂枝、茯苓、牡丹皮、桃仁、芍药组成。具有活血化瘀、缓消癥块的功效,适用于妇科肿瘤盆腔转移、下腹部包块硬实者。每服 1~2 丸。

(二)少腹逐瘀丸(《医林改错》)

由当归、川芎、赤芍、五灵脂、蒲黄、没药、小茴香、干姜、肉桂、延胡索等药物组成。具有行气活血、祛瘀散结的作用,适用于妇科肿瘤属气滞血瘀者。每次服 1 丸,早晚各 1 次,用温黄酒送服。

(三)平消胶囊(《癌瘤中医防治研究》)

制马钱子、郁金、枳壳、干漆、五灵脂、白矾、仙鹤草等,口服,每次 4~8 片,每天 3 次,1~3 个月为 1 个疗程,具有活血行气、化痰软坚、扶正祛邪的功效,适用于各型妇科肿瘤患者。

五、中医食疗

肿瘤患者临床上常常存在两种极端心理,一种是过度进补,盲目进补大量高蛋白、高营养食物,损伤患者脾胃功能;另一种是过度忌食,导致营养失衡,影响身体抵抗力,无法耐受治疗,两种心理均不可取。

手术后正确的饮食调摄,应根据患者的体质、疾病的临床特点、食物的性味归经采取合理的饮食搭配。食物选择注重清淡、营养、易消化,少吃或不吃辛辣、刺激、生冷、油炸以及腌制食品,尽量不吃保健品。术后患者多见气血两虚、脾胃不振,需要注意恢复脾胃功能,可增加猪肉、鸡蛋、牛奶摄入,多食新鲜蔬菜水果。中药可用太子参、冬虫夏草、桂圆肉、大枣、薏米、淮山、核桃、黑芝麻等平和补益的药物。另外,因体内性激素下降造成钙的代谢紊乱、骨质疏松,可多食富含钙的食物如奶制品、香菇、木耳、葡萄干、杏仁、瓜子、栗子等。以下食疗方法亦可以在正确辨证的情况下应用。

(一) 鳖甲淮山炖白鸽

1. **组成**　醋炙鳖甲 20g,淮山药 30g,白鸽一只约 250g。

2. **用法**　醋炙鳖甲打碎,淮山药洗净,白鸽去毛及肠脏,将三物一起加水炖熟烂,和盐调味,饮汤或佐膳。

3. **功效**　清肝健脾,软坚散结。

4. **适应证**　妇科肿瘤伴五色带下、腰膝酸软者。

(二) 山药芡实白果粥

1. **组成**　鲜山药 150g,芡实 30g,白果肉(去壳、膜,切开去芯,浸泡好)30g,粳米 100g。

2. **用法**　山药削去外皮,切成小丁。大米淘洗干净,下清水锅中烧开,放入山药、芡实、白果,煮至熟烂、粥稠,出锅盛入汤碗即成。

3. **功效**　补脾益肾,固精止遗。

4. **适应证**　妇科肿瘤出现带下淋漓、腹泻、纳呆者。

(三) 益母草猪红汤

1. **组成**　鲜益母草 250g,猪红 100g,瘦肉 100g。

2. **用法**　鲜益母草捣烂,放纱布内绞汁备用。猪红洗净后切块。猪瘦肉洗净、切小块、飞水去除血水,后两物放入瓦煲中加适量开水煮开,放入益母草汁后煮沸 10 分钟,和盐调味温服。

3. **功效**　活血祛瘀,补血滋阴。

4. **适应证**　妇科恶性肿瘤,伴面色无华、形体消瘦、阴道出血者。

(林丽珠　肖志伟)

第二节　妇科肿瘤患者化疗后中医调理

中医药配合肿瘤化学治疗,在改善骨髓抑制、减轻消化道反应、防治周围神经毒性、提高化疗完成率等方面具有良好的疗效。化疗药物对癌细胞的杀灭作用,类似于中医攻伐、祛邪,攻伐太过则人体气、血、阴、阳俱损。化疗偏于耗气伤阴,表现为脾胃失调、气阴两虚及气血两亏。中医药通过扶正固本,既能减轻化疗的毒副作用,又能增强机体免疫功能,起到减毒增效的作用。

一、骨髓抑制

骨髓抑制为现代医学病名,据其倦怠乏力、身体羸瘦、心悸气短、脉虚无力、畏寒肢冷、食欲缺乏、皮肤苍白或萎黄等症状,可归属于中医学"虚劳""血虚"等范畴。如《素问·三部九候论》所载"虚则补之"。《理虚元鉴·治虚有三本》亦云:"治虚有三本,肺、脾、肾是也。肺为五脏之天,脾为百骸之母,肾为性命之根,治脾,治肺,治肾,治虚之道毕矣。"因此,虚劳的诊治重在补益脾肾,益气养血。

气血耗伤、脾肾受损是骨髓抑制的基本病机。脾为后天之本,运化水谷精微,化生气血;肾为先天之本,主生长发育及生殖,是一身阴阳之本。化疗作为一种药毒外邪,使脾肾受损,气血生化乏源,无以主骨生髓。治疗过程中,可因虚致瘀,痰瘀互结,故治疗应以补益脾肾、扶正补虚为总纲,灵活运用健脾补肾、益气养血等治法,佐以祛瘀化痰,促进脾胃运化和血液化生,平衡气血阴阳。

(一)中医辨治

主证:面色苍白或萎黄,头晕目眩,疲倦乏力,心悸不宁,口淡乏味,失眠多梦,食欲缺乏,舌淡,苔薄白,脉细弱无力。

辨证:脾肾亏虚,气血失养。

治法:健脾补肾,益气养血。

方药:八珍汤加减(《正体类要》)。

药物:熟地黄 20g,当归 15g,川芎 15g,白芍 15g,党参 30g,白术 15g,茯苓 25g,炙甘草 10g。

加减:五心烦热、潮热盗汗者,加知母 15g,黄柏 15g,枸杞 15g,川牛膝 15g,龟板 20g(先煎),生牡蛎 30g,龙骨 30g;白细胞减少者,加黄芪 30g,菟丝子 15g,补骨脂 15g,黄精 15g,山萸肉 15g,杜仲 15g;血小板减少者,加阿胶 10g(烊),藕节 15g,鹿角胶 15g(烊),仙鹤草 20g,紫珠草 15g,花生衣 10g;血红蛋白降低者,加阿胶 20g(烊),紫河车 20g(冲),鸡血藤 30g。

(二)临床及基础研究

健脾、补肾、益气、养阴、调肝、祛瘀等治法均可起到治疗骨髓抑制的作用。健脾益气类传统方剂如归脾汤能够改善放化疗引起的白细胞、血红蛋白、血小板的恢复情况及体力状况($P<0.05$),减轻放化疗毒副作用,提高生存质量。Meta 分析表明参麦注射液对于治疗放化疗后白细胞减少疗效明显。同时,实验研究发现升红颗粒(含鸡血藤、花生红衣、大枣、枸杞子等)升血小板作用强于阿胶,而阿胶也有一定的升血小板作用。化疗后白细胞降低常应用 rHG-CSF,能够促进中性粒细胞祖细胞分化增殖,促进骨髓中成熟中性粒细胞释放。田慧芳采用地榆升白片联合 rhG-CSF 调节造血细胞因子,能显著延迟发生重度骨髓抑制的时间,同时 rhG-CSF 用量及使用天数也显著减少,外周血白细胞计数、中性粒细胞计数、血小板计数的下降程度明显减轻,且在白细胞升至正常以上维持时间长($P<0.05$)。余玲等采用前瞻性、随机、对照研究方法,应

用岭南健脾生髓膏联合促红细胞生成素治疗肿瘤相关性贫血,结果发现在中重度肿瘤相关性贫血患者中,联合用药相比单纯促红细胞治疗,患者 RBC、HGB 改善,输血频次降低($P<0.05$)。

二、消化道反应

消化道反应最为常见,所致消化道不良反应发生率达 77.5%~97.4%。化疗消化道不良反应包括食欲减退、恶心呕吐、腹痛和腹泻等,针对化疗消化道不良反应的治疗药物较多,包括 5- 羟色胺(5-HT)受体拮抗剂、抗组胺药物等,能一定程度上改善化疗所致消化道反应,但本身也具有一定的毒副作用,包括便秘、腹胀、恶心等。

基于中医理论,化疗药物损伤脾胃,导致脾失健运,胃失和降,肝郁气滞,郁热伤络,治疗上应以益气健脾、和胃降逆为主,并酌情应用疏肝、清热、养阴、化痰等法。用药需时时顾护胃气,健脾和胃。选用党参、白术、云苓等健脾,太子参、沙参或麦冬养胃阴,半夏、陈皮、竹茹、生姜等祛痰止呕,木香、砂仁等和胃降逆。

(一)中医辨治

主证:疲倦乏力,呕吐清水痰涎,胸脘痞满,不思饮食,食入即吐,呃逆嗳气,烦闷不舒,便秘,舌淡胖,苔白,脉弦细。

辨证:脾胃不和。

治法:健脾理气,和胃降逆。

方药:半夏泻心汤加减(《伤寒论》):法半夏 10g,黄芩 10g,黄连 6g,干姜 10g,党参 12g,甘草 20g,大枣 10g。

加减:腹胀、嗳腐吞酸者,加陈皮 10g,砂仁 10g(后下);便溏、喜热饮者,属脾阳不振,可加干姜 10g,草豆蔻 15g,苍术 10g,薏苡仁 30g;便秘者,加火麻仁 15g,玄参 20g,熟地黄 20g,厚朴 15g;呃逆者,加柿蒂 15g,佛手 15g;呕吐者,加姜竹茹 10g,生姜 10g;气虚乏力者,加党参 30g,黄芪 30g;伴头晕、心悸者,加天麻 15g,钩藤 15g,石菖蒲 15g;食欲缺乏者,加鸡内金 10g,焦山楂 20g,麦芽 20g,神曲 15g。

和胃止呕膏方(广州中医药大学第一附属医院院内制剂,林丽珠教授经验方)具有良好的疗效,膏方由鸡内金、山楂、蒸陈皮、法半夏、党参、茯苓、白术、生姜、紫苏梗、竹茹、麦冬、石斛、麦芽、木香、山药、甘草等药物组成,具有益气健脾、和胃止呕的功效。

(二)针灸治疗

主穴:中脘、足三里、内关、公孙、丰隆、太冲。

方义:胃之募穴中脘与下合穴足三里相配,能健脾和胃,理气化痰;内关、公孙是八脉交会穴相配,能和胃理气,开郁止痛;太冲肝经输穴、原穴,舒肝降逆气;丰隆胃之络穴,功擅祛湿化痰。诸穴合之,共起健脾和胃、理气化痰之功。

辨证配穴:肝胃不和加期门、章门疏肝调胃;痰湿结聚加灸脾俞、胃俞健脾化痰;脾肾两虚加灸脾俞、肾俞温补脾肾。

随症配穴:饮食难下,天突穴或针或灸;顽固性呃逆者,补复溜、泻翳风。

刺灸法:毫针刺,平补平泻,或针刺得气后加电,留针30 分钟。

耳针:选脾、胃、肝、腹、耳中、神门、交感、皮质下、轮 4~6 反应点,每次取 5~6 穴,留针 20~30 分钟,每天 1 次,10 天 1 个疗程。或王不留行籽贴压,每天压按 5~6 次,留贴 3 天,间隔 1 天,可缓解胃癌腹痛、顽固性呃逆等。

穴位注射:用维生素 B_6 2ml 取膈俞作穴位注射,可治疗胃癌化疗后胃肠道反应及顽固性呃逆;或取双侧足三里,穴位注射盐酸消旋山莨菪碱各 10mg,可治疗顽固性呃逆。

三、口腔溃疡

化疗后口腔黏膜溃疡较为常见,属中医"口疮"范畴,口腔溃疡的发生与五脏密切相关,心之窍在舌,脾之窍在口,口腔溃疡病变在心、脾、胃经,病机主要与心脾积热、阴虚火旺有关,早期多实,中晚期虚实夹杂。清胃泻火、养阴透热是该病的关键治法,应贯穿治疗始终。

主证:口腔溃烂,疼痛,有白色膜状物,局部见散在溃疡点,甚则吞咽困难,妨碍饮食,舌边尖红,苔白腻或黄厚,脉弦数。

治法:清胃泻火,养阴透热。

方药:甘草泻心汤加减。

药物:生甘草 20g,黄芩 15g,黄连 6g,党参 30g,干姜10g,制半夏 10g,大枣 3 枚,生地黄 15g。

加减:口干舌燥,五心烦热属阴虚内热者,加麦冬,北沙参,知母;口舌破溃,疼痛,流涎,口气臭秽,口干饮少,舌红,舌苔厚腻,脉濡数,辨证属脾胃湿热者,加藿香,通草,白蔻仁,竹叶,连翘,薏苡仁,猪苓等清热利湿;胸闷心烦易怒盛者,可加当归,白芍,栀子,灯芯草清肝泻火。

外治法对口腔黏膜炎有一定的作用,多以药物含漱,使药物直达病所,以消肿止痛、解毒利咽,可使用银花,薄荷,甘草等;口腔含片如西地碘、六神丸、西瓜霜含片等,也可缓解疼痛。放疗后出现的口腔干燥症,可用胖大海、麦冬、金银花、桔梗、生甘草等开水冲泡,代茶饮。

四、常用中成药

(一)贞芪扶正冲剂

每次 1~2 小包,每天 3 次。适用于化疗后骨髓抑制,表现为气阴两虚者。

（二）健脾益肾冲剂

每次 1~2 小包，每天 3 次。适用于化疗后骨髓抑制，表现为脾肾两虚者。

（三）参一胶囊

由人参皂苷 Rg3 单一成分组成，参皂苷 Rg3 主要作用于 G2 期，抑制细胞有丝分裂前期蛋白质的合成，可抑制肿瘤增殖、扩散和转移。饭前空腹口服，一次 2 粒，一天 2 次，连续 2 个月为 1 个疗程，有培元固本、补益气血的功效，可抑制术后及放化疗后肿瘤的复发转移；明显提高放化疗疗效，减轻毒副作用，提高机体免疫功能；明显改善肿瘤患者的食欲和精神状态，减轻疼痛，增加体重，提高生活质量。

五、中医食疗

（一）鹌鹑归芪汤

1. **组成**　鹌鹑 4 只，当归 10g，黄芪 15g，党参 20g，陈皮 10g。

2. **用法**　先将鹌鹑宰杀，去毛及内脏，入沸水锅中焯透，捞出，在清水中过凉，洗净，切成块，备用。将当归、黄芪、党参、陈皮洗净，晾干或晒干，切成饮片，与鹌鹑肉一同放入砂锅，加水适量，大火煮沸，烹入料酒，改用小火煨煮至鹌鹑肉熟烂，加葱花、姜末、精盐、味精、五香粉，继续煨煮至入味，淋入麻油即可。食肉饮汤，当日食用。

3. **功效**　补气益血，健脾养胃。

4. **适应证**　妇科肿瘤化疗后气血亏虚、免疫功能低下等。

（二）芦笋鸡丝汤

1. **组成**　鸡胸肉 100g、芦笋 150g、鸡腿菇 40g、豆苗 40g、生姜 5 片。

2. **用法**　将鸡胸肉切丝，用糟卤（或黄酒）、淀粉抓匀待用;将芦笋洗净,去老皮切成段、鸡腿菇洗净切成丝、豆苗洗净摘取嫩心待用;将鸡丝用少许食用油滑散后盛出待用;将高汤放入砂锅内煮开,下鸡腿菇、芦笋煮 5 分钟;加适量盐、味精调匀后放入鸡丝,待汤滚起放入豆苗后关火,将汤盛出即可。

3. **功效**　和胃,醒脾,补虚。

4. **适应证**　化疗后纳呆、恶心、呕吐者。

(三) 薏米仁粥

1. **组成**　薏米仁 40g、粳米 50g、白扁豆 15g、党参 10g。

2. **用法**　先煮扁豆,至熟,再入党参、薏苡仁、粳米共煮成粥,即可服用。

3. **功效**　健脾化湿。中医理论中,脾虚湿胜是导致腹泻的关键。薏米仁、粳米、白扁豆均可健脾化湿,党参益气健脾祛湿,用于治疗脾虚湿泄。

4. **适应证**　化疗后出现腹泻、食欲缺乏、乏力者。

(林丽珠　肖志伟)

参 考 文 献

1. 林丽珠.肿瘤中西医治疗学.北京:人民军医出版社,2013.

2. 周小康.归脾汤对非小细胞肺癌化疗后骨髓抑制影响的临床观察.湖北中医药大学,2017.

3. 俞欢,费煜畅,陈培丰.参芪扶正注射液治疗晚期非小细胞肺癌化疗后骨髓抑制的 Meta 分析.浙江中西医结合杂志,2019,29(3):240-244.

4. 董晓敏,毛柳珺,陈铂,等.升红颗粒对小鼠化疗后血小板减少症的疗效研究.华夏医学,2017,30(02):6-8.

5. 田慧芳.地榆升白片联合重组人粒细胞集落刺激因子治疗紫杉类化疗后骨髓抑制的疗效.实用临床医药杂志,2015,19(21):29-33.

6. 余玲,林丽珠,詹萍萍,等.岭南健脾生髓膏方联合促红细胞生成素治疗肿瘤相关性贫血的效果观察.广东医学,2017,38

(22):3530-3532,3536.

7. 郭昊然,赵天易,赵美丹,等.妇科恶性肿瘤术后下肢淋巴水肿治疗的中西医临床研究进展.环球中医药,2020,13(3):511-517.

8. 林丽珠.肿瘤中西医治疗学.北京:人民军医出版社,2013.

9. 林丽珠,肖志伟,张少聪.中医治肿瘤理论及验案.北京:中国中医药出版社,2016.

10. 郑桂飞.中医综合疗法治疗妇科手术后胃肠功能紊乱的临床观察.中国中医药科技,2021,28(1):110-111.